睡眠障碍的牙科管理

Dental Management of Sleep Disorders

第 2 版

主　　编　Dennis R. Bailey　　Ronald Attanasio

主　　审　贺　红

主　　译　卫光曦　黄　睿

副 主 译　淡子航　许小辉　张菁洋

译者名单（按姓氏汉语拼音排序）

淡子航	方正月	高　巍	胡　琴	胡璐璐	黄　慧
黄　睿	黄雅静	李　玲	廖悦乔	林　琳	凌豫琦
刘孙国	刘颖凤	倪安琪	秦　丹	邵　胜	施宜君
唐　欢	唐　奇	卫光曦	吴　倩	徐智云	许小辉
杨　刚	张　娟	张菁洋	赵　玲		

人民卫生出版社

·北　京·

图书在版编目（CIP）数据

睡眠障碍的牙科管理 / （美）丹尼斯·R. 贝利
（Dennis R. Bailey），（美）罗纳德·阿塔纳西奥
（Ronald Attanasio）主编；卫光曦，黄睿主译.
北京：人民卫生出版社，2025. 7. -- ISBN 978-7-117
-38054-6
Ⅰ. R78
中国国家版本馆 CIP 数据核字第 20252DK899 号

人卫智网	www.ipmph.com	医学教育、学术、考试、健康， 购书智慧智能综合服务平台
人卫官网	www.pmph.com	人卫官方资讯发布平台

图字：01-2024-3705 号

睡眠障碍的牙科管理
Shuimian Zhang'ai de Yake Guanli

主　　译：卫光曦　黄　睿
出版发行：人民卫生出版社（中继线 010-59780011）
地　　址：北京市朝阳区潘家园南里 19 号
邮　　编：100021
E - mail：pmph @ pmph.com
购书热线：010-59787592　010-59787584　010-65264830
印　　刷：人卫印务（北京）有限公司
经　　销：新华书店
开　　本：787×1092　1/16　　印张：15
字　　数：374 千字
版　　次：2025 年 7 月第 1 版
印　　次：2025 年 8 月第 1 次印刷
标准书号：ISBN 978-7-117-38054-6
定　　价：179.00 元

打击盗版举报电话：010-59787491　E-mail：WQ @ pmph.com
质量问题联系电话：010-59787234　E-mail：zhiliang @ pmph.com
数字融合服务电话：4001118166　E-mail：zengzhi @ pmph.com

前言

过去的 10 年里，人们逐渐意识到睡眠的重要性。睡眠医学（特别是口腔睡眠医学）及睡眠障碍的管理在近些年蓬勃发展。口腔医学在其中的参与和贡献不断增长。牙科医生一直在日常的接诊中识别并管理患有睡眠呼吸障碍（sleep-related breathing disorders, SRBD）的人群。人们认识到，牙科医生会定期诊治大量患者，并对患者进行各种健康相关问题的筛查，这对患者的生活产生潜在的重大影响。据估计，在美国有 5 000 万～7 000 万人参与调查，这也更有利于睡眠障碍的识别。2010 年，美国牙科协会杂志（*Journal of the American Dental Association*, JADA）指出，18～65 岁的患者中，65% 的人每年看一次牙科。但约 80% 有 SRBD，特别是睡眠呼吸暂停风险的人群仍未被诊断，更不用说适当的管理了。

口腔科的作用得到了美国牙科协会（American Dental Association, ADA）的认可和证实，2017 年发布了口腔矫治器治疗（oral appliance therapy, OAT）的筛查和使用指南。指南要求每个牙科医生都应熟悉睡眠呼吸障碍，知晓如何筛查并通过何种口腔矫治器进行管理。本书第 2 版的目的就是达到甚至超越这些目标。本书旨在让读者基本了解睡眠、睡眠障碍及牙科医生的作用，知晓如何使用口腔矫治器，熟悉睡眠呼吸障碍管理的其他方法。理论上讲，第 2 版是为那些希望进一步了解睡眠医学及常见睡眠障碍的人准备的。它适用于任何想进一步拓宽知识面的人，无论是在读的口腔医学生、博士后还是口腔执业医师或是口腔保健师。本版的另一个重要目的是提供临床适用的信息和指导。包括筛选过程、临床评估和口腔矫治器的使用。

第 2 版是第 1 版的扩展。自本书第 1 版出版后，相关信息和临床实证呈爆炸式增长。第 2 版分五篇进行阐述，方便读者定位感兴趣的内容。此外，本版还邀请了具有相关专业知识的特约作者进行章节的编纂，内容更具可靠性。全书和附录中引用或创建了用于筛选和跟踪患者进展的各种文件，可帮助从业者参与这一学科。对于读者和学生来说，重要的是认识和了解，即便牙科医生可能没有机会参与大多数睡眠障碍的管理，提高患者的生活质量也是非常重要的。

本书要感谢撰稿作者、Wiley-Blackwell 的工作人员，尤其是 Tanya、Erica 和 Krishna，以及为第 2 版做出贡献的许多人。这也是对从事研究、教育和实践的人的工作的认可，他们为创建每一章提供了基础的知识，也影响了本书的创作。希望这一版成为推动睡眠医学继续教育和学习的催化剂，进一步改善患者的健康状况和生活质量。

Dennis R. Bailey, DDS, FAGD, D, ABOP, D, ABDSM
Ronald Attanasio, DDS, MSEd, MS

献词

　　此版献给那些给予我们鼓励、支持以及耐心的人们,正是他们的付出,才促成了本书第2版的问世。尤其要感谢我们的伴侣,他们支持我们投入大量的时间与精力,使这一切成为可能。此外,要感谢 Wiley-Blackwell 出版社一直以来的支持。本书也献给那些睡眠医学领域的先驱者们,他们进行研究并发表了相关著作和学术文章,为本版每一篇章的编写奠定了基础。更重要的是,将本书献给那些愿意在这个充满活力且令人兴奋的领域中花费时间提升自我教育水平的人们,所有的努力都是为了给患者提供最佳的治疗和护理。

编者名录

主编

Dennis R. Bailey, DDS, FAGD, D, ABOP, D, ABDSM
Co-Director, UCLA School of Dentistry, Dental
Sleep Medicine, Comprehensive Overview Visiting
Lecturer in Orofacial Pain and Dental Sleep
Medicine, UCLA School of Dentistry; Retired
from Private Practice in Orofacial Pain and Dental
Sleep Medicine, PC, Greenwood Village, CO, USA

Ronald Attanasio, DDS, MSEd, MS
Retired Professor
University of Nebraska Medical Center College of
Dentistry
Lincoln, NE, USA;
Retired, Nebraska Dental Sleep Medicine
Lincoln, NE, USA

编者

*Noura Alsufyani, BDS, PhD, DipFHID, FRCD(C),
Diplm. ABOMR*
Oral & Maxillofacial Radiologist
Associate Professor, King Saud University,
Saudi Arabia
Adjunct Professor, University of
Alberta, Canada

Giulio Fortuna, DMD, PhD
Editor-in-Chief of American Journal of Oral
Medicine
Clinical Senior Lecturer in Oral Medicine
Honorary Consultant in Oral Medicine
Glasgow Dental School & Hospital
University of Glasgow
Glasgow, Scotland, UK;
D.eb.RA. Mexico Foundation,
casi esq. P. Elías Calles Colonia Azteca,
Guadalupe N.L., Monterrey, Nuevo
Leon, Mexico;
Federico Navarro Institute – School of
Orgonomy "Piero Borrelli" , Corso Umberto I,
Naples, Italy

Gary D. Klasser, DMD
Cert.Orofacial Pain Professor
Louisiana State University Health
Sciences Center
School of Dentistry, Department of Diagnostic
Sciences
New Orleans, LA, USA

Isabel Moreno Hay, DDS, PhD, ABOP, ABDSM
Division Chief, Orofacial Pain
Program Director, Orofacial Pain
Assistant Professor, College of Dentistry
University of Kentucky
Lexington, KY, USA

Lori Reisner, Pharm.D., FCSHP
Clinical Pharmacist, Neurological Surgery
Department of Pharmaceutical Services
Clinical Professor of Pharmacy
Department of Clinical Pharmacy
School of Pharmacy
University of California, San Francisco
Medical Center
San Francisco, CA, USA

审校

Massimiliano Di Giosia, DDS
Diplomate, American Board of Orofacial Pain
Fellow, European Academy of Dental Sleep
Medicine
Visiting Clinical Associate Professor
Department of Oral-Maxillofacial Surgery and
Hospital Dentistry
Indiana University School of Dentistry
Indianapolis, Indiana, USA

Diana Guth, BA, RRT
Owner, Home Respiratory Care
Los Angeles, CA, USA

Edward T. Sall, DDS, MD, MBA
Medical Center Drive
Fayetteville, NY, USA

目录

第一篇

睡眠医学概述

本篇对睡眠医学进行了概述,适用于口腔临床实践,尤其适合对这一学科有兴趣、已经参与其中或希望能够得到日常实践指导的人阅读。在本篇中,不仅讨论了睡眠医学的基本知识,还帮助医生认识到许多患者可能正处于包括打鼾和睡眠呼吸暂停在内的睡眠障碍的风险之中。并进一步讨论了睡眠障碍对我们日常生活的影响,以及介绍其他尚未被发现和了解的睡眠障碍。

这门学科是非常动态的,其中很多领域备受关注,并将随着时间的推进持续发展。未来可进一步关注的领域如下:

- 关于睡眠呼吸障碍发病率的统计数据。
- 了解神经递质在睡眠中的作用和相互关系,以及对睡眠可能产生的影响。
- 肠道微生物群落与睡眠的相关性,及其对其他健康状态的影响。

第1章
睡眠障碍对社会的影响

一、概念概述

睡眠障碍不再被简单地认为只是晚上睡不好。目前,有许多不同的睡眠障碍可能会影响到一个人的生活质量。此外,睡眠状态和清醒状态之间存在差异。睡眠不仅仅是意识状态的改变。换句话说,它不仅仅是睡着或醒着的问题。睡眠是一种完全独立的行为和生理状态,是一种独特的、有充分记录的状态。Carskadon 和 Dement 这样定义睡眠:"睡眠是一种可逆的行为状态,是一种对环境永久脱离和无反应的状态"[1]。因此,睡眠是快速眼动(REM)和非快速眼动(NREM)睡眠的结合,与明确和多变的大脑活动相关[2]。

睡眠中断和睡眠障碍可能会对一个人的幸福感、健康状况甚至生活质量产生重大影响。此外,还可能会与事故的发生、疾病的发病率、死亡率、日常工作的执行能力,甚至医疗资源的使用等公共卫生问题相关。因此,正如良好的睡眠可能对一个人的生活产生积极影响一样,睡眠障碍的存在可能会造成相反的影响。

(一)现代睡眠的进化

睡眠并不总是像我们今天所知道的那样,也不像是 100 多年前就知道的那样。在工业革命之前,人的睡眠与清醒状态主要受到日出和日落的影响。随着工业革命的到来,一天 24 小时被分为 3 个 8 小时的时间段:一个用来工作,一个用来睡觉,另一个用来休闲娱乐和进行其他活动。在此之前,睡眠通常被分为两个阶段,称为"分段睡眠"[3]。这些睡眠也被称为第一睡眠和第二睡眠,或者被称为"死睡"和"晨睡"。在这两者之间有一段时间被称为"观察期",这是一个清醒的时期,在某些情况下会持续 1 小时甚至更长时间。此外,由于使用补充光源,8 小时不间断的睡眠变得更加普遍,这导致就寝时间变得更晚,因此两个阶段之间的时间最终消失了。

正如 Benjamin Reiss 在书中所解释的那样[4],"后来睡眠逐渐演变成我们今天所熟悉的样子"。工业时代改变了许多事情。曾经人们睡在一起,现在他们有了各自的卧室。更重要的是,当时已经认识到的睡眠障碍,在今天变得更加普遍。

另一个例子是 Henry David Thoreau 的《瓦尔登湖》(Walden)。这本书是他决定放弃白天的睡眠模式,回到过去的睡眠模式时创作的。这给他带来了一段从未经历过的创造体验。

随着时间的推移,社会发生了其他变化,这些变化最终会影响到我们的生物钟和睡眠。其中一个变化发生在 1910 年,当时建立了标准化时区,主要是因为铁路部门需要同步时间。今天,许多与现代化和技术相关的变化都在某种程度上影响着我们的睡眠。

（二）睡眠障碍的流行病学和患病率

一种特定的睡眠障碍的起源和发病通常是多因素的。流行病学在这里的应用是对特定的睡眠障碍及其如何影响患者整体健康的研究。根据定义,流行病学是研究特定障碍的发生及其对不同人群的健康和疾病的影响[5]。它是公共卫生的基础,一篇专门针对流行病学研究的文章定义了与此相关的 4 个主要问题[6]:疾病发生率、地理位置分布、疾病的人口分布模式,以及寻找观察到的模式背后的原因。

具体来说,临床流行病学研究的是特定疾病（如睡眠障碍）的发生与疾病本身及疾病的分布之间的关系,以及这种关系如何影响其他风险因素。最终目标是提高人们的健康水平。目前,基于流行病学研究,最常见的睡眠障碍有[7]:

- 失眠
- 睡眠呼吸暂停综合征
- 不宁腿综合征（restless leg syndrome, RLS）

根据早期睡眠流行病学研究的结果,整理了第 1 版的睡眠障碍分类。随着时间的推移,该分类不断被修改和完善。目前,第 3 版国际睡眠障碍分类（International Classification of Sleep Disorders, ICSD-3）是诊断睡眠障碍的循证标准[8]。

睡眠障碍的普遍发生及其发展在一定程度上受到年龄、健康相关风险因素,甚至创伤的影响。在许多情况下,这些障碍可能表现为健康问题及某种情绪或心理困扰,通常首先被识别或诊断的问题可能是健康方面的,而其根源则可能是睡眠障碍。例如,患有睡眠呼吸暂停的患者在被确诊之前,往往因寻求心血管疾病治疗,尤其是高血压,而消耗了更多医疗资源[9]。

根据流行病学研究,睡眠障碍的普遍性通常被视为针对特定人群,而非总体人群。因此,特定睡眠障碍的实际分布会因所引用的研究而有所不同。例如,建议重点关注之前提到的 3 种最常见的睡眠障碍。

1. 睡眠呼吸暂停的患病率

最常引用的关于睡眠呼吸暂停的患病率数据源于 1993 年发表在《新英格兰医学杂志》上的一项针对 602 人进行的研究[10]。其中 24% 的男性和 9% 的女性存在睡眠呼吸障碍（SRBD）的风险。当这一群体同时还出现白天过度嗜睡的症状时,有 4% 的男性和 2% 的女性被诊断为睡眠呼吸暂停。2013 年一项最新的研究发现,根据年龄、性别和呼吸暂停低通气指数（AHI）的严重程度,睡眠呼吸障碍（SRBD）的患病率增加了 14%～55%[11]。该研究按性别对年龄组进行了划分,发现男性 30～49 岁的患病率为 10%,40～70 岁患病率为 17%。而相同年龄组的女性患病率分别为 3% 和 9%。本例中,AHI 值为 15 或更高时才被视为存在睡眠呼吸暂停。当将 AHI 值设定为 5 或以上时（适用于 30～70 岁的人群）,再加上白天嗜睡的情况,男性的患病率为 14%,女性的患病率为 5%。

自 2013 年以来,还有其他研究确定了睡眠呼吸障碍（SRBD）的患病率。另外两项具有重要意义的研究结果也值得考虑。

（1）美国睡眠医学会（American Academy of Sleep Medicine, AASM）委托进行的一项研究表明,约有 80% 的睡眠呼吸暂停高风险人群,即大约 2 350 万人,尚未得到诊断[12]。据估计,约 12% 的美国成年人,即 2 940 万成年人患有阻塞性睡眠呼吸暂停（OSA）。基于这些数据,可以明确其对医疗体系造成了显著影响。2015 年,未被诊断的个体的年度平均医疗成本为 6 366 美元,而经过诊断并接受治疗的个体则为 2 105 美元。

(2)根据对来自 16 个国家的数据进行的综合分析,针对 30～69 岁人群,全球睡眠呼吸暂停的患者已接近 10 亿人(约 9.36 亿人)[13]。有中重度睡眠呼吸暂停问题的患者也逼近 4.25 亿人。这其中,中国受影响最为显著,其次是美国、巴西和印度。

2. 失眠的患病率

关于失眠,其患病率因研究而异,但总体而言,人群中约有 33% 的人患有失眠症。大多数失眠症状主要表现为难以维持睡眠。具体的患病率可能会因研究所采用的特定标准而有所不同。有两项经常被引用的研究探讨了失眠的患病率。第一项研究显示,29.9% 的人报告存在失眠症状,而其中 9.5% 的人符合诊断标准[14]。第二项研究发现,34.5% 的人至少出现 3 种症状,每周不少于 3 次,同时 9.8% 的人经历白天的不适[15]。值得注意的是,失眠是普通门诊中最常见的主诉。

3. 不宁腿综合征的患病率

不宁腿综合征(又称 Willis-Ekbom 病)的流行病学患病率占总人口的 2.5%～10%[16]。因误诊或患者不愿就医等因素,许多研究存在局限性。随着诊断标准和对不宁腿综合征认识的提升,不宁腿综合征的识别率可能会有所增加。一项 2012 年的研究追溯了以往发表的多个相关研究[17]。结果显示,不宁腿综合征的患病率在 3.9%～15%,结果因研究设计而异。此外,有报道指出,该疾病在女性中的发病率更高,在亚洲地区相对较少见,并且随着年龄增长及其他健康问题的出现,症状可能会加重。

4. 提高对嗜睡症的认识

嗜睡症是另一种正在被流行病学研究的睡眠障碍,目前其患病率为每 10 万人中有 25～50 人患病[18]。

目前,有报道称嗜睡症的患病率与多发性硬化症相似。最新的一份研究报道指出,嗜睡症的患病率为每 2 000 人中就有 1 例,据估计,有 50% 的患者可能未被诊断[19]。在未来几年内,将会进行更多的研究,随着更多数据的收集,嗜睡症的实际患病率将得到更准确的界定,诊断和应对策略也能得到进一步改善。

(三)风险因素

许多风险因素可能会影响特定睡眠障碍的发生和发展。每种特定睡眠障碍的风险因素各有不同,但同时存在适用于多种睡眠障碍的叠加风险因素,这些因素日益普遍。一般来说,现代生活的需求影响了人们的睡眠质量及所需睡眠时长。此外,个人的睡眠中断还可能对其他家庭成员、室友或同床伴侣造成负面影响。例如,发表在《梅奥诊所学报》上的一项关于 SRBD 的研究明确指出,一个人的打鼾显著干扰了同床伴侣的睡眠,以至于受影响者的症状往往比打鼾者更为严重[20]。

前面讨论的 3 种最常见的睡眠障碍及相关危险因素将在其他章节详细论述(表 1-1)。

众所周知,睡眠问题相关的合并症非常普遍。健康问题越多,发生睡眠障碍和睡眠相关疾病的风险就越大。尤其在老年人群体中,发现合并症的重要性甚至超过年龄因素[21]。另一项研究表明,有合并症的患病数量,与睡眠持续时间、短睡眠和长睡眠及睡眠质量密切相关[22]。睡眠时间和睡眠质量的改变可能造成多种慢性健康问题。从公共卫生的角度来看,合并症与睡眠质量和持续时间相关,这令人担忧(表 1-2)。

表 1-1　常见的危险因素

与睡眠有关的呼吸障碍
发病率随年龄的增长而增加
频繁而响亮的鼾声
口 - 鼻呼吸困难
睡觉时喘不过来气
与较大的颈部和腰围有关
随体重增加而增加
男性比女性有更大的风险
气道阻塞，特别是扁桃体和腺样体肥大
甲状腺功能减退
合并心血管疾病或高血压
过敏或哮喘
家族史

失眠
随年龄增长而增加
与焦虑和/或抑郁有关
与疼痛/头痛/关节炎/颞下颌关节（temporomandibular joint，TMJ）症状有关
对自己的睡眠质量不满意
女性比男性有更大的风险
药物滥用
认为健康状况较差或不好
受教育程度

不宁腿综合征
随年龄增长而增加
随着时间推移变得更糟，遵循慢性病程
女性多于男性
抗抑郁药物的使用
与低铁水平有关
周围神经病变
妊娠
终末期肾脏疾病
可能与睡眠磨牙共存

表 1-2　睡眠问题与合并症的患病率（55～84 岁）

睡眠问题患病率/%	合并症的数量
36%	无
52%	1～3
69%	4 以上

资料来源：引自 Foley 等的研究[21]。

（四）健康后果和相关成本

睡眠障碍对一个人的健康的影响可以表现在很多方面。现在人们已经认识到，各种各

样的健康问题都可能由睡眠障碍引起。此外,有时疾病或健康问题会反过来影响一个人的睡眠。为了表明这点,本章将回顾最重要的和最常见的睡眠障碍。

SRBD 会引发相关心血管疾病,同时会造成高血压发病率的升高,这点已得到充分证实。关于 SRBD 与心血管疾病关系的最具影响力和引用频率最高的研究是睡眠心脏健康研究(Sleep Heart Health Study),该研究于 1995—1998 年开展,是一项多中心队列研究,参与者超过 6 000 名,均为 40 岁以上成年人[23]。该研究结果表明,睡眠呼吸暂停及其他睡眠呼吸障碍是心血管疾病(心肌梗死和卒中)的重要风险因素。此外,多种机制阐释了睡眠呼吸暂停与血压升高及心血管疾病之间的普遍关联。

代谢和内分泌功能的改变也与 SRBD 有关,其中最常见的是 2 型糖尿病。研究发现,单纯打鼾,而不考虑任何其他风险因素,就会增加患 2 型糖尿病的风险[24]。

目前还需要认识其他影响睡眠的健康问题,其中典型的问题包括疼痛、压力增加,以及焦虑和抑郁等心理问题。这些问题通常会导致失眠、睡眠时间减少和睡眠质量降低,并且在许多情况下,还会导致卧床时间增加。

正如已经证实的那样,睡眠障碍可能会潜在增加许多健康问题的风险,但并不是说某种睡眠障碍一定会导致某种特定的健康问题。重要的是要认识到这些健康问题可能与潜在的睡眠障碍有关,这是健康问题发生和发展的促进因素(表 1-3)。

表 1-3 常见的与睡眠障碍相关的健康问题

疼痛	头痛
关节炎	纤维肌痛
焦虑或抑郁	甲状腺功能亢进/甲状腺功能减退
妊娠	胃食管反流或胃酸反流
药物的使用	心血管疾病
高血压	糖尿病
肥胖	牙周病

由于睡眠障碍会增加健康问题的风险,因此可能导致医疗费用相应增加。有充分证据表明,睡眠障碍的存在会增加总体医疗费用。据估计,未经治疗的睡眠呼吸暂停可能会增加 34 亿美元的医疗费用[25]。目前尚不清楚对睡眠呼吸暂停进行管理的实际医疗费用节省情况。在一项对 31 例有心血管疾病合并睡眠呼吸暂停的患者进行的研究中,当他们积极治疗睡眠呼吸暂停时,与心血管疾病相关的住院需求有所减少[26]。此外,人们认识到,睡眠障碍的严重程度可能与医疗支出的增加有关。

由于缺乏对特定睡眠障碍的关注,医疗保健费用持续增加。1998 年的一项研究表明,在确诊的前 10 年,与对照组相比,患有睡眠呼吸暂停的患者的医疗保健费用支出几乎增加了 1 倍,并且住院时间更长[27,28]。这表明在许多情况下,睡眠障碍先于特定健康问题发生。如果未发现睡眠障碍,则会优先关注其他相关健康问题。这可能导致各种检查、影像检查、医生就诊、住院和药物或处方使用的支出增加。

除了可能出现的健康问题外,睡眠呼吸暂停综合征还会影响患者的生活质量。有睡眠呼吸暂停综合征的患者认为他们的生活质量比没有睡眠呼吸暂停综合征的患者差[29,30]。此

4242424242

外，睡眠呼吸暂停综合征患者的伴侣的生活质量也会受到影响。当睡眠呼吸暂停综合征得到改善时，患者及其伴侣的生活质量都会有所改善[31]。

（五）牙科视角

牙科医生比以往任何时候都需要不仅是提供与牙齿有关的服务，就像不仅要关心患者的口腔健康，还要关心他们的身体健康一样。《美国牙科协会杂志》（JADA）的一篇评论呼吁加强牙科医生在生物学和医学科学领域的教育[32]。在本章中，直接引用可能与牙科医生有关的医学主题，这些主题出现在 2004—2006 年的 JADA 中，包括糖尿病、心脏病、心血管疾病（CVD）和睡眠呼吸暂停等。此外，Michael Glick 博士在 JADA 上发表的另一篇评论指出，由牙科医生向患者传达心血管疾病等其他健康及医学相关疾病的危险因素是可行的[33]。

不管牙科医生扮演什么角色，最开始都要从识别那些可能有潜在睡眠障碍的健康问题开始。意识到这些关系，才有可能有益于人们的整体健康，并改善他们的生活质量。

二、结论

现在，牙科医生在识别可能患有睡眠障碍的患者方面的作用日益凸显。美国牙科协会（American Dental Association，ADA）通过多种途径支持并强调这一点，特别是对 SRBD 的识别和管理方面[34, 35]。2019 年，ADA 发布了一份指南，指导牙科医生通过评估血糖和糖化血红蛋白来筛查糖尿病[36]。这是牙科医生能够为患者的整体健康做出贡献的另一佐证。这一过程类似于高血压筛查。一旦发现该疾病，应及时进行适当转诊以便更明确地进行管理。流行病学数据进一步支持了人们对睡眠障碍与其他健康问题之间关系的认识。目前，临床管理和决策越来越强调基于可靠的循证文献，这些文献依赖流行病学研究来协助确定睡眠障碍的存在，而这些障碍又反过来影响我们服务公众和患者的健康。

参考文献

1 Kryger, M.H., Roth, T., and Dement, W.C. (2005). Normal human sleep: an overview. In: *Principles and Practice of Sleep Medicine*, 13. Elsevier Saunders.

2 Lee-Chiong, T.L. (2006). *SLEEP: A Comprehensive Handbook*, 1e. Wiley-Liss/Wiley.

3 Ekirch, A.R. (2005). *At Day's Close: Night in Times Past*. W. W. Norton: New York.

4 Reiss, B. (2017). *Wild Nights How Taming Sleep Created Our Restless World*. New York: Basic Books.

5 Frérot, M., Lefebvre, A., Aho, S. et al. (2018). What is epidemiology? Changing definitions of epidemiology 1978-2017. *PloS ONE* 13 (12): e0208442.

6 Macmahon, B. and Pugh, T.F. (1970). *Epidemiology: Principles & Methods*. Boston: Little, Brown and Co.

7 Kryger, M.H., Roth, T., and Dement, W.C. (2017). Epidemiology of sleep disorders. In: *Principles and Practice of Sleep Medicine*, 627. Elsevier Saunders.

8 American Academy of Sleep Medicine (ICSD3) (2014). *The International Classification of Sleep Disorders*, 3e. Darien, IL: American Academy of Sleep Medicine.

9 Smith, R., Ronald, J., Delaive, K. et al. (2002). What are obstructive sleep apnea patients being treated for prior to this diagnosis? *Chest* 121 (7): 164–172.

10 Young, T., Palta, M., Dempsey, J. et al. (1993). The occurrence of sleep-disordered breathing among middle-aged adults. *N. Engl. J. Med.* 328 (17): 1230–1235.

11 Peppard, P.E., Young, T., Barnet, J.H. et al. (2013). Increased prevalence of sleep-disordered breathing in adults. *Am. J. Epidemiol.* 177 (9): 1006–1014.

12 American Academy of Sleep Medicine (2016). *In an Age of Constant Activity, the Solution to Improving the Nation's Health May Lie in Helping it Sleep Better*. Darien, IL: Frost & Sullivan.

13 Benjafield, A.V., Ayas, N.T., Eastwood, P.R. et al. (2019). Estimation of the global prevalence and burden of obstructive sleep apnoea: a literature-based analysis. *Lancet Respir. Med.* 7: 687–698.

14 Morin, C.M., LeBlanc, M., Daley, M. et al. (2006). Epidemiology of insomnia prevalence, self-help treatments, consultations, and determinants of help-seeking behaviors. *Sleep Med.* 7: 123–130.

15 Ohayon, M.M. and Reynolds, C.F. 3rd. (2009). Epidemiologic and clinical relevance of insomnia diagnosis algorithms according the the DSM-IV and International Classification of Sleep Disorders (ICSD). *Sleep Med.* 10: 952–960.

16 Garcia-Borreguero, D., Egatz, R., Winkelmann, J., and Berger, K. (2006). Epidemiology of restless leg syndrome: the current status. *Sleep Med. Rev.* 10 (2): 153–167.

17 Ohayon, M.M., O'Hara, R., and Vitiello, M.V. (2012). Epidemiology of restless legs syndrome: a synthesis of the literature. *Sleep Med. Rev.* 16 (4): 283–295.

18 Longstreth, W.T., Koepsell, T.D., Ton, T.G. et al. (2007). The epidemiology of narcolepsy. *Sleep* 30 (1): 13–26.

19 Morse, A.M. (2019). Review narcolepsy in children and adults: a guide to improved recognition, diagnosis and management. *Med. Sci.* 7: 106.

20 Beninati, W., Harris, C., Herold, D., and Shepard, W.W. (1999). The effect of snoring and obstructive sleep apnea on sleep quality of bed partners. *Mayo Clin. Proc.* (74): 955–958.

21 Foley, D., Ancoli-Israel, S., Britz, P., and Walsh, J. (2004). Sleep disturbances and chronic disease in older adults: results of the 2003 National Sleep Foundation Sleep in America Poll. *J. Psychosom. Res.* 56 (5): 497–502.

22 Nicholson, K., Rodrigues, R., Anderson, K.K. et al. Sleep behaviours and multimorbidity occurrence in middle-aged and older adults: findings from the Canadian Longitudinal Study on Aging (CLSA). *Sleep Med.* 75: 156–162. https://doi.org/10.1016/j.sleep.2020.07.002.

23 Shahar, E., Whitney, C., Coralyn, W. et al. (2001). Sleep-disordered breathing and cardiovascular disease cross-sectional results of the Sleep Heart Health Study. *Am. J. Respir. Crit. Care Med.* 163: 19–25.

24 Al-Delaimy, W.K., Manson, J.A.E., Willett, W.C. et al. (2002). Snoring as risk factor for type II diabetes mellitus: a prospective study. *Am. J. Epidemiol.* 155 (5): 387–393.

25 Kapur, V., Blough, D.K., Sandblom, R.E. et al. (1999). The medical cost of undiagnosed sleep apnea. *Sleep* 22 (6): 749–755.

26 Peker, Y., Hedner, J., and Bende, M. (1997). Reduced hospitalization with cardiovascular and pulmonary disease in obstructive sleep apnea patients on nasal CPAP treatment. *Sleep* 20 (8): 645–653.

27 Position Statement of the American Academy of Sleep Medicine (2000). Cost justification for diagnosis and treatment of obstructive sleep apnea. *Sleep* 23 (8): 1017–1018.

28 Ronalf, J., Delaive, K., Roos, L. et al. (1998). Obstructive sleep apnea patients use more health care resources ten years prior to diagnosis. *Sleep Res. Outline* 1 (1): 71–74.

29 Yang, E.H., Hla, K.M., McHorney, C.A. et al. (2000). Sleep apnea and quality of life. *Sleep* 3 (4): 535–541.

30 Lacasse, Y., Godbout, C., and Series, F. (2002). Health-related quality of life in obstructive sleep

apnoea. *Eur. Respir. J.* 19 (3): 499–503.

31 Parish, J.M. and Lyng, P.J. (2003). Quality of life in bed partners of patients with obstructive sleep apnea or hypopnea after treatment with continuous positive airway pressure. *Chest* 124 (3): 942–947.

32 Baum, B.J. (2007). Inadequate training in the biological sciences and medicine for dental students. An impending crisis for dentistry. *JADA* 138 (1): 16–26.

33 Glick, M. (2007). The health of the nation. Why you should care. *JADA* 138 (2): 144–146.

34 From Council on Dental Practice: The Role of Dentistry in the Treatment of Sleep Related Breathing Disorders. Adopted by the American Dental Association House of Delegates. American Dental Association Adopted 2017 (2017:269).

35 Evidence Brief (2017). *Oral Appliances for Sleep-Related Breathing Disorders*. American Dental Association.

36 D0411 (2017). ADA Guide to Point of Care Diabetes Testing and Reporting. ADA Guide – Version 1, 1–6 (17 July 2017).

第 2 章

人类的睡眠

一、概念概述

睡眠是生活中不可或缺的重要组成部分,人类约 1/3 的时间处于睡眠状态。睡眠的中断或剥夺可能导致一系列潜在的不良后果,这些后果可能对个体的健康、医疗状况、心理状态,甚至生活质量产生严重影响。

尽管对睡眠的真正定义进行了大量研究和调查,但睡眠的实际目的仍然是自然界的一大谜团,尚未完全被理解。人们普遍认为,充足的睡眠有助于保持清醒状态、增强免疫系统、支持记忆和学习。目前,人们对睡眠和清醒状态所需的生理和神经化学活动有了更深入的了解。睡眠的复杂性及对睡眠的理解需要对生理学、神经解剖学、神经生物学,以及这些因素相互作用的机制有基本的了解。

二、正常的睡眠

正常的睡眠可以从两个方面进行观察:一是两种主要睡眠状态,即非快速眼动(NREM)睡眠和快速眼动(REM)睡眠的实际分布情况;二是对调节睡眠 - 觉醒状态的神经递质的进一步理解。1957 年,基于 Loomis 在 20 世纪 30 年代的研究[1],首次提出了睡眠分期的概念[2]。1968 年出版的一本手册真正奠定了睡眠分期的基础[3]。随着个体从婴儿期到幼年再到成年,进一步到老年,被称为"睡眠结构"的 NREM 与 REM 状态的分布会随时间而变化。这些变化是动态性的,与入睡、维持睡眠及每个睡眠阶段的时长密切相关。

(一)睡眠的阶段

睡眠阶段的确定依赖于研究睡眠期间记录的脑电波活动或脑电图,通常是在 I 级实验室基础研究或多导睡眠监测(PSG)中进行,记录颅骨表面电极变化。这将区分非快速眼动和快速眼动,以及非快速眼动睡眠中的不同睡眠阶段。非快速眼动和快速眼动睡眠在睡眠过程中发生的比例不同,它们也以周期性的方式交替(图 2-1)。

正常睡眠的典型模式是,个体从清醒状态逐渐过渡到非快速眼动睡眠状态,然后进入快速眼动睡眠状态,之后交替出现快速眼动睡眠和非快速眼动睡眠。总的来说,一夜睡眠包括 75%~80% 的非快速眼动睡眠期和 20%~25% 的快速眼动睡眠期。睡眠时期分布的紊乱或改变通常与某一种睡眠障碍相关。

1. 非快速眼动（NREM）睡眠

根据脑电图活动，非快速眼动睡眠最初被细分为 4 个不同的阶段：第 1 阶段、第 2 阶段、第 3 阶段和第 4 阶段。2007 年，采用了一种修订的分期方法，将非快速眼动睡眠的第 3 阶段和第 4 阶段合并为一个阶段[4]。目前非快速眼动睡眠阶段定义如下。

（1）N_1 阶段：此阶段为从清醒和快速眼动（REM）睡眠阶段向非快速眼动（NREM）睡眠阶段，通常这一阶段占总睡眠时间的 5%。它被认为是昏昏欲睡或轻度睡眠状态。这个阶段反映了当个体从清醒过渡到开始睡眠时，脑电波活动从节奏的 α 波到混合频率波的变化。

（2）N_2 阶段：此阶段是较深的睡眠阶段，但也被认为是浅睡眠，在此阶段个体保持一个可变水平的脑电图活动。此阶段个体可能很容易被唤醒，约占总睡眠时间的 50%，被认为是第一个真正的睡眠阶段[5]。这一睡眠阶段独特且重要的脑电图特征是存在 K 综合波和睡眠纺锤波。睡眠纺锤波被认为是一种过滤器，可以过滤掉任何有害的刺激，如噪声、光线甚至疼痛，这些可能会干扰睡眠。牙科医生特别感兴趣的睡眠磨牙症（又称"夜磨牙症"）主要发生在这个睡

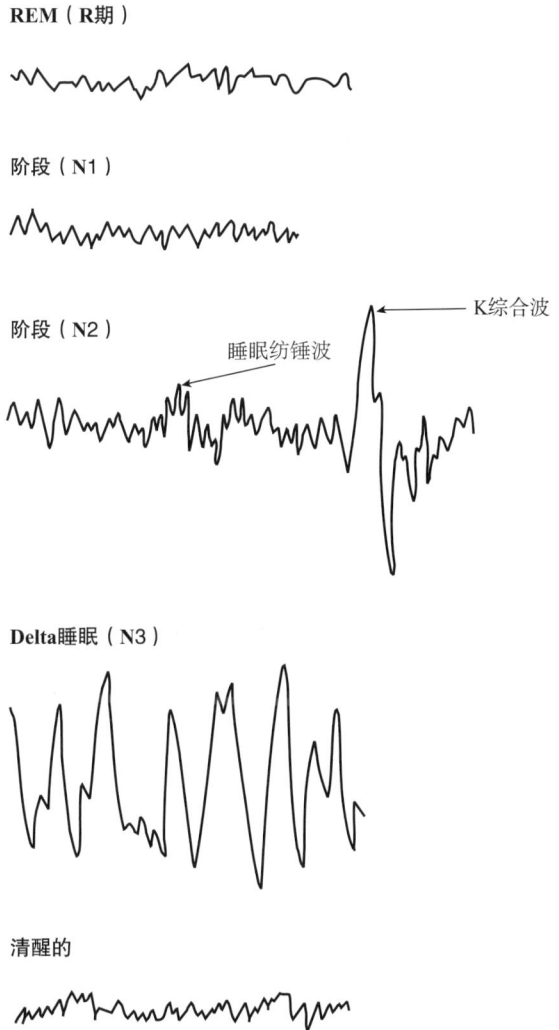

图 2-1　睡眠脑电图（EEG）

眠阶段。K 综合波的出现可能由某种类型的刺激（如噪声）引起，也可自发出现，也可在呼吸中断时出现，尤其是在吸气时。其主要功能是在有刺激时抑制皮质觉醒，并帮助巩固记忆。

（3）N_3 阶段：此阶段是之前所说的非快速眼动睡眠的第 3 阶段和第 4 阶段。这种睡眠有一种独特的、被单独识别的脑电波波形，即 δ 波，因此称为 δ 睡眠，也称为慢波睡眠（slow wave sleep，SWS）、深度睡眠或恢复性睡眠。此阶段占总睡眠时间的 20%～25%。

2. 快速眼动（REM）睡眠（R 阶段）

快速眼动（REM）睡眠也称为梦眠。尽管它占总睡眠时间的 20%～25%，但这种状态在睡眠期间非快速眼动和快速眼动的整体循环活动中反复出现。在正常睡眠中，每个后续的快速眼动周期通常比前一个快速眼动周期长。

此阶段脑电图活动呈现"锯齿"波形，看起来类似于清醒状态，因此被称为异相睡眠，典型表现是心率、呼吸加快，血压升高和眼球运动增加。在这种大脑活动增加的状态下，四肢肌肉可能不动或瘫痪，这被认为是阻止人在睡眠时做出动作的一种机制[6]。

快速眼动睡眠可能有助于记忆巩固[7]，包括程序记忆和空间记忆。程序记忆与日常任务、事实和事件的自动检索有关，而空间记忆是对生活环境进一步熟悉的能力。记忆主要涉及一个名为海马的区域，它是大脑边缘系统的一部分。边缘系统并非一种独特的结构，而是由各种其他结构组成，包括下丘脑和杏仁核（一个涉及记忆和决策的结构）。此外，与记忆有关的两个成对结构，即乳头体，也是该系统的一部分[8]。

快速眼动睡眠包括两个阶段：持续性睡眠和位相性睡眠[9]。通常睡眠研究报道不会明显区分这两个阶段。持续性睡眠是快速眼动的一个独特阶段，它具有以下特点。

- 骨骼肌的肌张力减退（肌张力丧失），除膈肌和眼外肌外，其余肌肉几乎瘫痪。
- 伴广泛神经激活的非同步性脑电图活动或觉醒样脑电图活动。

位相性睡眠具有独特性，它可能是短暂而不连续的，并具有以下特征。

- 快速眼动（眼球全方位运动）暴发。
- 血压、心率短暂波动，伴随舌运动和不规则呼吸。
- 肌阵挛（肌肉抽搐）、下颌抽搐和肢体运动。

快速眼动睡眠通常是与做梦有关的睡眠阶段，尽管非快速眼动睡眠也做梦（主要发生在 N_2 阶段）。与 N_2 阶段睡眠相比，快速眼动睡眠期的做梦往往与更美好的回忆有关，并且有更明确的故事情节[10]。快速眼动睡眠期的梦也可能是幻觉。

（二）睡眠周期和睡眠时间

在正常睡眠期间，人类一晚上循环 4~6 次非快速眼动和快速眼动睡眠。在成年人中，无论年龄大小，这些阶段的发生间隔约为 90min。在儿童中，这些阶段较短，为 50~60min。此外，儿童非快速眼动和快速眼动睡眠的比例及睡眠长短与成年人不同。新生儿通常睡眠 17~18h，其中 50% 是快速眼动睡眠，但到 3 岁时，快速眼动睡眠减少到与成年人水平相似[11]。出生时不存在慢波睡眠（SWS），在 2~6 月龄时首次被发现，慢波睡眠通常在幼儿中更明显，因为这时生长激素分泌旺盛，青春期后慢波睡眠开始减少，并随着时间推移持续减少（图 2-2）。

通常 70 岁以后，慢波睡眠会进一步减少，某些情况下甚至不存在。此外，老年人可能会有更多的卧床时间和更少的主动睡眠时间，也会经历更多的睡眠中断，浅的睡眠阶段，特别是 N_1 睡眠阶段也可能会增加。另一个需要考虑的因素是，慢波睡眠可能受到其他健康问题以及药物因素的影响。有报道称，老年人慢波睡眠减少可能与颅骨骨密度相关的脑电图信号质量偏低有关[12]（图 2-3）。

有些情况下，随着年龄增长，人们会将就寝时间调整得更早[13]，这会导致他们醒得更早，这种情况被称为睡眠时相位前移综合征[14]。个体试图通过在昼夜节律之前开始睡眠，来故意调整睡眠-觉醒时间表，因此这种调整与生物节律不同步。

随着年龄的增长，睡眠结构可能会发生变化，出现更多的觉醒[15]，随后导致睡眠障碍风险增加，如 SRBD 和失眠[16,17]。支持气道的肌肉在睡眠期间可能会变得更松弛，这会导致气道塌陷，进而增加 SRBD 的潜在风险。牙科医生在识别 SRBD，特别是阻塞性睡眠呼吸暂停（OSA），以及使用相关口腔矫治器（OA）方面起着重要作用。

最佳睡眠时长随着年龄的增长而变化，许多国家、不同的专业组织和睡眠基金会都报道了这一点[18]。与青少年相比，婴幼儿需要更多睡眠时间，成年人的睡眠需求量则低于青少年（表 2-1）。

儿童

年轻人

老年人

睡眠时间/h

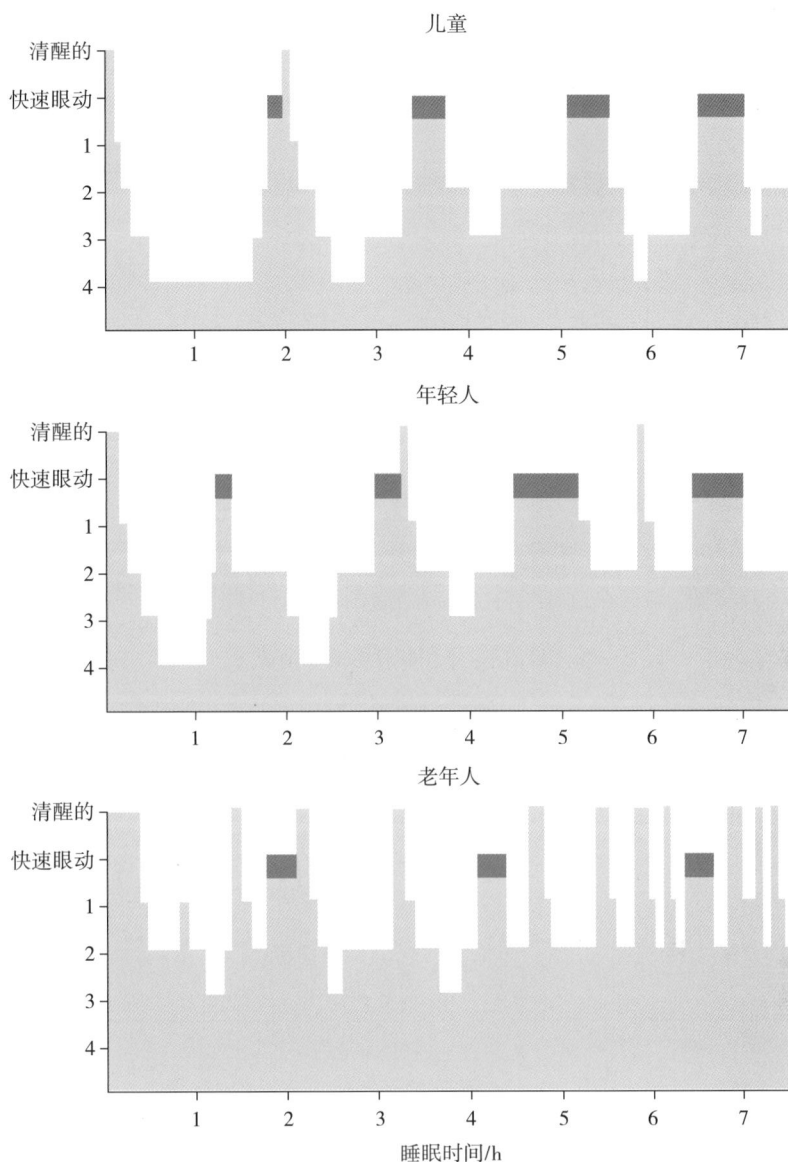

图2-2　不同年龄段的睡眠结构/直方图

（三）睡眠神经生物学

睡眠和清醒状态由大脑(主要是脑干)负责驱动,基于脑电图的变化,受各种神经递质调控,是一系列非常复杂且持续的事件。人类对睡眠的好奇最早可以追溯到古希腊时期,一直延续到中世纪和文艺复兴时期。诗人、哲学家 Lucretius 提出,睡眠是"清醒的缺失"[19]。在过去的 100 年里,科学界试图更好地定义和理解睡眠。1917 年,Constantin von Economo 描述了一种称为昏睡性脑炎(encephalitis lethargica)的疾病。

这种疾病与 1916—1928 年盛行的流行性感冒有关[20]。在疾病的急性期,受影响的患者会出现失眠或嗜睡症状。经研究发现,失眠者下丘脑持续受损伴前部病变,嗜睡者下丘脑持续受损伴后部病变,这使人们认识到下丘脑是与睡眠有关的中枢。

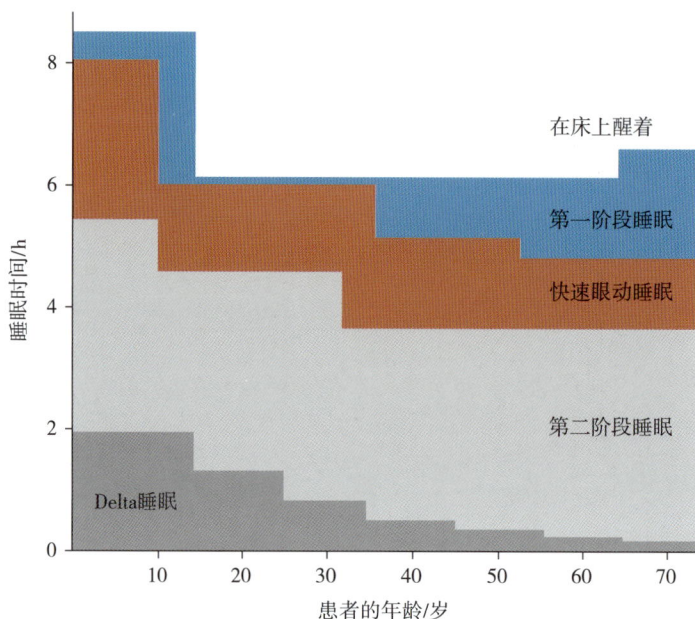

图 2-3 不同年龄的睡眠情况

表 2-1 按年龄分段的推荐睡眠时间

年龄	所需睡眠时间/h	年龄	所需睡眠时间/h
4～11 月龄	12～15	14～17 岁（青少年）	8～10
1～2 岁	11～14	18～25 岁	7～9
3～5 岁	10～13	26～64 岁	7～9
6～13 岁	9～11	65 岁以上（老年）	7～8

资料来源：改编自 Hirshkowitz 等[18]。

1928 年，Hans Berger 使用表面脑电图（surface EEG），发现睡眠状态与清醒状态的脑电图有所不同[21]。对睡眠的研究一直在持续。20 世纪 50 年代，芝加哥大学获得了重大发现，首先是 1953 年 Asernisky 和 Kleitman 发现了 REM 睡眠，几年后 Dement 和 Kleitman 描述了快速眼动（REM）和非快速眼动（NREM）循环。

此时，人类要么处于清醒状态，要么处于快速眼动睡眠状态，要么处于非快速眼动睡眠状态。正如 Lee-Chiong 博士所提出的："也许清醒、快速眼动睡眠和非快速眼动睡眠只是脑电图的不同表现"[22]。控制睡眠和清醒状态的大脑主要神经元区域如下（图 2-4）。

- 下丘脑：大脑中神经元的关键区域，主要参与调节睡眠并在一定程度上影响清醒状态。
- 视交叉上核（SCN）：被认为是昼夜节律（CR）的调节中心，负责调控体温、激素分泌和行为表现。接收来自明暗周期的信息，并影响下丘脑。
- 脑干-上行网状激活系统（ARAS）：是清醒的神经调节系统，蓝斑核（LC）位于该区域。
- 眼 - 视网膜 - 下丘脑束：光线通过视网膜和视神经到达视觉中枢，影响视交叉上核（SCN）、下丘脑和松果体。
- 松果体：根据明暗周期分泌调节睡眠的褪黑素。

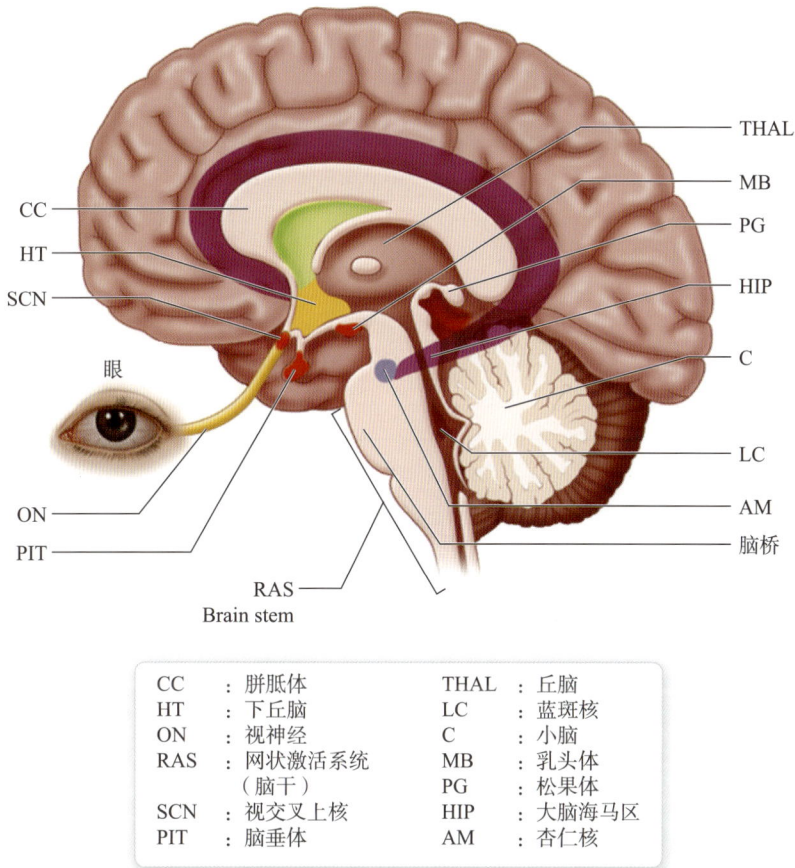

图 2-4 大脑解剖

大脑中还有许多其他神经元区域释放各种神经递质,这些区域可以在引用的参考文献中进行回顾。

(四)清醒和睡眠的神经递质

神经递质在睡眠和清醒中的作用机制极为复杂,正逐步得到进一步的理解和认识。一组特定的神经递质在睡眠或清醒状态中发挥作用。因此,睡眠不再被视为清醒状态的替代,而是一种由中枢神经系统控制的活跃神经状态。没有一种物质是单独起作用的。这些物质之间复杂的相互作用维持清醒和睡眠。基于既往参考文献,对神经递质功能进行综述回顾[5, 23-26](表 2-2)。

(五)唤醒/清醒的神经递质

唤醒或清醒状态有 5 种主要的神经递质。它们是组胺(HA)、多巴胺(dopamine, DA)、乙酰胆碱(ACh)、血清素(5-HT)和去甲肾上腺素(norepinephrine, NE)。这里所关注的神经递质是生物胺,也被称为单胺[27]。它们的功能还涉及唤醒、情绪和情感、大脑奖励系统及记忆。这些进一步细分为 3 个亚组:儿茶酚胺[具体是多巴胺(DA)和去甲肾上腺素(NE)],血清素(5-HT)和组胺(HA)。单胺类神经递质多巴胺、去甲肾上腺素和血清素,以及乙酰胆

表 2-2 睡眠和清醒的神经递质

保持清醒	促进睡眠
组胺	腺苷
乙酰胆碱	γ-氨基丁酸
多巴胺	甘氨酸
谷氨酸	褪黑素（一种激素）
下丘脑分泌素（促食欲素）	血清素（5-HT）
去甲肾上腺素	
血清素（5-HT）	

碱,均起源于脑干,而组胺起源于下丘脑。

1. 多巴胺（DA）

多巴胺维持清醒状态并可能影响行为,尽管其真正作用尚不清楚。多巴胺的减少或缺乏通常与运动障碍有关,如睡眠磨牙症。在清醒状态下多巴胺的水平较高,而在睡眠期间尤其是在非快速眼动睡眠期间水平较低[28]。随着动机和活动水平的增加,多巴胺可能会更具影响力。较高水平的多巴胺似乎与记忆和学习有关[29],尤其与各种已学知识的关联有关。

2. 去甲肾上腺素（NE）

去甲肾上腺素维持脑电图活动,在非快速眼动睡眠期间活性降低,在快速眼动睡眠期间几乎完全失去活性。去甲肾上腺素在清醒时最为活跃,由蓝斑核释放,与注意力和活动增加有关,并影响交感神经系统[30]。去甲肾上腺素可能对食欲素有影响,因为它与觉醒有关[23]。

3. 血清素（5-HT）

血清素最初被认为与睡眠有关。目前,已知它调节睡眠、清醒状态及昼夜节律。这与大脑中的特定区域和受影响的特定受体有关[31]。众所周知,血清素有多种功能,与情绪、抑郁、疼痛和睡眠相关。它具有兴奋作用并且能够影响清醒状态。血清素在清醒状态下最为活跃,在非快速眼动睡眠期间和快速眼动睡眠期间其活跃度处于较低水平[23]。

4. 乙酰胆碱（ACh）

乙酰胆碱主要在清醒状态和快速眼动睡眠期间发挥警觉和皮质激活作用[32]。它存在于神经肌肉接头处,与副交感神经系统密切相关。乙酰胆碱被认为具有兴奋性。乙酰胆碱在快速眼动睡眠的诱导过程,尤其是瞬时状态中也起着重要作用,并且对记忆功能至关重要[5]。

5. 组胺（HA）

组胺的主要功能是维持平静的清醒状态[33]。直到认识到抗组胺药会使人嗜睡,组胺的作用才被进一步了解。研究发现组胺在促进清醒和警觉方面发挥作用。其作用方式与去甲肾上腺素类似,在清醒时促进大脑皮质的激活。患有嗜睡症或特发性嗜睡症的人,组胺水平相对较低[34]。大脑中组胺的主要来源是靠近乳头体的结节乳头体核[35]。在非快速眼动睡眠期间组胺释放极少,而在快速眼动睡眠期间则没有组胺释放。

（六）其他与唤醒和觉醒有关的神经递质

1. 促食欲素 / 下丘脑分泌素

它起源于下丘脑，促食欲素（促食欲素 A 和 B），也称为下丘脑分泌素（下丘脑分泌素 1 和 2），已被确定为一种维持清醒的神经化学物质[36]。约在 20 年前，两个不同的研究小组几乎同时发现了它们，因此有了这两个不同的名称。它的作用是维持和稳定清醒和警觉状态。已知它能抑制快速眼动睡眠和非快速眼动睡眠。促食欲素的减少与嗜睡症的表现有关。因此，用于治疗嗜睡症的特定药物旨在抑制促食欲素的释放，从而维持清醒和警觉状态。OSA 患者的促食欲素 A 水平已被证明较低[37]。促食欲素 / 下丘脑分泌素神经元可被谷氨酸激活[5]。

2. 谷氨酸

谷氨酸是一种兴奋性神经递质，与正常的大脑功能相关，在清醒大脑的活动中起作用。它主要存在于清醒状态，此时含量最高[38]。在非快速眼动睡眠期间，其含量会下降，但在快速眼动睡眠开始时可能会激增[24]。

3. 皮质醇

这种物质（激素）影响觉醒和清醒状态。皮质醇由肾上腺释放，与压力有关。它在维持警觉性方面发挥作用，并且在清晨时分分泌增加，以促进清醒过程。由于与压力相关，它可能与抑郁和失眠有关。在 OSA 患者中，与觉醒相关的皮质醇释放减少，而对 OSA 进行充分管理后，皮质醇水平会有所改善[39]。皮质醇的释放与下丘脑 - 垂体 - 肾上腺轴有关；然而，其与睡眠的关系存在一些争议。

（七）睡眠的神经递质

促进睡眠的神经递质主要起源于下丘脑。

γ- 氨基丁酸

γ- 氨基丁酸（GABA）是睡眠的主要神经递质，由下丘脑释放。GABA 抑制激活系统，主要影响下丘脑后部，从而促进睡眠[11]。许多人们熟知的促进睡眠的常用药物，如安必恩（Ambien）、索纳塔（Sonata）和鲁尼斯塔（Lunesta），都能促进 GABA 的释放。苯二氮䓬类药物也能使 GABA 增加，这就是它们具有镇静作用的原因。GABA 是由谷氨酸合成的。

（八）腺苷

腺苷不是典型的神经递质，随着时间的推移，它可能会随着持续活动而积累，是三磷酸腺苷（ATP）降解的副产品。随清醒时间的延长，腺苷的水平逐渐上升，这会增加睡眠的深度和持续时间，而在睡眠过程中将减少[40]。有人提出腺苷可能是睡眠稳态调节中的关键神经递质。它在中枢神经系统对乙酰胆碱和谷氨酸有抑制作用。此外，腺苷还与 GABA 一起促进睡眠。咖啡因（甲基黄嘌呤）具有兴奋性是因为其阻断了腺苷受体，这是腺苷促进睡眠的又一例证。

（九）甘氨酸

甘氨酸是一种在脊髓中发现的抑制性神经递质，它抑制运动神经元，因此与快速眼动睡眠相关的肌肉松弛有关。

（十）血清素（5-HT）

如前所述，血清素的主要作用是保持清醒状态，以及控制许多不同的功能。血清素有许多不同的受体，其中有一组特定的受体与睡眠有关。在这种情况下，血清素与非快速眼动睡眠有关；然而，在快速眼动睡眠期间它的存在极少[31]。血清素由氨基酸 L- 色氨酸衍生而来。

（十一）褪黑素的作用

褪黑素是一种由大脑松果体分泌的激素，其主要功能是调节昼夜节律。褪黑素不像其他神经递质那样直接影响睡眠，而是为促进睡眠的神经递质在相关大脑区域内发挥作用做好准备[41]。因此，褪黑素的释放与光线密切相关。进入眼睛的光线对褪黑素的分泌产生负面影响。在有光线存在时，褪黑素的释放被抑制；随着黑暗的降临，没有光线穿透眼睛则成为刺激褪黑素释放的重要因素，从而促进睡眠。

影响褪黑素释放的途径不是直接的。光线的缺乏会触发从脑干的视交叉上核（SCN）到下丘脑的神经活动。信号会传递到脊髓的颈上神经节，然后进入松果体（图 2-5）。

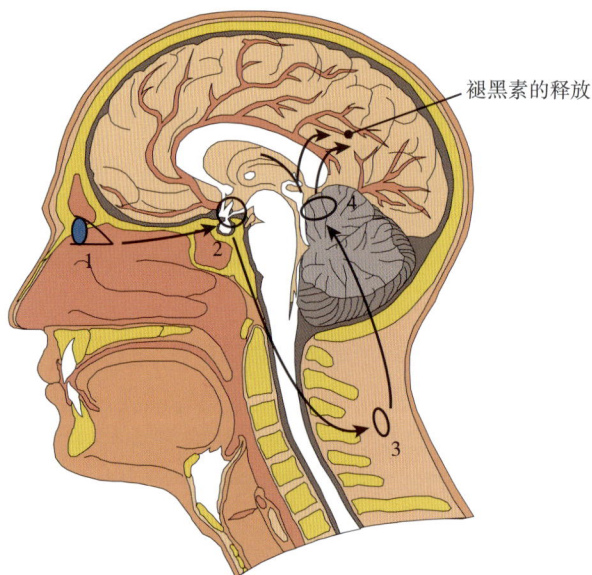

图 2-5　褪黑素的释放

（十二）触发器开关

参与睡眠与觉醒周期的神经递质相互作用，从而对彼此产生影响，这种相互作用被称为"触发器"开关。这一机制被视为是促进清醒和促进睡眠的神经递质之间的平衡。在该模型中，存在一个触发因素，引发睡眠状态和清醒状态之间的切换[42]。

（十三）生物钟

我们的生物钟（或周期）与昼夜循环直接相关，进而与我们的睡眠 - 觉醒周期直接相关。

它来源于拉丁语的 *circa*（约）和 *diēm*（白天）。人类的生物钟长度略＞24h，由视交叉上核（SCN）控制。对生物钟的调整，称为揽引作用（entrainment），是由称为授时因子（zeitgebers）的外部线索促进的，如光照、温度变化和社会交互作用。除了生物钟节律外，还有两种生理节律：超昼夜节律（infradian rhythm），周期＞24h，如月经和季节性抑郁症；超日节律（ultradian rhythm），比生物钟短，如心率变化、鼻孔扩张和食欲波动。

（十四）肠道微生物群

肠道微生物群对睡眠和其他生理活动的影响一直是研究者关注的重要领域，因为其可能对人类健康产生深远影响。研究表明，肠道微生物群的变化可能会影响睡眠、血压、昼夜节律甚至认知能力[43,44]。未来，肠道和大脑之间的相互作用（通常被称为"肠-脑轴"）可能会对我们的睡眠和睡眠障碍的管理产生影响[45]。

三、结论

人类睡眠是一种复杂的神经递质相互作用的结果，影响着大脑和其各部分之间的功能。了解神经解剖学和神经生物学的基本知识至关重要，因为这有助于深入理解睡眠和清醒状态下的大脑功能。我们的睡眠不再被视为意识的另一种状态，而是一种独特且具有特殊性质的状态，旨在促进健康、调节情绪、巩固记忆和提升幸福感。随着时间的推移，对参与睡眠过程的神经递质将有更深入的研究，这将进一步帮助我们理解睡眠机制。归根结底，睡眠由大脑控制，也为大脑服务。

参考文献

1 Dement, W. and Kleitman, N. (1957). Cyclic variations in EEG during sleep and their relation to eye movements, body motility, and dreaming. *Electroencephalogr. Clin. Neurophysiol.* 9 (4): 673–690.

2 Loomis, A.L., Harvey, E.N., and Hobart, G.A. (1937). Cerebral states during sleep as studied by human brain potentials. *J. Exp. Psychol.* 21 (2): 127–144.

3 Rechtschaffen, A. and Kales, A. (1968). *A Manual of Standardized Terminology, Techniques, and Scoring System for Sleep Stages of Human Subjects*. National Institute of Neurological Disease and Blindness: Bethesda (MD).

4 Iber, C., Ancoli-Israel, S., Chesson, A.L. et al. (2007). *The AASM Manual for the Scoring of Sleep and Associated Events*. Westchester, IL: American Academy of Sleep Medicine.

5 Swick, T.J. (2012). The neurobiology of sleep. *Sleep Med. Clin.* 7 (3): 399–415.

6 Bader, G., Gillberg, C., Johnson, M. et al. (2003). Activity and sleep in children with ADHD. *Sleep* 26: A136.

7 Gais, S., Molle, M., Helms, K. et al. (2002). Learning-dependent increases in sleep spindle density. *J. Neurosci.* 22 (15): 6830–6834.

8 Kumar R, Birrer BVX, Macey PM, Woo MA, Gupta RK, Yan-Go FL, Harper RM. Reduced mammillary body volume in patients with obstructive sleep apnea. *Neurosci. Lett.* 2008;438:330–334. doi:https://doi.org/10.1016/j.neulet.2008.04.071

9 Lee-Chiong, T. (2006). *Sleep: A Comprehensive Handbook*, vol. 3. Wilmington, DE: Wiley-Liss/Wiley.

10 Martin, J.M., Andriano, D.W., Mota, N.B. et al. (2020). Structural differences between REM and non-REM dream reports assessed by graph analysis. *PLoS ONE* 15 (7): e0228903. https://doi. org/10.1371/journal.pone.0228903.

11 Markov, D., Goldman, M., and Doghramji, K. (2012). Normal sleep and circadian rhythms – neurobiological mechanisms underlying sleep and wakefullness. *Sleep Med. Clin.* 7 (3): 417–426.

12 Jain, V. (2014). Poor sleep with age. Evaluation of sleep complaints. *Sleep Med. Clin.* 9 (4): 571–572.

13 Duffy, J.F., Dijk, D.J., Klerman, E.B. et al. (1998). Later endogenous circadian temperature nadir relative to an earlier wake time in older people. *Am. J. Phsyiol.* 275 (5 Pt 2): R1478–R1487.

14 American Academy of Sleep Medicine (2014). *The International Classification of Sleep Disorders (ICSD3)*, 3e. Darien, IL: American Academy of Sleep Medicine.

15 Bliwise, D.L. (1993). Sleep in normal aging and dementia. *Sleep* 16: 40–81.

16 Ancoli-Israel, S. (2005). Normal human sleep at different ages: sleep in older adults. In: *SRS Basics of Sleep Guide* (ed. Sleep Research Society), 21–26. Westchester, IL: Sleep Research Society.

17 Bliwise, D.L. (2005). Normal aging. In: *Principles and Practice of Sleep Medicine*, 4e (ed. M.H. Kryger, T. Roth and W.C. Dement), 24–38. Philadelphia: Elsevier/Saunders.

18 Hirshkowitz, M., Whiton, K., Albert, S.M. et al. (2015). National Sleep Foundation's sleep time duration recommendations: methodology and results summary. *Sleep Health* 1 (1): 40–43. https:// doi.org/10.1016/j.sleh.2014.12.010.

19 Rouse, W. and Smith, M. (1992). *Lucretius: On the Nature of Things*, 34. Cambridge, MA: Harvard University Press.

20 von Economo, C. (1930). Sleep as a problem of localization. *J. Nerv. Ment. Dis.* 71: 249–259.

21 Berger, H. (1930). Ueber das elektroenkephalogram des menschen. *J. Psychol. Neurol.* 40: 160–179.

22 Lee-Chiong, T. (2012). Foreword: biology of sleep. *Sleep Med. Clin.* 3: xi–xii.

23 España, R.A. and Scammell, T.E. (2011). Sleep neurobiology from a clinical perspective. *Sleep* 34 (7): 845–858.

24 Eban-Rothschild, A., Appelbaum, L., and de Lecea, L. (2018). Neuronal mechanisms for sleep/ wake regulation and modulatory drive. *Neuropsychopharmacology* 43: 937–952.

25 Stahl, S.M. (2002). Brainstorms clinical neuroscience update. *J. Clin. Psychiatry* 63 (6): 467–468.

26 Saper, C.B., Chou, T.C., and Scammell, T.E. (2001). The sleep switch: hypothalamic control of sleep and wakedfullness. *Trends Neurosci.* 24 (12): 726–731.

27 Theibert, A.B. (2020). Chapter 9: neurotransmitter systems II: monoamines, purines, neuropeptides, & unconventional neurotransmitters. In: *Essentials of Modern Neuroscience*, 159–176. McGraw Hill.

28 Wisor, J.M., Nishino, S., Sora, I. et al. (2001). Dopaminergic role in stimulant-induced wakefulness. *J. Neurosci.* 21 (5): 1787–1794.

29 Fried, I., Wilson, C.L., Morrow, J.W. et al. (2001). Increased dopamine release in the human amygdala during performance of cognitive tasks. *Nat. Neurosci.* 4 (2): 201–206.

30 Steriade, M. and Hobson, J. (1976). Neuronal activity during the sleep-waking cycle. *Prog. Neurobiol.* 6: 155–376.

31 Ursin R. Serotonin and sleep. *Sleep Med. Rev.* 2002;6(1):57–69. doi:https://doi.org/10.1053/ smrv.2001.0174

32 McCormick, D.A. (1992). Neurotransmitter actions in the thalamus and cerebral cortex. *J. Clin. Neurophysiol.* 9: 212–223.

33 Haas, H.L., Sergeeva, O.A., and Selbach, O. (2008). Histamine in the nervous system. *Physiol. Rev.* 88: 1183–1241.

34 Kanbayashi, T., Kodama, T., Kondo, H. et al. (2009). CSF histamine contents in narcolepsy, idiopathic hypersomnia and obstructive sleep apnea syndrome. *Sleep* 32 (2): 181–187.

35 Scammell, TE, Jackson AC, Franks NP, Wisden W, Dauvilliers Y. Histamine: neural circuits and

new medications. *Sleep* 2019;42(1):1–8. doi: https://doi.org/10.1093/sleep/zsy183

36 de Lecea, L., Kilduff, T.S., Peyron, C. et al. (1998). The hypocretins: hypothalamus specific peptides with neuroexcitatory activity. *Proc. Natl. Acad. Sci. USA* 95: 322–327.

37 Kryger, M.H., Roth, T., and Dement, W.C. (2017). Normal human sleep. An overview. In: *Principles and Practice of Sleep Medicine*. Elsevier Saunders.

38 Watson, C.J. and Baghdoyan, H.A. (2012). Neuropharmacology of sleep and wakefullness: 2012 update. *Sleep Med. Clin.* 7: 469–486.

39 Ghiciuc, C.M., Dima Cozma, L.C., Bercea, R.M. et al. (2013). Restoring the salivary cortisol awakening response through nasdal continuous positive airway pressure therapy in obstructive sleep apnea. *Chronobiol. Int.* 30 (8): 1024–1031. https://doi.org/10.3109/07420528.2013.795155.

40 Porkka-Heiskanen, T., Strecker, R.E., Thakkar, M. et al. (1997). Adenosine: a mediator of the sleep-inducing effects of prolonged wakefulness. *Science* 276 (5316): 1265–1268.

41 Gandhi, A.V., Mosser, E.A., Oikonomou, G., and Prober, D.A. (2015). Melatonin is required for the circadian regulation of sleep. *Neuron* 85: 1193–1199. https://doi.org/10.1016/j.neuron.2015.02.016.

42 Lüthi, A. (2016). Sleep: switching off the off-switch. *Curr. Biol.* 26: R756–R777.

43 Farré, N., Farré, R., and Gozal, D. (2018). Sleep apnea morbidity a consequence of microbial-immune cross-talk? *Chest* 154 (4): 754–759.

44 Smith, R.P., Easson, C., Lyle, S.M. et al. (2019). Gut microbiome diversity is associated with sleep physiology in humans. *PLoS ONE* 14 (10): e0222394. https://doi.org/10.1371/journal.pone.0222394.

45 Vitetta, L., Vitetta, G., and Hall, S. (2018). Commentary: the brain–intestinal mucosa–appendix–microbiome–brain loop. *Diseases* 6 (23): 1–9.

第3章

睡眠呼吸障碍的病理生理学

一、概念概述

睡眠呼吸障碍(SRBD)的起源和成因一直是研究和关注的重点,涉及众多影响因素。SRBD 的病理生理机制是多因素的,包括解剖结构、气道生理功能、神经对呼吸的调控、年龄、性别、体重及其他睡眠障碍等。此外,SRBD 通常会逐渐加重。这一过程可能始于慢性口呼吸,尤其是在睡眠期间,然后发展为打鼾,最终演变为 OSA[1]。此外,可能存在与振动、炎症甚至缺氧有关的神经源性改变,可影响上呼吸道的感觉和运动[2]。人类 SRBD 的进化也可能受到发育因素的影响。其他灵长类动物在睡眠时存在腭咽锁闭机制防止舌在睡眠时塌陷到气道中,而人类这种机制丧失,这归因于语言能力的发展,与声带的下垂有关,被称为"伟大的飞跃"[3](图 3-1)。

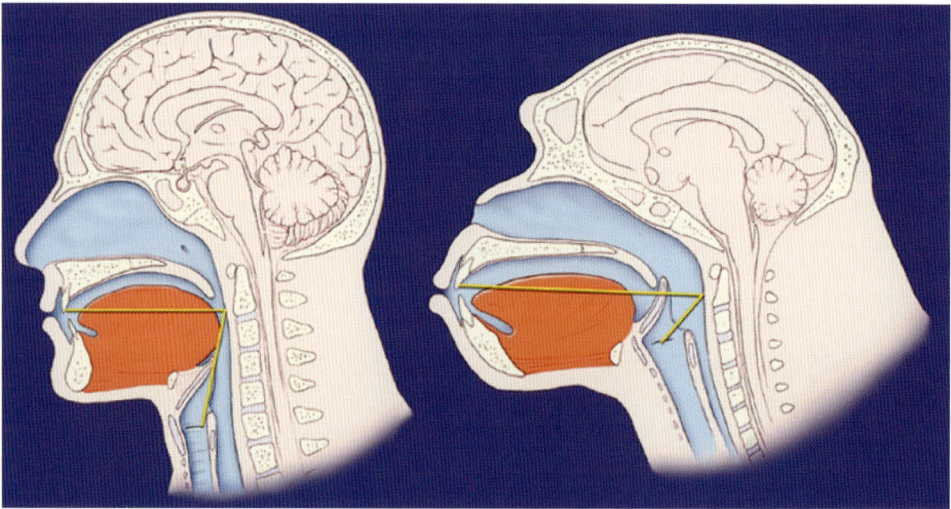

图 3-1 基于语言习得和会厌-软腭闭锁丧失的 SRBD 演变。这使得舌根占据更多口咽

失眠也是需要考虑的因素,可能与疼痛、焦虑或抑郁等心理问题,以及未能充分管理的 SRBD 有关。这种关联早在 1973 年被首次报道[4]。该报道称,约 50% 的患者同时患有 SRBD 和失眠,称为睡眠呼吸障碍综合征[5],也称为复杂性失眠[6]。

二、正常的呼吸

需要对呼吸进行一个简短的讨论和回顾。在正常情况下,呼吸一般被认为是无意识的。它主要由膈神经支配的膈肌控制,膈肌主要由引起收缩的肌肉纤维组成。膈神经来自 $C_3 \sim C_5$ 水平的颈神经。在被动呼吸期间,膈肌收缩并向下移动,导致肺部和肺泡内的负压增加。这种负压使空气进入肺部并充盈。此外,这一动作还可能会受到肋间肌和斜角肌作用的影响。安静呼吸时的呼气过程是被动的,没有主动的肌肉活动。这个过程与肺和胸廓的弹性回缩有关。

用力吸气和呼气则不同。在用力吸气时,斜角肌和胸锁乳突肌是活跃的。它们影响第 1 肋骨和第 2 肋骨及胸骨,这导致胸廓升高以努力增加肺容量。用力呼气主要是肋间肌的作用,肋间肌将胸廓向内拉并迫使空气从肺部排出。

(一)气道的解剖和功能

理解和关注 SRBD 的病理生理学,首先要了解在这些病症的发作和持续过程中最常涉及的气道解剖结构。这里的气道解剖结构主要集中在上气道,尤其是直接调控气道功能的肌肉组织,人们已经对这些肌肉组织按解剖位置进行了细分[7]。这些相同的肌肉也参与语音和进食等功能,因此清醒时的呼吸可能会受到这些功能的影响,但在睡眠期间不会,这就增加了发生 SRBD 的可能性。

气道可分为 3 个区域:腭后区(鼻咽)、舌后区(口咽)和下咽,也称为喉咽[8]。口咽位于 $C_2 \sim C_3$ 水平。下咽位于 $C_4 \sim C_6$ 水平,是由会厌界定的口咽的延续,起始于舌骨水平。在这 3 个区域中,有一些结构需要考虑,它们对气道和呼吸都有影响(图 3-2)。

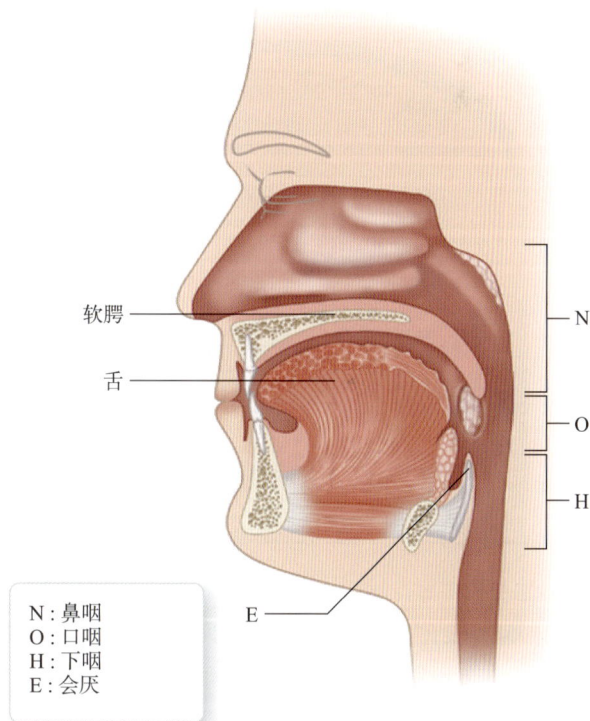

N:鼻咽
O:口咽
H:下咽
E:会厌

图 3-2　上气道 3 个区域

(二)软腭

这里涉及的肌肉主要用于提升和拉紧软腭。此外,在吞咽动作中,这些肌肉会关闭鼻咽(表 3-1)。

腭咽肌和腭舌肌被包括在软腭中,因为它们起源于腭腱膜,并且这些肌肉的控制与腭垂肌和腭帆提肌相同。腭舌肌是四块舌外肌之一,是唯一不受舌下神经(脑神经Ⅻ)支配,而受迷走神经咽支(脑神经Ⅹ)支配的肌肉[9]。腭咽肌从腭部区域延伸至咽部。它的主要功能与吞咽有关,并且与腭舌肌由相同的神经支配。

表 3-1　与软腭有关的肌肉

肌肉	作用
腭帆提肌	提升软腭/向后拉动软腭以关闭鼻咽
腭帆张肌	向外侧拉动软腭
悬雍垂肌	提升悬雍垂/向外侧拉悬雍垂
腭咽肌	帮助关闭鼻咽/提升咽喉
腭舌肌	提升舌后部/吞咽时缩小口咽峡

（三）口咽

这些肌肉涉及气道的后部,也涉及舌,尤其是舌的后部。舌肌进一步分为 2 组,舌内肌和舌外肌。舌外肌有一些骨性支撑,而舌内肌没有骨性支撑(表 3-2)。

表 3-2　与口咽相关的肌肉

肌肉	作用
舌外肌	
颏舌肌	伸出舌/压低舌
舌骨舌肌	压低舌
茎突舌肌	缩回舌/抬高舌
腭舌肌	抬高舌/在吞咽时缩小口咽
舌内肌	
舌上纵肌	缩短舌/使舌尖向上卷曲
舌下纵肌	缩短舌/使舌尖向下卷曲
舌横肌	使舌变窄/伸长舌
舌直肌	使舌变宽/使舌变平

人类的舌是一种独特的结构。舌起着肌肉性静水力学器官的作用[10]。这意味着舌作为一种结构充满了可压缩的液体。因此,舌在进行许多不同的运动时始终保持恒定的体积。这就解释了舌头,尤其是舌根,当放平时有可能占据更多的口咽空间,从而成为气道受阻的一个因素。

（四）舌骨

这是一个支持舌骨上肌和舌骨下肌的完整结构。在头影测量 X 线片上观察时,舌骨相对于下颌平面的位置非常重要,是睡眠呼吸障碍风险的可靠预测因素。舌骨相对于下颌平面的位置越低,睡眠呼吸障碍的风险就越大(见第 14 章)。与舌骨相关的肌肉无疑控制着舌骨的位置。这组肌肉分为两组,舌骨下肌和舌骨上肌(表 3-3)。

（五）喉咽部

这个气道区域,大部分没有支撑,容易变窄或塌陷,并且可能与睡眠呼吸障碍有关。咽部缩肌主要在吞咽时起作用(表 3-4)。

表 3-3　与舌骨相关的肌肉

肌肉	作用
舌骨下肌群	
肩胛舌骨肌	压低舌骨
胸骨舌骨肌	压低舌骨
胸骨甲状肌	压低喉部
甲状舌骨肌	压低舌骨
舌骨上肌群	
茎突舌骨肌	抬高舌骨/缩回舌骨
下颌舌骨肌	抬高舌骨/抬高口底
二腹肌	抬高舌骨/辅助下颌骨的前伸和后缩
颏舌骨肌	帮助舌骨和舌向前移动

表 3-4　与口咽相关的肌肉

肌肉	作用
咽上缩肌	收缩咽上部
咽中缩肌	收缩咽中部
咽下缩肌	收缩咽下部
腭咽肌	提升咽部/帮助关闭鼻咽
咽鼓管咽肌	提升咽部上部和外侧部分
茎突咽肌	提升咽部/扩张咽部两侧(使咽部扩张)

还有其他一些需要考虑的肌肉，它们与下颌功能及颈椎有关。这些肌肉在下颌骨和头部的定位中发挥作用，并有助于在清醒和睡眠期间维持气道通畅。需要考虑的肌肉有咬肌、颞肌、翼内肌和翼外肌。颈部的前侧和后侧肌肉也需要考虑，因为它们控制头部和颈部的位置，这反过来可能会影响到气道。例如，可以参考心肺复苏中涉及头部位置调整的原则。

颈部的两个重要的与呼吸相关的肌肉是胸锁乳突肌和斜角肌[11]。胸锁乳突肌和斜角肌被视为呼吸的副肌。胸锁乳突肌的主要功能是旋转和倾斜头部，以及引起头部弯曲。它们也通过抬高胸骨来充当呼吸的副肌。斜角肌则引起颈部的侧屈，其中前斜角肌专门抬高第 1 肋骨，随着呼吸使上肋骨稳定。

吸气时，呼吸的主要肌肉是膈肌和外肋间肌。呼气时，腹肌和内肋间肌则变得活跃。

（六）总结

所有讨论过的肌肉都在呼吸过程中以某种方式发挥着维持气道的作用。在吸气时，如果气道受损，那么吸气压力就会升高，这将导致气道负压增加，从而导致气道进一步受损和塌陷。很多时候，原本用来支持气道的肌肉和舌的位置已经无法维持气道，因为它们变得越来越松弛，进一步的塌陷是不可避免的。

（七）气道肌肉的神经支配

为了补充对气道的理解，了解支配上气道肌肉的神经也很重要（表3-5）。

表3-5　上气道肌肉的神经支配

神经	支配的肌肉
三叉神经（V）	腭帆张肌
	下颌舌骨肌
	二腹肌前腹
	咬肌
	翼内肌/翼外肌
	颞肌
面神经（Ⅶ）	茎突舌骨肌
	二腹肌后腹
舌咽神经（Ⅸ）	茎突舌肌
迷走神经（Ⅹ）咽丛	腭垂肌
	腭舌肌
	腭咽肌
颅副神经（Ⅺ）	腭咽肌（可能）
	腭帆提肌
	咽鼓管咽肌
	咽上缩肌
	咽中缩肌
脊副神经（Ⅺ）	胸锁乳突肌
	斜方肌（连同 C_3 和 C_4 分支）
咽丛-喉外迷走神经及喉返神经	咽下缩肌
舌下神经（Ⅻ）	颏舌肌
	舌骨舌肌
	茎突舌肌
	上纵肌
	下纵肌
	横肌
	垂直肌
C_1	甲状舌骨肌
	颏舌骨肌
颈环神经	肩胛舌骨肌

续表

神经	支配的肌肉
颈椎运动成分	胸骨舌骨肌
神经丛（$C_1 \sim C_4$）	胸骨甲状肌
腹侧支	
$C_4 \sim C_6$	前斜角肌
$C_5 \sim C_8$	中斜角肌
$C_6 \sim C_8$	后斜角肌
膈神经丛 $C_3 \sim C_5$	隔膜

资料来源：Norton 等[7]。

为了便于理解，这里列出了支配肌肉的特定神经。应该认识到，参与呼吸的肌肉要么由脑神经支配，要么是起源于颈椎的神经。因此，对 SRBD 患者的评估也包括对其姿势、颈椎的评估，当需要进行脑神经筛查评估时，这一点同样重要。

一个令人感兴趣和关注的领域是与 SRBD 有关的神经学基础，包括上呼吸道反射，以及与重复性机械创伤（打鼾和呼吸暂停）相关的各种神经系统疾病和上呼吸道的神经源性重塑。上气道反射影响气道肌肉组织的张力，以限制或防止塌陷[12]。如果上气道反射不能充分维持气道，则发生气道塌陷和呼吸暂停的可能性就更大。这种反射可能是运动反射和感觉反射。此外，与呼吸暂停相关的神经源性重塑或改变也可能发生[13]。这些变化主要被归因于与打鼾和缺氧相关的炎症及振动。这些改变主要涉及舌下神经和颏舌肌。

以前一种称为进行性打鼾的疾病也导致上气道的神经源性改变[14]。这些改变是在腭咽区肌肉组织活检的基础上发现的，并归因于与打鼾相关的机械性创伤，因此建议将打鼾作为一种预防措施来处理。研究发现与打鼾相关的气道振动可能导致炎症增加[15]，这可能进一步促进颈部动脉粥样硬化的形成[16]。

（八）气道动力学基础

气道动力学有两个基本原理在起作用，即文丘里效应和伯努利原理。文丘里效应表示，如果管子的直径减小，这里指气道，那么在通过管道的流体体积不变的情况下，流速必须增加。一个经典的例子如花园水管。这个基本概念与打鼾有关，由于气道口径变窄，气道内的软组织可能会振动。伯努利原理指出，当液体流过管道时，随着流量的增加，周围会出现负压增大的情况。这就增加了气道塌陷的可能性。例如，使用纸吸管时，施加的力越大，吸管就越容易塌陷。

另一个概念是可变电阻。在这种情况下，随着流量的增加，对该流量的阻力也会增加。然而，涉及与流量相关的气道塌陷的经典解释是 Starling 流阻器的概念。在这种情况下，一个可折叠的管道被放置在两个刚性结构之间，可折叠管就是气道，位于颅面结构、鼻气道和气管之间。当气流增加，气管外压力大于气管内压力时，就会导致塌陷。在清醒状态下，气道不受这些压力波动的影响，保持开放状态。然而，在睡眠时，当气道松弛和负压增加时，支持气道的力无法抵抗负压，从而导致气道限制或阻塞。在呼吸过程中，通过气道的气流可能畅通无阻，产生振动，或根据压力的变化而发生阻塞。这与正常呼吸、打鼾及与窒息相关的阻塞情况一致[17]。

　　另一个需要考虑的问题是咽部临界压（Pcrit）。咽部临界压与上呼吸道肌肉抵抗塌陷的能力有关，也就可能与上气道解剖结构相关[18]。一项研究发现，某些颅面测量值可以预测咽部临界压。尤其与气道长度和舌骨与下颌平面的关系相关联。

　　高环路增益（loop gain，LG）的概念已经成为与气道和成功管理睡眠呼吸暂停综合征相关的重要因素，特别是应用口腔矫治器治疗（OAT）时。高环路增益与呼吸过程中不稳定的反应有关[19]。当LG较低时，这种情况更为理想，因为呼吸紊乱的反应更容易恢复至稳定模式[20]。如果LG更高，则反应幅度更大，增加不稳定性，使得管理呼吸紊乱变得更加困难。因此，较低的LG有利于口腔矫治器治疗的成功。

三、结论

　　上气道是一个复杂的区域，有许多肌肉在正常呼吸时支撑气道，促进吞咽，并在某种程度上辅助发音。随着时间的推移和年龄的增长，气道的弹性会降低，因此更有可能出现塌陷和阻塞。

参考文献

 1　Lindberg, E., Elmasry, A., Gislason, T. et al. (1999). Evolution of sleep apnea syndrome in sleep snorers a population-based prospective study. *Am. J. Respir. Crit. Care Med.* 159: 2024–2027.

 2　Sabolsky, J.P., Stashuk, D.W., Hamilton-Wright, A. et al. (2012). Neurogenic changes in the upper airway of patients with obstructive sleep apnea. *Am. J. Respir. Crit. Care Med.* 185 (3): 322–329.

 3　Davidson, T.M. (2003). The Great Leap Forward: the anatomic basis for the acquisition of speech and obstructive sleep apnea. *Sleep Med.* 4 (3): 185–194.

 4　Guilleminault, C., Eldridge, F.S., and Dement, W.C. (1973). Insomnia with sleep apnea: a new syndrome. *Science* 181: 856–858.

 5　Krakow, B., Melendres, D., Ferreira, E. et al. (2001). Prevalence of insomnia symptoms in patients with sleep-disordered breathing. *Chest* 120: 1923–1929.

 6　Neubauer, D.N. (2015). What is complex insomnia? *Neurol. Rev.* 23 (11): 18.

 7　Norton, N.S. (2007). *Netter's Head and Neck Anatomy for Dentistry*. Saunders Elsevier.

 8　Dempsey JA, Veasey SC, Morgan BJ, O'Donnell CP. Pathophysiology of sleep apnea. *Physiol. Rev.* 2010;90(1):47–112. doi: https://doi.org/10.1152/physrev.00043.2008.

 9　Standring, S. (ed.) (2008). *Gray's Anatomy: The Anatomical Basis of Clinical Practice*, 40e. London: Churchill Livingstone.

10　Sanders, I. and Mu, L. (2013). A 3-dimensional atlas of human tongue muscles. *Anat. Rec. (Hoboken)* 296 (7): 1102–1114. https://doi.org/10.1002/ar.22711.

11　Gardner, E., Gray, D.J., and O'Rahilly, R. (1969). *Anatomy A Regional Study of Human Structure*, 694. WB Saunders Co.

12　Broderick, M. and Guilleminault, C. (2008). Neurological aspects of obstructive sleep apnea. *Ann. N.Y. Acad. Sci.* 1142: 44–57.

13　Saboisky, J.P., Stashuk, D.W., Hamilton-Wright, A. et al. (2012). Neurogenic changes in the upper airway of patients with obstructive sleep apnea. *Am. J. Resp. Crit. Care Med.* 185 (3): 322–329.

14　Friberg, D., Ansved, T., Borg, K. et al. (1998). Histological indications of a progressive snorers disease in an upper airway muscle. *Am. J. Resp. Crit. Care Med.* 157: 586–593.

15 Almendros, I., Acerbi, I., Puig, F. et al. (2007). Upper-airway inflammation triggered by vibration in a rat model of snoring. *Sleep* 30 (2): 225–227.

16 Lee, S.A., Amis, T.C., Byth, K. et al. (2008). Heavy snoring as a cause of carotid artery atherosclerosis. *Sleep* 31 (9): 1207–1213.

17 Lee-Chiong, T. (2006). *Sleep: A Comprehensive Handbook*, 213–214. Wiley-Liss/Wiley.

18 Genta, P.R., Eckert, D.J., Danzi, N.J. et al. (2011). Critical closing pressure and upper airway anatomy. *Am. J. Respir. Crit. Care Med.* 183: A3693.

19 Strohl, K.P., Yamauchi, M., and Dick, T.E. (2007). Loop gain and sleep disordered breathing. *Curr. Respir. Med.* 3: 85–92.

20 Kryger, M.H., Roth, T., and Dement, W.C. (2017). *Principles and Practice of Sleep Medicine*. Elsevier Saunders.

第4章
睡眠障碍的分类

一、概念概述

睡眠障碍的分类随着研究的不断深入而逐渐演变，人们对这些障碍有了更深入的了解。与其他与口腔医学相关的领域或学科一样，睡眠障碍的分类系统将有助于理解各种障碍，特别是在证据支持、症状和体征、病理生理、病因和临床管理等方面。但为了更全面地了解睡眠障碍，建议临床医师至少要熟悉常见的睡眠障碍。本章旨在回顾第3版国际睡眠障碍分类（ICSD-3）[1]，重点放在执业牙科医生更容易遇到的睡眠障碍上。

二、分类系统

分类系统有助于各种健康和医学相关疾病的鉴别诊断。目前应考虑的睡眠障碍分类系统有以下4种：《睡眠与觉醒障碍诊断分类》（Diagnostic Classification of Sleep and Arousal Disorders, DCSAD）[2]、《国际疾病分类》（International Classification of Diseases, ICD-10）[3]、《精神障碍诊断与统计手册》（Diagnostic and Statistical Manual of Mental Disorders, DSM）[4]和《国际睡眠障碍分类（第3版）》（ICSD-3）[1]。

为了清晰和简单起见，ICSD-3将是牙科医生，特别是在参与SRBD患者的护理和管理时，最常遇到和使用的睡眠障碍分类方法。必须记住的是，识别睡眠障碍并不意味着牙科医生需要做出诊断。这里的目的是，通过认识到可能存在睡眠障碍，牙科医生可以确定这种障碍的风险，并据此做出适当的转诊，以获得更明确的诊断和必要的后续治疗。

（一）睡眠与觉醒障碍诊断分类（DCSAD）

DCSAD是第一个定义睡眠障碍的分类系统，于1979年首次发表。该分类系统为后续其他分类体系奠定了基础，尤其是1990年发布的国际睡眠障碍分类（ICSD）[2]。DCSAD通过将睡眠障碍划分为不同症状类别，为当前更广泛使用的分类系统提供了框架。这个分类系统最初是由1975年成立的睡眠障碍中心协会发布的，该协会后来更名为美国睡眠障碍协会（ASDA），如今被称为美国睡眠医学会（AASM）。

（二）国际疾病分类（ICD-10）

1948年，世界卫生组织（WHO）作为联合国体系的一部分成立，并出版了第6版《国际疾病分类》（ICD）[5]，旨在进行诊断编码及汇总各类医疗条件下的死亡统计数据。ICD-10

的发展始于 1983 年, 并于 1990 年获得 WHO 批准。虽然 WHO 负责发布 ICD, 但成员国如美国有权根据临床需求和健康管理进行适当修改。从那时起, 该系统经历了多次修订, 包括形成临床修改版本, 即 ICD-10-CM[3]。在 ICSD-3 引言中的编码部分提到, 各种定义编码并不总与相应的 ICD 编码一致。

目前, 大多数相关睡眠障碍被归入 G47 编码, 这些编码位于 "神经系统疾病" 章节。这一组编码涵盖许多常见的睡眠障碍, 将在本章中详细讨论, 特别是对牙科医生而言的重要案例。在本章中, 每种具体类型的睡眠障碍都将单独探讨。此外, 以 R06 开头的编码涉及异常呼吸现象, 如打鼾和口呼吸, 这些属于呼吸类编码, 与未归类的不正常临床及实验室发现及相关症状有关。而 F50 系列编码则属于行为性疾病的大类, 其中包括非物质或已知生理状态所致之失调(F51)。

2022 年 1 月起实施的新版本——《国际疾病分类(第 11 版)》(ICD-11), 其信息可查阅世界卫生组织官网。如同以往, 此版本可能需要针对美国医疗体制进行适度调整。

(三)精神障碍诊断与统计手册(DSM)

此类编码主要聚焦于精神及心理健康问题。目前通用的是第 5 版 DSM, 于 2013 年 5 月发布[4]。该手册参考了《国际睡眠障碍分类(第 3 版)》(ICSD-3)来整合诊断编码, 其核心关注点依然是失眠。然而, 在 DSM-5 中, 还特别关注了一系列其他广泛类别下的睡眠 - 觉醒障碍, 包括 10 个主要诊断组, 例如: 睡眠呼吸暂停、嗜睡症、快速眼动(REM)行为紊乱, 以及昼夜节律紊乱等。这一研究领域的重要性日益凸显, 因为越来越多的证据表明, 睡眠障碍疾病可能与各种医学和精神疾病共存, 并且它们可能相互作用和相互影响。

(四)睡眠障碍国际分类法(ICSD)

1990 年, ICSD 作为美国睡眠医学会、欧洲睡眠研究学会、日本睡眠研究学会以及拉丁美洲睡眠学会共同努力的成果首次出版[6]。其主要用于诊断、流行病学及研究目的, 旨在加强国际社会在睡眠障碍研究方面的交流。

由于当时许多睡眠障碍的病理生理机制尚未得到充分理解, ICSD 主要基于最常见或主要的症状进行分类。这些症状主要包括失眠、过度嗜睡和异态睡眠(睡眠中发生的异常事件)。

2005 年, ICSD 第 2 版出版, 对初版进行了细微的改动和更新。随着有关各类睡眠障碍的研究成果不断涌现, 显然需要进一步修订和更新分类以增强其相关性。2011 年, 基于尽可能多的最新现有证据的分类系统需求被提出, 由此产生了第 3 版。第 3 版在涉及各类临床类别的结构上与第 2 版基本相似。此外, 还尽力在可能的情况下协调 ICD-10-CM 编码。但由于 ICD 编码与基于第 3 版所确立标准的睡眠障碍编码并非完全一致, 这一协调工作并非总能实现。

ICSD 第 3 版包含众多对执业牙科医生影响甚微的睡眠障碍。因此, 需了解这些障碍的各类别, 重点关注那些最为重要且相关性最强的类别。若需要更详细地了解所有的睡眠障碍疾病, 建议从美国睡眠医学会获取 ICSD-3。这将提供有关所有睡眠障碍的更多细节, 并具有教育意义。每个睡眠障碍都伴有相关讨论, 以及支持临床相关诊断的参考文献目录。第 3 版是监督该项目发展的工作小组的成果, 此外还有由相关类别专家组成的特定工作小组。

三、通用分类

ICSD-3 包含 6 大类睡眠障碍，每一类下都有更详细和具体的病症。在每个类别中，都有对可能适用或使用的其他名称的描述，以及做出每个诊断所需满足的具体诊断标准。在大多数情况下，都会对病症的基本特征进行回顾。除了这 6 个大类，还有 3 个额外的类别：其他睡眠障碍、附录 A 和附录 B。当存在与每种障碍相关的 ICD-10-CM 编码时，会根据相关标准特定于该障碍。

这 6 大类睡眠障碍分别是：

- 失眠
- 睡眠呼吸障碍
- 嗜睡症的中枢性障碍
- 昼夜节律睡眠 - 觉醒障碍
- 异态睡眠
- 睡眠相关运动障碍

（一）失眠

在此类别下，失眠症存在多种分类：

- 慢性失眠障碍　ICD-10-CM 编码：F51.01。
- 短期失眠障碍　ICD-10-CM 编码：F51.02。

这些是与牙科医生关联最为紧密的类型。其中有一个子类别被命名为孤立症状和正常变异，重点关注在床上时间过长和睡眠时间过短的人。

（二）睡眠呼吸障碍（SRBD）

这一类别对于从事口腔矫治的执业牙科医生而言最为重要。具体而言，应关注阻塞性睡眠呼吸暂停、睡眠相关低氧血症，以及孤立症状和正常变异。存在以下 5 种特定障碍。

1. 阻塞性睡眠呼吸暂停障碍　ICD-10-CM 编码：G47.33

适用于成年人和儿童。

2. 中枢性睡眠呼吸暂停综合征

牙科医生不太可能遇到中枢性睡眠呼吸暂停。需要考虑的可能是由药物或物质引起的中枢性睡眠呼吸暂停。这可能与阿片类药物的使用有关，或者与其他呼吸抑制药物的使用有关。

3. 睡眠相关低通气障碍

4. 睡眠相关低氧血症　ICD-10-CM 编码：G47.36。

牙科医生不太可能遇到这种情况。如果患者的血氧≤88% 且持续时间超过 5min，那么可能存在这种情况，应该由医生进一步评估，因为低氧血症所产生的影响超出了牙科医生的职责范围。

5. 孤立症状和正常变异

在此最常遇到的状况是打鼾。尽管存在打鼾的 ICD 编码（R06.83），但这通常不属于可计费或可报销的服务项目。打鼾的出现暗示着存在睡眠呼吸暂停的潜在风险，如果存在，应进一步评估。

（三）中枢性嗜睡障碍

在这一类中，存在一些患者可能面临的疾病，牙科医生可能会有所察觉。

1. 发作性睡病1型　ICD-10-CM 代码：G47.411

发作性睡病1型可能具有许多与睡眠呼吸暂停相同的症状，尤其是白天嗜睡。通常难以对两者进行区分，如果有所怀疑，建议将患者转诊至睡眠医学专家处。这种嗜睡症类型也被称为伴有猝倒的发作性睡病，即一种与情绪相关的突然性肌肉无力。

2. 发作性睡病2型　ICD-10-CM 代码：G47.419

这种嗜睡症类型也被称为不伴有猝倒的发作性睡病。其症状与发作性睡病1型相似。

3. 特发性嗜睡症　ICD-10-CM 代码：G47.11

患者的症状可能与 SRBD 相似，表现为白天嗜睡。对此应做进一步的调查研究。

有人提出，这种情况实际上可能代表了另一种形式的嗜睡症，被称为发作性睡病3型[7]。这有可能更好地定义这种病症，改进报销情况，最重要的是加强药物治疗管理。

4. 因医学疾病导致的嗜睡症　ICD-10-CM 代码：G47.14

这种情况可能是由潜在的医学或神经系统疾病所致。需要获取更深入的病史以确定其是否与某种医学状况有关。

5. 因药物或物质导致的嗜睡

这可能由于药物具有镇静作用，当药物滥用或患者戒断兴奋剂时会导致嗜睡。酗酒应引起关注。在开可能具有镇静作用的处方药物时也应考虑这种情况。

6. 与精神障碍相关的嗜睡症

适用于任何被诊断患有抑郁症或有抑郁风险的人，并且怀疑存在过度嗜睡症状。

（四）昼夜节律睡眠-觉醒障碍

这些障碍通常不是牙科医生会碰到的。了解这些情况并能够向患者解释其存在和意义，在某些情形下可能会有所帮助。

1. 睡眠-觉醒时相延迟障碍

睡眠开始时间较社会认可的常规时间延迟2h或更多。通常起床时间也会相应延迟。这种障碍常出现在青少年人群中，也可能在一些年轻成年人中存在。

2. 睡眠-觉醒时相提前障碍

在这种情形下，睡眠起始时间通常比可接受的时间早2h或更多。这种障碍在老年人中更常见，可能在退休人员或没有日常规律作息的人群中更为普遍。

3. 轮班工作障碍

这可能会对生活的诸多方面产生影响，如报告的睡眠时间、睡眠质量、工作表现下降、安全问题、轮班结束时的疲劳驾驶、情绪波动，甚至会产生健康相关的后果。

4. 时差障碍

这会造成睡眠-觉醒时间表的紊乱，通常涉及的时区越多，情况越糟。通常向东旅行时比向西旅行时更严重。这可能会受到酒精和咖啡因的影响。通常估计，每跨越一个时区需要一天时间来适应新的当地时间。

（五）异态睡眠

这组障碍进一步分为 4 组：非快速眼动（NREM）相关的异态睡眠、与快速眼动（REM）相关的异态睡眠、其他异态睡眠，以及孤立症状和正常变异。牙科医生更常遇到的类型是与 NREM 相关的异态睡眠，包括梦游（也称睡行症）和惊睡症。

这些与 N_3 睡眠期的觉醒有关，通常发生在夜间的前半段，且可能伴有尖叫。它被视为是一种觉醒障碍，通常持续时间较短，若被唤醒，患者可能表现出困惑。该障碍常见于儿童，通常在青春期自行缓解。

1. 与睡眠相关的进食障碍

此障碍可能与部分觉醒有关，通常从 N_2 或 N_3 睡眠中觉醒，因此回忆可能有限。这种障碍发生在睡眠的任何阶段，并且可能专注于高热量食物。可能与做梦及潜在地使用镇静催眠药物有关。摄入酒精或任何类型的液体的情况少见。该障碍更多见于女性。若个体受到干扰或阻碍，可能会变得恼怒或烦躁。

2. 意识模糊性觉醒

此类情况通常发生在床上，一旦离床便会消退。

（六）与快速眼动（REM）相关的异态睡眠

1. REM 睡眠行为障碍（RBD）

这通常与所谓的梦境行为表现相关。在发生损伤后，患者通常会寻求帮助。有报道指出，这可能与发作性睡病、周期性肢体运动障碍（PLM）相关，在某些情况下，还与药物特别是抗抑郁的 5-羟色胺选择性再摄取抑制剂（SSRI）有关。进行睡眠研究时，患者可能会发生长时间的肌肉松弛。这种情况已被证明是存在神经退行性疾病（痴呆、阿尔茨海默病或帕金森病）的标志。RBD 可能提前多达 10 年出现，在 50 岁以上的男性中更常见。

2. 梦魇障碍

通常发生在夜间的后半段，与快速眼动（REM）睡眠和生动的梦境有关。在儿童中更频繁出现，常伴有觉醒，个体通常能够对事件进行详细描述。

（七）其他睡眠异常

1. 睡眠遗尿症

这在儿童中更普遍，可能与其他睡眠障碍尤其是 SRBD 有关。也可能存在相关的医学状况。

2. 因医学疾病引起的异态睡眠

这通常与医学或神经系统疾病有关，快速眼动睡眠行为障碍（RBD）最为常见。

3. 由药物或物质引起的异态睡眠

当出现任何一种异态睡眠时，都应调查药物使用和饮酒情况。

4. 孤立症状和正常变异——梦话

说梦话可能与快速眼动（REM）或非快速眼动（NREM）睡眠有关。可能会对同床伴侣或房间内的其他人造成干扰。这可能与快速眼动睡眠行为障碍（RBD）有关。

（八）睡眠相关运动障碍

在这一类别中，有一些是众所周知的，但可能还没有被完全理解。为了清楚起见，这里就不一一列举了。牙科医生最常遇到的有以下几类。

1. 不宁腿综合征（RLS 或 Willis-Ekbom 病）

这是一种临床诊断，与需要活动双腿和相关的各种感觉有关，被称为感觉运动障碍。通常情况下，不宁腿综合征可能会干扰舒适，也能够启动睡眠。不宁腿综合征可能有家族性模式，在女性和妊娠期间更为常见。

2. 周期性肢体运动障碍（PLM 或 PLMD）

周期性肢体运动发生在睡眠期间，主要涉及腿部。它们与睡眠中任何时候发生的觉醒有关。这可能与不宁腿综合征有关。大脑中的低铁水平被描述为低血清铁蛋白水平是很常见的。周期性肢体运动障碍最常见于 N_2 期睡眠，与多巴胺缺乏有关。当存在时有必要评估其他睡眠障碍，如嗜睡症和睡眠呼吸障碍。

3. 睡眠相关磨牙症

这是牙科医生非常熟悉并经常处理的情况。在睡眠障碍的背景下，这可能与其他睡眠障碍有关，如 SRBD 甚至快速眼动睡眠行为障碍（RBD）。这与节律性咀嚼肌活动（RMMA）和觉醒有关，主要发生在 N_2 睡眠期间。另一个需考虑的重要因素是，这可能不是一个单一的问题，需要考虑睡眠和睡眠障碍的其他方面。

4. 身体疾病导致的睡眠相关运动障碍

这是指睡眠期间的运动可能扰乱睡眠，可能是神经性质的，并且不符合其他运动障碍特征。

5. 药物导致的睡眠相关运动障碍

这是一种与使用某种物质相关的运动障碍，不能归类为其他运动障碍之一。

在孤立症状和正常变异的类别下，最受关注的是"睡眠开始"（sleep starts），也称为睡眠抽搐。目前还不知道这些症状的原因或机制，通常认为与睡眠发作有关。这可能与清醒-睡眠转换过程中某些感觉加工的紊乱有关。

附录 4-1　与睡眠有关的医学和神经系统疾病

这些疾病中许多通常与前面提到的其他睡眠障碍有关，并在评估其他睡眠障碍时被识别出来。因此它们没有相关的或特定的 ICD-10-CM 编码。牙科医生可能遇到的问题有以下几种。

1. 与睡眠相关的头痛

头痛可能与其他睡眠障碍有关，应据此进行评估。此外，头痛还可能与睡眠中断甚至失眠有关。

2. 睡眠相关性的胃食管反流

胃酸反流的出现可能与睡眠中断、觉醒、白天嗜睡、睡眠时间短和失眠有关。这在睡眠呼吸障碍患者中也很常见。它被认为是哮喘发病的一个因素。

附录 4-2　物质诱发睡眠障碍的编码

在这组障碍中，注意可能引起睡眠障碍的物质。这些物质包括酒精、阿片类药物、镇静药、可卡因、其他兴奋剂(如安非他明和咖啡因),以及其他精神活性物质。也有一些还提到了大麻和尼古丁。很多时候,这些睡眠障碍没有特定的编码,必须依赖于被称为"未指定"或"其他"的编码。

四、结论

可以看出,患者可能存在许多睡眠障碍的风险。执业牙医,尤其是从事睡眠医学的牙医,可能会发现了解可能预示这些睡眠障碍风险的症状是有益的,因为在许多情况下,患者通常不是只患有一种睡眠障碍。牙科医生既没有必要,也不适合去确定患者可能存在哪种特定的睡眠障碍。然而,如果牙科医生能够识别出表明存在睡眠障碍的症状和体征,然后促进最适当的转诊,这将是有帮助的。

参考文献

1 American Academy of Sleep Medicine (2014). *The International Classification of Sleep Disorders (ICSD3)*, 3e. Darien, IL: American Academy of Sleep Medicine.

2 Roffwarg, H.P., Chairman, and Association of Sleep Disorders Centers (1979). Diagnostic classification of sleep and arousal disorders. Prepared by the sleep disorders classification committee. *Sleep* 2: 1–137.

3 International Classification of Diseases. ICD-10-CM. www.cms.gov/ICD10.

4 American Psychiatric Association (2013). Diagnostic and Statistical Manual of Mental Disorders (DSM-5).

5 World Health Organization. International Classification of Diseases (ICD). apps.who.int/classifications/icd10.

6 Diagnostic Classification Steering Committee of the American Sleep Disorders Association (1990). International classification of sleep disorders. In: *Diagnostic and Coding Manual*. Rochester, MN: American Academy of Sleep Medicine.

7 Akram, U. (2020). Letter to the editor: a patient's view on reclassifying idiopathic hypersomnia to narcolepsy type-3. *Sleep* 1–2.

第5章
睡眠障碍、医疗状况和健康之间的关系

一、概念概述

越来越多的证据证实,睡眠不佳和睡眠障碍对各种健康和医疗状况都有影响。最常见的影响健康的睡眠障碍是睡眠呼吸障碍(SRBD)。这主要是因为它的普遍性。更重要的是,这与缺乏有效诊断和后续适当管理密切相关。现有证据证实,其他睡眠障碍,特别是失眠,也可能对各种健康和医疗状况产生影响,类似于睡眠呼吸障碍。

几乎从患者认识到患有睡眠呼吸障碍开始,就认定这可能会增加健康和医学相关后果的风险。主要后果之一与心血管疾病(CVD),特别是高血压有关。随着越来越多的研究表明,这正在发展为一个主要问题,同时也增加了其他健康问题,如2型糖尿病和各种神经认知障碍的风险。

关于许多与睡眠呼吸障碍(SRBD)相关的健康风险,最被广泛认可和经常被提及的研究是睡眠心脏健康研究(Sleep Heart Health Study,SHHS)[1]。许多研究都是基于这项著名的流行病学研究报道中的数据发表的。

(一)与睡眠障碍相关的健康后果

几乎所有的睡眠障碍都有可能影响患者的整体健康,其中许多障碍可能只会产生很小的影响。这可能是由于缺乏对睡眠障碍的认识,或者是因为这种关系的微妙性质。相反,当患者出现健康或医疗问题,特别是出现治疗无效的问题时,建议询问患者的睡眠情况,因为这可能是一个影响因素。最常见的睡眠障碍,尤其是那些牙科医生最常遇到的,可能会对相关的健康或医疗状况造成最大影响的是一种被称为代谢综合征的疾病,以前被称为X综合征或胰岛素抵抗,与SRBD的一些健康后果有关,如心血管疾病、2型糖尿病和卒中。据报道,与对照组相比,SRBD患者的代谢综合征患病率高出40%[2]。确定代谢综合征存在的前提是至少具有以下5种情况中的3种[3]。

1. 随着身体质量指数(BMI)的增加,腰围(内脏脂肪或向心性肥胖)增加。
2. 甘油三酯增加。
3. 高密度脂蛋白(high density lipoprotein,HDL,有益胆固醇)减少。
4. 血压升高。
5. 空腹血糖受损。

与此同时,糖尿病和肥胖的发病率也在增加。此外,个体患高血压和心血管疾病的风险也随之增加,这两种疾病与糖尿病密切相关,还会引发许多相关疾病,如心脏病和与卒中相关的动脉粥样硬化。

（二）肥胖

肥胖和超重已经成为影响一个人健康和幸福的主要因素，同时也成为社会日益关注的问题。2017—2018 年，美国成年人的肥胖率为 42.4%[4]。SRBD 与睡眠不足密切相关，这都与肥胖的存在有关。肥胖不一定会导致 SRBD 的出现，SRBD 也不一定是肥胖引起的。研究表明，睡眠限制或睡眠不足也可能导致肥胖。这并不仅仅局限于成年人。儿童和青少年的肥胖也是一个日益严重的问题，这可能与缺乏足够的睡眠时间有关[5]。肥胖还与一些健康问题有关，如胰岛素抵抗增加、胆固醇和甘油三酯增加，以及其他各种与健康相关的后果。

肥胖问题需要单独考虑。关于肥胖是否应该被视为一种疾病，存在争议。美国医学会和美国肥胖协会都承认肥胖是一种疾病[6]。这种认识是基于肥胖与其他健康问题（如心血管疾病，糖尿病，高血压，甚至是情绪问题）存在的关联。根据他们的身体质量指数（BMI），患者不一定是肥胖，但可能只是超重。腰围的增加，被称为向心性肥胖，可能同样重要。美国疾病控制和预防中心指出，当男性腰围达到 40 英寸（约 101.6cm）或以上，女性腰围达到 35 英寸（约 89cm）及以上时，存在健康相关问题，多与内脏或中枢性肥胖有关[7]。

并非所有 SRBD 患者都肥胖甚至超重。即使非肥胖者也存在类似健康问题的风险，主要与睡眠时间短有关[8]。如果每晚睡眠时间少于建议的 7～9h，或者睡眠紊乱或断断续续，就像失眠一样，也可能增加许多健康和医疗后果的风险。

（三）高血压

自 20 世纪 90 年代初以来，人们已经认识到患有睡眠呼吸障碍的个体血压升高或高血压的风险增加。其中一项研究调查了独立于肥胖的阻塞性睡眠呼吸暂停（OSA）患者的高血压发病率[9]，发现 20%～70% 的 OSA 患者伴有血压升高。此外，30%～40% 的高血压患者表现出显著的阻塞性睡眠呼吸暂停症状，因此睡眠呼吸障碍与血压的升高密切相关。

睡眠中觉醒也是血压升高的一个因素[10]。反复醒来与白天血压升高有关。这些觉醒似乎也与睡眠期间交感神经过度活跃有关，并导致白天血压升高[11]，睡眠心脏健康研究（SHHS）证实了睡眠呼吸障碍与高血压之间的关系。单纯打鼾本身也会导致血压升高。无明显呼吸暂停或低通气的打鼾可导致高血压，但风险较低[12]。

研究表明，睡眠呼吸障碍和高血压的风险在年轻男性（小于 60 岁）中更高[13]。考虑到随着时间的推移，打鼾可能导致或证实存在 OSA，这一点不应被忽视。

（四）心血管疾病

研究发现，在睡眠呼吸障碍存在的情况下，心血管疾病（CVD）的发生较为普遍。虽然研究对风险程度的认定可能存在差异，但普遍认为 SRBD，尤其是严重的 OSA，是与心血管疾病（CVD）风险相关的重要因素。仅凭 AHI 不足以预测心血管疾病的风险。还需要考虑其他因素，如：低于 90% 血氧饱和度的时间、缺氧、睡眠不足、睡眠片段化、失眠症状、白天嗜睡，以及不宁腿综合征（RLS）[14]（图 5-1）。

1. 心律失常

心律失常、心动过缓和心动过速都与 OSA 有关[16]。OSA 患者心律失常的发生率可高达 48%[17]。心律失常似乎与氧饱和度降低（缺氧）相关。这些在冠状动脉疾病（coronary

中心插图：睡眠呼吸暂停的潜在病因危险因素和下游后果

呼吸控制不稳定　　肥胖　　上呼吸道功能障碍

睡眠呼吸暂停

交感神经活动增加　代谢失调　炎症　氧化压力　血管内皮功能障碍　间歇性低氧

心脏病　　高血压　　心房纤颤

终末期心血管疾病

Javaheri, S. 等。J Am Coll Cardiol. 2017:69（7）:841-858。

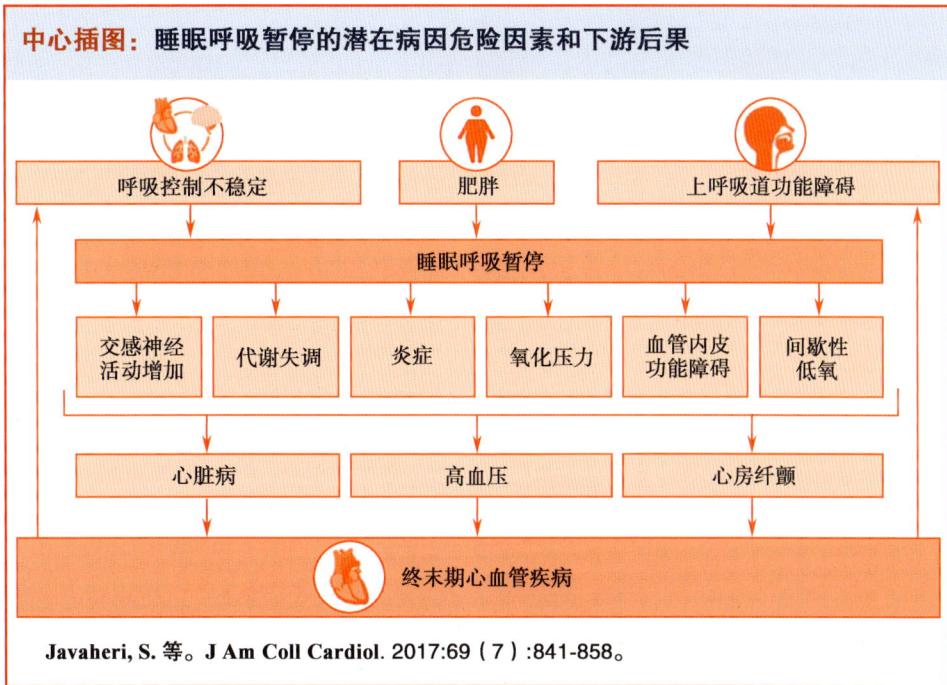

图 5-1　与阻塞性睡眠呼吸暂停相关的危险因素及后果[15]

artery disease，CAD）患者中很常见，并且似乎可以通过 OSA 的治疗而解决[18]。

2. 心房颤动

心脏病诊疗过程中证实 OSA 与心房颤动存在相关性[19]。这两者间的优势比高达 2.19。尤其是当与糖尿病、高血压和充血性心力衰竭有关时，所有被研究的患者情况相似。

诊断为房颤的 OSA 患者，如果患病时处理不当，主要是未使用持续气道正压通气（CPAP），心脏复苏后房颤复发的可能性是原来的 2 倍[17]。

3. 动脉粥样硬化、内皮功能障碍和冠状动脉疾病

与冠状动脉疾病（CAD）相关的 OSA 是一个值得关注的问题。在一组有症状性心绞痛且经冠状动脉血管造影确诊的患者中，有 30.5% 的患者患有 OSA[20]。这组患者的平均呼吸低通气指数（AHI）更高，且更有可能超重或肥胖。

OSA 患者发生动脉粥样硬化的可能性更大[21]。即使没有心血管疾病的体征和症状，动脉粥样硬化和冠状动脉疾病的发生率也会随着阻塞性睡眠呼吸暂停程度的恶化而显著增加。考虑到对照组中只有 12.5% 的患者有动脉粥样硬化的症状，而轻度阻塞性睡眠呼吸暂停患者的发生率为 42%，中重度患者的多血管病变发生率为 80%，这一研究的意义至关重要[22]。每晚睡眠少于 7h 或超过 8h 可能会增加患冠状动脉疾病的风险（表 5-1）。

表 5-1　基于睡眠时间的冠状动脉疾病风险

睡眠时间 /h	风险因素	睡眠时间 /h	风险因素
5	1.5～2	7～8	1
6	1～1.5	>9	≥1.5

改编自 Ayas[23]

内皮功能障碍也可能与 OSA 有关[23]。这种情况会导致血管结构的松弛,进而引发动脉粥样硬化病变及伴随组织水平的内皮损伤,从而促进动脉粥样硬化的发生[24]。动脉粥样硬化的进展可能与打鼾有关,它改变了炎症介质和代谢因素,并可能导致高血压的发生[25]。这一过程进一步加重了动脉粥样硬化及其相关的心血管疾病。

单纯打鼾就可能使患者面临颈动脉粥样硬化的风险[26]。这一机制涉及与动脉相邻的咽部气道振动,可能导致内皮细胞损伤,引起炎症,从而促进动脉粥样硬化的病理变化[27]。动脉粥样硬化的患病率与打鼾的程度成正比,轻度打鼾者为 20%,重度打鼾者为 64%。

4. 充血性心力衰竭

充血性心力衰竭又称心力衰竭,主要见于中枢性睡眠呼吸暂停(CSA)患者[28]。反复出现的呼吸事件与睡眠中断、觉醒、低氧血症和高碳酸血症有关。经筛查发现,患有心力衰竭的患者中,有相当高的比例在 SRBD 检测中呈阳性[29]。通常情况下,在中枢性睡眠呼吸暂停患者中存在与陈-施呼吸(Cheyne-Stokes respiration,又称潮式呼吸)相关的心力衰竭现象。

口腔装置的使用可能会影响心力衰竭[30,31]。一些研究发现,OSA 的患者脑钠肽的含量增多,脑钠肽的升高与左心室压力和容量水平有关。在心衰患者中,脑钠肽水平的升高与猝死有关,可能预示着疾病的严重程度和死亡风险。

5. 脑血管功能与卒中

卒中是导致死亡和长期残疾的第三大原因[32]。脑血管疾病和卒中的发生与 SRBD 相关,独立于其他已知的危险因素[33]。与睡眠呼吸暂停相关的卒中风险并不直接与高血压相关,然而,尤其是昼夜波动性高血压的存在会显著增加该风险。该机制与脑灌注减少、心源性栓塞增加、氧化应激加剧和心房颤动的发生相关[34]。卒中后,睡眠呼吸暂停(OSA)的发生率会增加,这会影响患者的康复和恢复能力。

(五)氧化应激

以前,人们认为高血压、心血管疾病及其他健康问题与睡眠呼吸障碍相关联,可能与睡眠期间的呼吸事件有关。当然,与氧饱和度下降相关的缺氧及对交感神经系统的影响,也是需要考虑的重要因素。

在 SRBD 期间可能出现的缺氧现象会导致氧化应激水平的升高,进而促使自由基生成增加。这一过程与心血管疾病(CVD)、高血压和内皮损伤密切相关,构成了复杂的病理事件。此外,还会观察到活性氧物种的增多[35],这与炎症反应、促红细胞生成素(一种促进红细胞生成的蛋白质),以及黏附分子的表达有关。同时,一氧化氮水平也会降低,这是一种引起血管舒张的重要因子,其本身就是一种自由基。一氧化氮水平受缺氧影响,尤其是慢性缺氧。

一个简化的流程图显示了睡眠呼吸暂停的影响,以及缺氧如何导致内皮功能障碍并促成心血管疾病的出现。可见与阻塞性睡眠呼吸暂停和心血管疾病都相关的炎症状况(图 5-2)。

此外,动脉粥样硬化的出现可能是低密度脂蛋白(这种胆固醇会导致动脉堵塞)氧化修饰的结果,氧化导致内皮细胞和底层平滑肌细胞损伤。

一项动物研究发现,尽管得到了适当的治疗,但是一些 OSA 患者仍会出现嗜睡现象,这可能与长期间歇性低氧有关,这种缺氧是由氧化应激引起的,导致大脑觉醒促进区域的

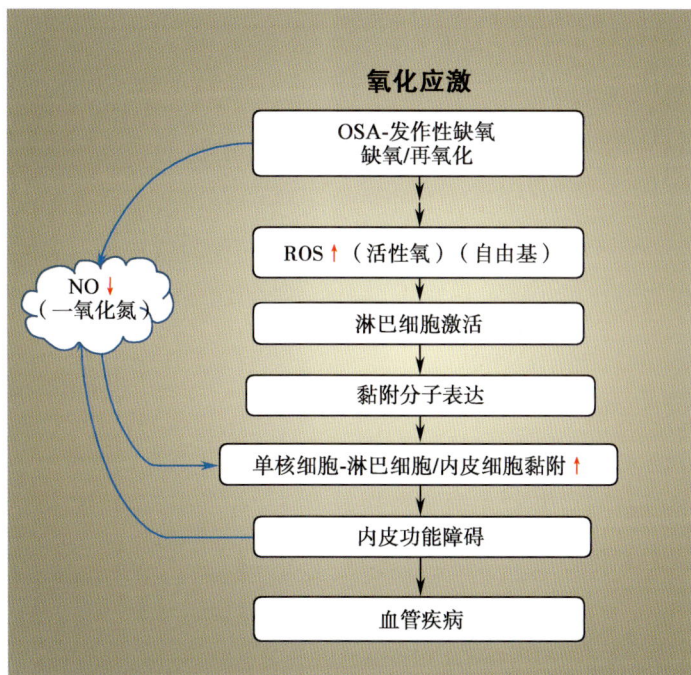

图 5-2 氧化应激：心血管疾病和动脉粥样硬化的途径
改编自 Lavie[35]

神经损伤[36]。目前尚不清楚这种渐进性发展会持续到何种程度，以及损伤会发生到何种程度。需要进一步的研究来解决这个问题。然而，潜在的信息是，越早认识和管理睡眠呼吸障碍，结果可能越好。

（六）甘油三酯和胆固醇

高密度脂蛋白（HDL，通常被称为有益的胆固醇）不仅具有抗氧化特性，还能有效抑制动脉粥样硬化的进程。研究证明，睡眠呼吸暂停患者存在 HDL 功能障碍[37]，这与冠状动脉疾病（CAD）患者所经历的氧化应激现象密切相关。此外，较低的 HDL 水平也与短期记忆缺陷有关，而短期记忆缺陷是 OSA 患者的常见症状。

（七）2 型糖尿病

2 型糖尿病与睡眠呼吸障碍有关。打鼾是 2 型糖尿病的独立危险因素[38]。打鼾与睡眠呼吸暂停的影响，由于上呼吸道梗阻，可能导致氧饱和度下降，进而可能导致皮质醇和儿茶酚胺水平升高，最终导致胰岛素抵抗增加。睡眠心脏健康研究（SHHS）的研究结果表明，睡眠中的缺氧会导致葡萄糖不耐受，这与年龄、性别、身体质量指数（BMI）或腰围大小无关。

睡眠中断在糖尿病患者中也很常见[39]。研究发现，与睡眠障碍有关的主要因素有肥胖、疼痛和起夜次数增加。有 1/3 的 2 型糖尿病患者存在睡眠问题。此外，糖尿病的严重程度与睡眠障碍直接相关。睡眠限制和睡眠过度都可能增加患糖尿病的风险[23]（表 5-2）。

表 5-2　基于睡眠时间的糖尿病风险

睡眠时间 /h	风险因素	睡眠时间 /h	风险因素
5	1.5～2	7～8	≤1
6	1～1.5	>9	>1.5

来源:改编自 Ayas[23]。

每晚 7～8h 的睡眠是最佳的。少于 7h 和超过 8h 可能导致患糖尿病的风险增加[40]。经过对身体质量指数(BMI)的调整,即修正了超重或肥胖的倾向后,糖尿病的风险增加幅度变得相对温和。

(八)胃食管反流病

许多患有睡眠呼吸障碍的人也可能会抱怨或被诊断出患有胃食管反流(GERD)。与普通人群相比,OSA 患者的 GERD 患病率要高得多[41],并且 GERD 还与肥胖和糖尿病有关。GERD 每周发作几次并有睡眠问题的人,有 79% 的时间会出现症状[42](表 5-3)。

表 5-3　GERD 的常见症状

夜间醒来	非心源性胸痛
咽喉炎	支气管哮喘
慢性支气管炎	吸入性肺炎
慢性咳嗽	对牙齿的酸性伤害

改编自 Demeter 和 Pap[43]。

胃食管反流(GERD)与食管进入胃的膈 - 食管括约肌松弛有关。与 SRBD 相关的 GERD 可能更为普遍,原因如下:

1. 气道负压与吸气时气道变窄相关,也会影响食管。呼吸暂停期间产生的负吸气(胸内)压力对气道没有选择性,因此食管也受到影响[43]。呼气时,负压被释放,反流发生的可能性更大。

2. 俯卧时,重力的影响被抵消,会增加反流的风险。因此,许多患有胃食管反流的患者经常以头部抬高的姿势睡觉。

胃食管反流(GERD),尤其是夜间发作时,是睡眠障碍的一个原因[44]。患有胃食管反流的患者白天常出现更明显的嗜睡症状[45]。据估计,58.6% 的患者可因胃食管反流症状而醒来[46]。

反流有两种类型:有症状的反流和无症状的反流,后者通常被称为"咽喉反流(laryngo-pharyngeal reflux, LPR)"。LPR 的临床表现常包括喉咙疼痛、咳嗽、声音改变,以及频繁地清嗓,甚至可能伴随鼻塞[47]。目前尚无针对咽喉反流的明确的诊断方法,其诊断主要依赖于患者的症状,当口咽部出现红肿或炎症刺激时,可能怀疑患者患有咽喉反流。

(九)哮喘

哮喘及其他呼吸系统疾病的存在可能与 SRBD 有关。根据美国疾病控制和预防中心的数据,哮喘在总人口中的患病率约为 7.8%[48]。女性患哮喘的风险略高于男性。哮喘和

OSA 的共存已广泛报道,被称为"重叠症"[49]。哮喘和 OSA 有共同的危险因素,如 GERD、肥胖和鼻炎。哮喘伴有鼻炎的比例可能高达 80%~90%。确诊为哮喘会使 OSA 的发生率增加 2.7 倍。

哮喘、慢性阻塞性肺疾病(COPD)和 OSA 之间也存在重叠[50]。它们构成了世界上最常见的 3 种呼吸系统疾病。这些疾病的共同特征是全身炎症和局部炎症。据估计,COPD 占世界人口的 10%,与 OSA 一样,大多数尚未得到诊断。如果诊断出哮喘或 COPD,建议筛查睡眠呼吸障碍并按指示进行检测。

(十)甲状腺功能减退症和甲状腺功能亢进症

甲状腺功能减退和甲状腺功能亢进都与 SRBD 有重叠关系。通常这两种症状是相似的,导致难以判断它们之间是否存在相互影响。目前,SRBD 与甲状腺疾病之间的直接关系尚未得到充分证实。与睡眠障碍相关的甲状腺功能减退症表现为疲劳、情绪障碍、记忆下降和畏寒等症状。而甲状腺功能亢进可能引发睡眠障碍、呼吸急促、食欲增加和焦虑等问题。

(十一)神经退行性疾病

OSA 与神经退行性疾病如阿尔茨海默病(Alzheimer's disease, AD)、痴呆和帕金森病之间的关联日益显著。AD 的常见危险因素是存在一种被称为载脂蛋白(APOE4)的基因型标志物[51]。这种基因型与 OSA 也有关系[52]。AD 被视为最常见的痴呆形式,在全球所有痴呆病例中占比超过 70%[53]。

AD 和 OSA 之间的关系涉及睡眠中断、间歇性低氧(intermittent hypoxia, IH)、氧化应激,并且与心血管疾病(CVD)共病。AD 与 β- 淀粉样蛋白斑块的存在有关,且直接受到慢性间歇性低氧(IH)的影响[53]。间歇性低氧(IH)还与 tau 蛋白的存在相关,tau 蛋白参与突触活动。在深度或慢波睡眠(SWS)期间,神经元活动会减少约 43%。在此阶段,会发生一种被称为"glymphatic"的过程,该过程负责去除 β- 淀粉样蛋白和 tau 蛋白。然而,在 OSA 患者中,glymphatic 活动显著减少或完全缺失,从而导致 β- 淀粉样蛋白的积聚,加速 AD 的发展。目前,与 SRBD 相关的一些条件也可能是 AD 发展的潜在因素,包括肥胖、2 型糖尿病、心血管疾病(CVD)、卒中、高胆固醇,以及任何导致慢波睡眠丧失的状况[53,54]。

(十二)癌症和睡眠障碍

越来越多的证据表明,癌症的发生与睡眠障碍(尤其是 OSA)、间歇性低氧,以及睡眠中断或碎片化密切相关[55]。治疗方式可能与患各种癌症的风险相关联。越来越多的证据表明,SRBD 的症状与多种癌症的发生有关。OSA 和 IH 的严重程度往往与患癌风险密切相关[56]。此外,肥胖被视为一种流行病,已被证明会显著增加包括结直肠癌、胰腺癌、甲状腺癌、肾癌和子宫癌在内的多种癌症的发生风险[57]。

(十三)其他方面考虑

1. 肠道微生物群

肠道微生物群与健康之间的关系正受到越来越多的关注。这一现象被称为"脑-肠-微生物群轴",对心理和生理健康,以及睡眠质量均有显著影响[58]。研究发现,它也是其他与睡眠相关的健康问题的一个因素,例如阿尔茨海默病(AD)、哮喘、2型糖尿病及高血压。此外,似乎存在一种双向关系,即睡眠不足可能会对微生物群产生负面影响[59],并影响到我们的健康及未来的医疗保健。显然,微生物群的多样性对于维持良好的睡眠也起着重要作用。研究显示,多种肠道微生物能够合成γ-氨基丁酸(GABA),这是一种主要的睡眠神经递质。

2. 睡眠时间

睡眠时间在7~9h之间是最为理想的。较短的睡眠时长,尤其是少于5h,或者较长的睡眠时间,超过9h,都与各种健康风险相关[60]。这些风险包括心血管疾病(CAD)、卒中、高血压、2型糖尿病、肥胖和整体健康状况不佳。在50~70岁的人群中,如果长时间睡眠时间不足6h,可能会使人在晚年患痴呆症的风险增加30%[61]。而睡眠时间较长的人群则没有发现这种关联。

3. 牙周疾病

越来越多的证据表明牙周病与SRBD之间存在关联[62]。SRBD引发的诸多健康后果,如2型糖尿病和阿尔茨海默病(AD),也被发现与牙周病有关[63]。

4. 妊娠

虽然妊娠本身并不是一种疾病,但它可能会受到睡眠质量和SRBD的影响。在妊娠早期,约10.7%的孕妇可能存在OSA,在妊娠晚期,这一比例可上升到24.1%[64]。改善睡眠质量并对现存睡眠呼吸障碍进行适当管理,有可能对胎儿的发育产生积极影响。

5. 机动车事故

造成身体伤害并可能需要长期医疗护理的机动车辆事故,往往与困倦和疲劳密切相关。这种情况通常与睡眠障碍的存在有关,最常见的是SRBD,特别是OSA[65]。与OSA相关的机动车辆事故风险几乎增加至2.5倍[66]。许多白天嗜睡或经常困倦的人通常不会将他们糟糕而紊乱的睡眠与这些症状联系起来。这对于那些因职业需要保持高度警觉的人来说,是一个重大问题,如航空公司飞行员、长途卡车司机、公交车司机,以及从事通勤运输工作的人员。

6. 疼痛和睡眠

缺乏睡眠或睡眠障碍会加重疼痛和不适感。同样地,疼痛也会导致睡眠质量差、失眠和睡眠时间不足,从而进一步恶化疼痛的循环。因此,改善睡眠有助于缓解疼痛。这两者之间的关系直到近期才受到足够的重视[67]。

据报道,疼痛与睡眠之间似乎并非真正的双向关系[68]。睡眠质量在预测第2天的疼痛程度方面表现出一致性:睡眠质量越好,第2天疼痛程度就越轻,尤其是上午。然而,所谓的"睡前"疼痛或睡眠开始前的疼痛程度并不总能准确反映当晚的睡眠状况。此外,睡眠碎片或睡眠中断会导致报告中的疼痛程度显著增加。值得注意的是,个体差异及其诊断类型也会影响睡眠与疼痛之间的关系。

睡眠不足,减少4h的睡眠时间,尤其是减少快速眼动睡眠(REM)与第2天的痛觉过敏有关[69]。因此,睡眠不足可能会以双向的方式影响疼痛。失眠引起的睡眠不足会直接影响疼痛程度,而疼痛程度会减少睡眠时间[70]。因此,控制失眠应被视为疼痛管理的重要组成部分。

一项研究表明,睡眠具有镇痛的特性[71]。与对照组受试者相比,在患有骨关节炎的患者中,改善睡眠潜伏期和睡眠效率展现出显著的镇痛效果。

二、结论

睡眠障碍可能会引发多种慢性疾病[72]。因此,明确睡眠障碍的存在或单纯改善患者的睡眠质量,对相关健康和医疗状况的管理具有重要意义。这促成了一种新的规范。与其称之为睡眠医学,不如称之为"在睡眠中的医学",这意味着许多疾病在睡眠期间更为显著[73]。因此,在睡眠期间进行评估可能提供有价值的信息,并证明是有益的。

作为一个敏锐的临床医生,要识别任何可能影响患者的状况并掌握解决问题的方法。遗憾的是,睡眠问题常未能得到有效处理,这不仅令患者和医生倍感沮丧,也使得全面而有效地管理患者的目标变得更加困难,从而降低了这种做法的成本效益。

一旦发现睡眠障碍,下一步就是由最擅长处理这类患者的临床医生进行适当的治疗。很多时候,仅仅让患者意识到自己存在睡眠问题,就能极大地提高患者自我管理睡眠的能力,从而改善他们的生活质量。

参考文献

1　Quan, S.F., Howard, B.V., Iber, C. et al. (1997). The sleep heart health study: design, rationale, and methods. *Sleep* 20 (12): 1077–1085.

2　Coughlin, S.R., Mawdsley, L., Mugarza, J. et al. (2004). Obstructive sleep apnoea is independently associated with an increased prevalence of metabolic syndrome. *Euro. Heart J.* 25 (9): 735–741.

3　Friedlander, A.H., Weinreb, J., Friedlander, I., and Yagiela, J.A. (2007). Metabolic syndrome: pathogenesis, medical care and dental implications. *JADA* 138 (2): 179–187.

4　Hales, C.M., Carroll, M.D., Fryar, C.D., and Ogden, C.L. (2020). *Prevalence of Obesity and Severe Obesity Among Adults: United States, 2017–2018*, NCHS Data Brief, No 360, 2020. Hyattsville, MD: National Center for Health Statistics.

5　Ogilvie, R.P. and Patel, S.R. (2017). The epidemiology of sleep and obesity. *Sleep Health* 3 (5): 383–388.

6　Kyle, T.K., Dhurandhar, E.J., and Allison, D.B. (2016). Regarding obesity as a disease: evolving policies and their implications. *Endocrinol. Meatab. Clin. North Am.* 45 (3): 511–520.

7　Centers for Disease Control and Prevention (2021). Assessing your weight: healthy weight, nutrition, and physical activity. https://www.cdc.gov/healthyweight/assessing/index.html.

8　Patel SR, Hu FB. Short sleep duration and weight gain: a systematic review. *Obesity* 2008;16(3): 643–653. doi:https://doi.org/10.1038/oby.2007.118

9　Carlson, J.T., Hedner, J.A., Ejnell, H. et al. (1994). High prevalence of hypertension in sleep apnea patients independent of obesity. *Am. J. Respir. Crit. Care Med.* 150: 72–77.

10　Morrell, M.J., Finn, L., Kim, H. et al. (2000). Sleep fragmentation, awake blood pressure, and sleep-disordered breathing in a population-based study. *Am. J. Respir. Crit. Care Med.* 162: 2091–2096.

11　Loredo, J.S., Ziegler, M.G., Ancli-Israel, S. et al. (1999). Relationship of arousals from sleep to sympathetic nervous system activity and BP in obstructive sleep apnea. *Chest* 116 (3): 655–659.

12　Young, T., Finn, L., Hla, J.M. et al. (1996). Snoring as part of a dose–response relationship between sleep-disordered breathing and blood pressure. *Sleep* 19 (10): S202–S205.

13　Sjöström, C., Lindberg, E., Elmasry, A. et al. (2002). Prevalence of sleep apnoea and snoring in hypertensive men: a population-based study. *Thorax* 57: 602–607.

14　Kendzerska T, Gershon AS, Hawker G, Leung RS, Tomlinson G. Obstructive sleep apnea and risk of cardiovascular events and all-cause mortality: a Decade-Long Historical Cohort Study. *PLoS Med.* 2014;11(2): e1001599. doi:https://doi.org/10.1371/journal.pmed.1001599

15 Javaheri, S., Barbe, F., Campos-Rodriguez, F. et al. (2017). Types, Mechanisms, and clinical cardiovascular consequences. *J. Am. Coll. Cardiol.* 69 (7): 841–858.

16 Di Fusco, S.A., Pignalberi, C., Santini, L. et al. (2020). Arryhtmias and sleep apnea: physiopathologic link and clinical implications. *J. Inerv. Card. Electrophysiol.* 57 (3): 387–397.

17 Yacoub M, Youssef I, Salifu MO, Mc Farlane SI. Cardiovascular disease risk in obstructive sleep apnea: an update. *J. Sleep Disord. Ther.* 2018;7: 283. doi:https://doi.org/10.4172/2167-0277.1000283

18 Patel N, Donahue C, Shenoy A, Patel A, El-Sherif N. Obstructive sleep apnea and arrhythmias: a systematic review. *Int. J. Cardiol.* 2017;228:967-970. doi: https://doi.org/10.1016/j.ijcard.2016.11.137

19 Gami, A.S., Pressman, G., Caples, S.M. et al. (2004). Association of atrial fibrillation and obstructive sleep apnea. *Circulation* 110 (4): 364–367.

20 Schäfer, H., Koehler, U., Ewig, S. et al. (1999). Obstructive sleep apnea as a risk marker in coronary artery disease. *Cardiology* 92: 79–84.

21 Dragler, L.F., Bortolotto, L.A., Lorenzi, M.C. et al. (2005). Early signs of atherosclerosis in obstructive sleep apnea. *Am. J. Respir. Crit. Care Med.* 172: 613–618.

22 Lu, G., Xu, Z.W., Liu, J.N. et al. (2007). A study on the association of obstructive sleep apnea hypopnea syndrome with coronary atherosclerosis and coronary heart disease. *Zhonghua Jie He He Hu Xi Za Zhi* 30 (3): 178–181.

23 Ayas, N.T. (2003). The adverse health effects of sleep restriction. *Sleep Rev.* 16–20.

24 Mary, S.M., Hung-Fat, T., Lam, B. et al. (2004). Endothelial function in obstructive sleep apnea and response to treatment. *Am. J. Respir. Crit. Care Med.* 169: 348–353.

25 Tsioufis, C., Thomopoulos, K., Dimitriadis, K. et al. (2007). The incremental effect of obstructive sleep apnoea syndrome on arterial stiffness in newly diagnosed essential hypertension subjects. *J. Hypertens.* 25 (1): 141–146.

26 Lee, S.A., Amis, T.C., Byth, K. et al. (2008). Heavy snoring as a cause of carotid artery atherosclerosis. *Sleep* 31 (9): 1207–1213.

27 Lee, S.A., Amis, T.C., Byth, K. et al. (2008). Heavy snoring as a cause of carotid artery atherosclerosis. *Sleep* 31 (9): 1207–1213.

28 Carmona-Bernal, C., Quintana-Gallego, E., Villa-Gil, M. et al. (2005). Brain natriuretic peptide in patients with congestive heart failure and central sleep apnea. *Chest* 127 (5): 1667–1673.

29 Trupp, R.J., Hardesty, P., Osborne, J. et al. (2004). Prevalence of sleep disordered breathing in a heart failure program. *Congest. Heart Fail.* 10 (5): 217–220.

30 Eskafi, M. (2004). Sleep apnoea in patients with stable congestive heart failure – an intervention study with a mandibular advancement device. *Swed. Dent. J. Suppl.* 168: 1–56.

31 Eskafi, M., Cline, C., Nilner, M., and Israelsson, B. (2006). Treatment of sleep apnea in congestive heart failure with a dental device. *Sleep Breath.* 10: 90–97.

32 Mohsenin, V. (2004). Is sleep apnea a risk factor for stroke? A critical analysis. *Minerva Med.* 95 (4): 291–305.

33 Mohsenin, V. (2003). Sleep-disordered breathing: implications in cerebrovascular disease. *Prev. Cardiol.* 6 (3): 149–154.

34 Lipford MC, Park JG, Ramar K. Sleep-disordered breathing and stroke: therapeutic approaches. *Curr. Neurol. Neurosci. Rep.* 2014;14:431. doi:https://doi.org/10.1007/s11910-013-0431-7

35 Lavie, L. (2003). Obstructive sleep apnoea syndrome – oxidative stress disorder. *Sleep Med. Rev.* 7 (1): 35–51.

36 Morrell, M.J. (2004). Residual sleepiness in patients with optimally treated sleep apnea: a case for hypoxia-induced oxidative brain injury. *Sleep* 27 (2): 194–201.

37 Tan, K.C.B., Chow, W., Lam, J.C.M. et al. (2005). HDL dysfunction in obstructive sleep apnea. *Atherosclerosis* 184 (2): 377–382.

38 Al-Delaimy, W.K., Manson, J.E., Willett, W.C. et al. (2002). Snoring as a risk factor for type II diabetes mellitus: a prospective study. *Am. J. Epidemiol.* 155 (5): 387–393.

39 Lamond, N., Tiggemann, M., and Dawson, D. (2000). Factors predicting sleep disruption in type II diabetes. *Sleep* 23 (3): 1–2.

40 Touma C, Pannain S. Does lack of sleep cause diabetes? *Cleve. Clin. J. Med.* 2011;78(8):549-558. doi:https://doi.org/10.3949/ccjm.78a.10165

41 Zanation, A.M. and Senior, B.A. (2005). The relationship between extraesophageal reflux (EER) and obstructive sleep apnea (OSA). *Sleep Med. Rev.* 9: 453–458.

42 Lim, K.G., Morgenthaler, T.I., and Katzka, D.A. (2018). Sleep and nocturnal gastroesophageal reflux an update. *Chest* 154 (4): 963–971.

43 Demeter, P. and Pap, A. (2004). The relationship between gastroesophageal reflux disease and obstructive sleep apnea. *J. Gastroenterol.* 39 (9): 815–820.

44 Suganuma, N., Shigedo, Y., Adachi, H. et al. (2001). Association of gastroesophageal reflux with weight gain and apnea, and their disturbance on sleep. *Psychiatry Clin. Neurosci.* 55 (3): 255–256.

45 Guda, N., Parington, S., Shaw, M.J. et al. (2007). Unrecognized GERD symptoms are assicated with excessive daytime sleepiness in patients undergoing sleep studies. *Dig. Dis. Sci.* 52 (10): 2873–2876.

46 Bruley des Varnes, S., Errieau, G., and Tessier, C. (2007). Two thirds of patients with gastroesophageal reflux have nocturnal symptoms: survey by 562 general practitioners of 36,663 patients. *Presse Med.* 36 (4 Pt 1): 591–597.

47 Campagnolo, A.M., Priston, J., Thoen, R.H. et al. (2014). Laryngopharyngeal reflux: diagnosis, treatment, and latest research. *Int. Arch. Otorhinolaryngol.* 18: 184–191.

48 CDC (2017–2019). National Health Interview Survey (NHIS). Most recent asthma data. www.cdc.gov/asthma/most_recent_data.htm.

49 Prasad, B., Nyenhuis, S.M., Imayama, I. et al. (2020). Asthma and obstructive sleep apnea overlap: what has the evidence taught us? *Am. J. Respir. Crit. Care Med.* 201 (11): 1345–1357.

50 Owens, R.L., Macrea, M.M., and Teodorescu, M. (2017). The overlap of asthma or COPD with OSA: a focused review. *Respirology* 22: 1073–1083.

51 Kadotani, H., Kadotani, T., Young, T. et al. (2001). Association between apolipoprotein E4 and sleep-disordered breathing in adults. *JAMA* 285 (22): 2888–2890.

52 Bliwise, D.L. (2002). Sleep apnea, APOE4 and Alzheimer's disease 20 years and counting? *J. Psychosom. Res.* 53 (1): 539–546.

53 Andrade A, Bubu OM, Varga AW, Osorio RS. The relationship between obstructive sleep apnea and Alzheimer's disease. *J. Alzheimers Dis.* 2018;64(Suppl 1):S255–S270. doi:https://doi.org/10.3233/JAD-179936.

54 Macey, P.M., Henderson, L.A., Macey, K.E. et al. (2002). Brain morphology associated with obstructive sleep apnea. *Am. J. Respir. Crit. Care Med.* 166: 1382–1387.

55 Gozal, D., Farré, R., and Nieto, F.J. (2016). Obstructive sleep apnea and cancer: epidemiologic links and theoretical biological constructs. *Sleep Med. Rev.* 27: 43–55. https://doi.org/10.1016/j.smrv.2015.05.006.

56 Kendzerska T, Povitz M, Leung RS, Boulos MI, et al. Obstructive sleep apnea and incident cancer: a large retrospective Multicenter Clinical Cohort Study. *Cancer Epidemiol. Biomark. Prev.* 2021;30:295–304. doi:https://doi.org/10.1158/1055-9965.EPI-20-0975

57 Sung, H., Siegel, R.I., Rosenberg, R.S., and Jemal, A. Emerging cancer trends among young adults in the USA: analysis of a population-based cancer registry. *Lancet Publ. Health* 4: e137–e147. https://doi.org/10.1016/S2468-2667(18)30267-6.

58 Smith, R.P., Easson, C., Lyle, S.M. et al. (2019). Gut microbiome diversity is associated with sleep physiology in humans. *PLoS ONE* 14 (10): e0222394. https://doi.org/10.1371/journal.pone.0222394.

59 Benedict, C., Vogel, M., Jonas, W., and Woting, A. (2016). et al, Gut microbiota and glucometabolic alterations in response to recurrent partial sleep deprivation in norm-weight young individuals. *Mol. Metab.* 5: 1175–1186. https://doi.org/10.1016/j.molmet.2016.10.003.

60 Cappuccio FP, Coopere D, D'Elia LD, Strazzullo P, Miller MA. Sleep duration predicts cardiovascular outcomes: a systematic review and meta-analysis of prospective studies. *Eur. Heart J.* 2011;32:1484-1492. doi:https://doi.org/10.1093/eurheartj/ehr007

61 Sabia, S., Fayosse, A., Dumurgier, J. et al. (2021). Association of sleep duration in middle and old age with incidence of dementia. *Nat. Commun.* 12 (2289): 1–10. https://doi.org/10.1038/s41467-021-22354-2.

62 Sanders, A.E., Essick, G.K., Beck, J.D. et al. (2015). Periodontitis and sleep disordered breathing in the Hispanic Community Health Study/Study of Latinos. *Sleep* 38 (8): 1195–1203.

63 Ide M, Harris M, Stevens A, Sussams R, et al. Periodontitis and cognitive decline in Alzheimer's disease. *PLoS ONE* 2016:11(3): e0151081. doi:https://doi.org/10.1371/journal.pone.0151081

64 Izci-Balserak, B., Zhu, B., Gurubhagavatula, I. et al. (2019). A screening algorithm for obstructive sleep apnea in pregnancy. *Ann. Am. Thorac. Soc.* 16 (10): 1286–1294.

65 Garbarino S, Pitidis A, Giustini M, Taggi F, Sanna A. Motor vehicle accidents and obstructive sleep apnea syndrome: a methodology to calculate the related burden of injuries. *Chron. Respir. Dis.* 2015;12(4):320-328. doi: https://doi.org/10.1177/1479972315594624

66 Karimi, M., Hedner, J., Habel, H. et al. (2015). Sleep apnea related risk of motor vehicle accidents is reduced by continuous positive airway pressure: Swedish Traffic Accident Registry Data. *Sleep* 38 (3): 341–349.

67 Lavigne, G., Sessle, B.J., Choinière, M., and Soja, P.J. (2007). *Sleep and Pain*. Seattle: IASP Press.

68 Tang, N.K.Y., Goodchild, C.E., Sanborn, A.N. et al. (2012). Deciphering the temporal link between pain and sleep in a hetergeneous chronic pain patient sample: a multilevel daily process study. *Sleep* 35 (5): 675–687.

69 Roehrs, T., Hyde, M., Blaisdell, B. et al. (2006). Sleep loss and REM sleep loss are hyperalgesic. *Sleep* 29 (2): 145–151.

70 Broberg, M., Karjalainen, J., and FinnGen, O.H.M. (2021). Mendelian randomization highlights insomnia as a risk factor for pain diagnosis. *Sleep* 44 (7): 1–8.

71 Vitiello, M., Rybarczyk, B., and Stephanski, E. (2007). Sleep as analgesic: improving sleep and pain in older patients. *Sleep* 30: A103.

72 Collop, N. (2007). The effect of obstructive sleep apnea on chronic medical disorders. *Cleve. Clin. J. Med.* 74 (1): 72–78.

73 Behar JA. Letter to the Editor From sleep medicine to medicine during sleep: a new paradigm. *Sleep* 2020;43(1):1-3. doi: https://doi.org/10.1093/sleep/zsz279

第6章
药物与睡眠

一、概念概述

药物与睡眠之间的关系可分为截然不同的两类：一类是改善睡眠质量的药物，另一类是可能影响睡眠的药物。这些药物并非口腔科常用，而是会经常在日常健康状况评估中遇到。

据 2005—2010 年的美国健康与营养调查数据显示，约有 4% 的 20 岁以上的美国成年人报告在过去的 1 个月内使用了处方类安眠药。此外，随年龄的增长和教育程度的提高，使用处方安眠药的成年人比例也在增加。这项调查提供了非机构化美国成年人群体中处方安眠药使用情况的个人报告，这与基于处方索赔数据提取出的大多数其他研究不同。后者描述的是处方被分发的次数，而不是实际使用处方安眠药（如镇静催眠药）的人数，及其使用频率[1]。

密歇根大学卫生保健政策与创新研究所的报告指出，65 岁以上的人群中有 1/12 的人服用处方安眠药，这些药物对老年人的健康构成潜在风险，包括跌倒、记忆障碍、意识模糊和便秘等。调查显示，约 46% 的受访者表示他们每周至少有 1 个晚上存在入睡困难，而 15% 的受访者则表示他们每周有 3 个或以上的晚上出现入睡困难。据报道，偶尔有睡眠问题的老年人，他们使用非处方药物的频率高于使用处方安眠药物，但这些非处方药物可能与处方药物存在相似的健康隐患。令人惊讶的是，大多数受访者并未与医疗保健服务者讨论过自己的睡眠问题。一半的参与者认为，随着年龄的增长，睡眠问题是自然发生的。调查还指出，与医生交谈的人中，约 2/3 的人认为他们获得的信息或建议具有实际帮助[2]。

那些求助于药物的人可能没有意识到，处方药、非处方药甚至是"天然"的安眠药都存在健康风险，尤其是对老年人来说，无论是单独使用还是与其他药物合用都是如此。实际上，美国卫生保健研究与质量局发布的国家指南强烈警告，不要给 65 岁以上的人开具处方类安眠药[3]。此外，有如下相关报道。

- 在 65~80 岁人群中，有 8% 的人会定期或偶尔使用处方药。
- 23% 的人会连续 3 天或者更长的时间服用药物，这一情况往往持续多年。
- 有 17% 经常失眠的人会选择服用处方药。

美国老年医学会警示不要使用处方安眠药，美国食品药品管理局（Food and Drug Administration, FDA）近年来也加强了对这些药物的使用警告。即使是非处方安眠药，也会给老年人带来健康风险。其中许多非处方的安眠药含有苯海拉明或多西拉敏等抗组胺成分，可能引发意识错乱、尿潴留或便秘等不良反应。此外，苯海拉明等抗胆碱能药物还可能导致谵妄[2]。

干扰或影响睡眠的药物和物质种类繁多,这些被视为可能导致特定睡眠障碍的潜在病因或诱发因素,并应向患者进行充分告知。

(一)治疗睡眠障碍的药物

安眠药可分为处方药和非处方药两类。镇静剂和催眠药通过抑制中枢神经系统的活动,并以多种机制影响睡眠-觉醒周期,从而诱导和维持睡眠。更常见的用于治疗睡眠障碍的药物主要与失眠有关。

1. 苯二氮䓬受体激动药

较新的和较常见的镇静催眠药,即"Z"类药物及其衍生物,被称为苯二氮䓬受体激动药。这类药物也被称为非苯二氮䓬类镇静药。最常见的苯二氮䓬受体激动药包括:

- 唑吡坦(Ambien)也可作为缓释剂(AmbieCR)和舌下给药形式(唑吡坦)
- 扎来普隆(Sonata)
- 佐匹克隆(Lunesta)。

这些药物的共同药理机制是通过影响 γ-氨基丁酸(GABA)来诱导睡眠。它们最适合用于短期管理失眠或间歇性或临时性失眠。由于容易产生耐受性等缺点,通常不建议长期使用。不幸的是,许多人仍被每天开具此类药物,而关于其长期使用潜在影响的研究尚缺乏有力证据。某些个体可能会出现睡眠障碍(如梦游、睡眠饮食障碍和意识模糊性觉醒),他们通常在白天对这些事件没有记忆。苯二氮䓬受体激动药与认知障碍和谵妄(特别是在老年人中)有关,服用佐匹克隆和唑吡坦的患者发生机动车事故的风险比未服用此类药物的司机高出 2 倍以上。服用佐匹克隆和较高剂量的唑吡坦可能会导致驾驶能力受影响,而扎来普隆的不良反应可能在服用后 4h 内出现[4]。

2. 促食欲素(下丘脑分泌素)受体拮抗药

促食欲素 A 和促食欲素 B 是神经肽,被认为会影响睡眠和清醒状态的调节。促食欲素细胞位于下丘脑,激活单胺类和胆碱能神经元,产生长时间的清醒期。两种被批准用于治疗失眠的促食欲素拮抗药是:

- 苏沃雷生(Belsomra,与唑吡坦的使用禁忌相似)
- 莱博雷生(Dayvigo)

这些药物投入使用的时间晚于"Z"类药物,已被证明可以通过缩短睡眠时间和维持约 8h 的睡眠来改善睡眠质量,尽管睡眠维持可能是其主要效果。同时,还能缩短快速眼动(REM)阶段的持续时间,减少快速眼动(REM)睡眠的潜伏期,而其他睡眠阶段似乎不受影响,包括次日驾驶能力的下降[5]。

3. 苯二氮䓬类药物及相关镇静药

近几十年来苯二氮䓬类药物一直用于治疗睡眠障碍,但并不作为催眠药而为人所知。常见的有:

- 地西泮(安定)
- 氯硝西泮(氯诺平)
- 氟西泮(达马尼)
- 替马西泮(复地利)
- 三唑仑(哈尔西昂)

- 劳拉西泮（阿替万）
- 阿普唑仑（Xanax）

这些药物通过增强 γ-氨基丁酸（GABA）对神经元兴奋性的抑制作用而发挥疗效。它们减少了 N_1 阶段睡眠（浅睡眠）的量，也可能增加 N_2 阶段睡眠。苯二氮䓬类和非苯二氮䓬类受体激动药对 N_3 阶段睡眠有不同的影响，但其临床意义尚不明确。这些药物会扰乱正常的睡眠结构，导致慢波睡眠（N_3）和快速眼动睡眠（REM）的减少[6]。

巴比妥类药物的历史比苯二氮䓬类药物还要悠久。其确切的药理作用机制尚未完全阐明，但人们普遍认为，巴比妥类药物对中枢神经系统的作用可能与通过调节抑制性突触传递而增强 γ-氨基丁酸（GABA）活性有关。这会减少快速眼动（REM）睡眠，并降低 N_3 阶段睡眠。在长期使用后突然停药时会出现快速眼动（REM）反弹现象，表现为梦境增多、噩梦和/或失眠[7,8]。

4. 褪黑素/衍生物（褪黑素受体激动药）

已经鉴定出 3 种不同的褪黑素受体，外源性褪黑素可以与这 3 种受体结合。激活 MT_1 受体被认为更倾向于诱导困倦，而激活 MT_2 受体则更倾向于影响昼夜节律的调节。褪黑素似乎可以缩短入睡时间，但其对睡眠维持及持续时间的影响尚不一致；它可能有助于改变昼夜节律，并可用于治疗如时差或睡眠-觉醒相位延迟等昼夜节律紊乱[9]。两种旨在影响 MT_1 和 MT_2 受体的药物是：

- 雷美替胺（Rozerem）抑制促醒活动，通常用于睡眠发作性失眠。
- 他司美琼（Hetlioz）用于治疗昼夜节律睡眠障碍及非 24h 睡眠-觉醒障碍[10]。它能够缩短入睡潜伏期，延长总睡眠时间，对各个睡眠阶段的影响尚未有报道[11,12]。

5. 其他可能影响睡眠的药物

抗抑郁药物包括传统的三环类抗抑郁药（tricyclic antidepressant，TCA）和单胺氧化酶抑制药，以及较新的 5-羟色胺拮抗剂和再摄取抑制剂（SARI）和选择性 5-羟色胺再摄取抑制剂（SSRI）。大多数抗抑郁药都会影响睡眠质量和睡眠结构。普遍认为，所有可用的抗抑郁药都是通过调节单胺类神经递质（包括去甲肾上腺素、多巴胺和血清素）来发挥治疗作用的。这些神经递质在调节睡眠-觉醒状态和睡眠结构方面具有显著的效果[13]。许多抗抑郁药会影响其他神经递质受体，如乙酰胆碱和组胺 H_1 受体，这些受体也参与了睡眠调节过程[14]。

三环类抗抑郁药（TCA）有时用于治疗睡眠障碍，尤其是与疼痛相关的睡眠障碍。虽然其作用并非主要针对睡眠问题，但它们可能会促进入睡，甚至延长总睡眠时间。然而，由于其可能引发镇静等不良反应，特别是口干、尿潴留和便秘等抗胆碱能不良反应，TCA 的使用常受到限制。常用的 TCA 是：

- 多克西平（Sinequan）也被称为 Silenor，专门用于治疗失眠。
- 地昔帕明（诺普拉明）
- 阿米替林（Elavil）
- 去甲替林（帕米洛）
- 普罗替林（维伐克）

虽然 5-羟色胺选择性再摄取抑制剂（SSRI）在治疗重度抑郁症的过程中可能有助于改善睡眠质量，但它们并不适用于原发性睡眠障碍的治疗。这类药物包括：

- 氟西汀（百忧解）
- 帕罗西汀（帕西利）

- 舍曲林（左洛复）
- 西酞普兰（塞来赛）
- 艾司西酞普兰（依地普仑）

这些药物似乎能够在睡眠开始后提升清醒度，减少总睡眠时间。5-羟色胺选择性再摄取抑制剂（SSRI）似乎可以增加第一阶段的睡眠。然而，不同类型的 SSRI 对睡眠产生不同影响，包括失眠和白天嗜睡[15]。总体而言，SSRI 会降低睡眠效率[16,17]。研究表明，服用 SSRI 的人群患快速眼动（REM）睡眠行为障碍的风险更高，尤其是随着年龄的增长而增加[18]。

通过抑制 5-羟色胺和去甲肾上腺素的再摄取，5 羟色胺去甲肾上腺素再摄取抑制剂（serotonin norepinephrine specific reuptake inhibitor, SNRI）/去甲肾上腺素再摄取抑制剂具有比 5-羟色胺选择性再摄取抑制剂（SSRI）更广泛的作用机制，且其效应可能更接近三环类抗抑郁药（TCA），而不会产生抗组胺和抗胆碱能的不良反应。SNRI 已被用于纤维肌痛患者的治疗，这是一种以睡眠障碍为特征的疾病。特别是，5-羟色胺去甲肾上腺素再摄取抑制剂米纳普仑（Savella）已获准用于纤维肌痛症的治疗[19]。一些常见处方的 SNRI 如下：

（1）度洛西汀（欣百达）：治疗抑郁症、纤维肌痛和慢性肌肉痛。
（2）文拉法辛（怡诺思）：治疗抑郁和焦虑。
（3）德斯文拉法辛（普瑞司特）：主要用于治疗抑郁症。

曲唑酮（Desyrel）是另一种常用于治疗睡眠问题的药物，主要是用于失眠。它属于一类被称为 5-羟色胺拮抗剂和再摄取抑制剂（SARI）的药物。它会抑制 5-羟色胺（血清素）的再摄取，并阻断组胺作用。曲唑酮及其相关药物奈法唑酮（Serzone）的睡眠阶段与正常的睡眠结构相似，深度睡眠有所增加[20]。奈法唑酮的化学结构与曲唑酮相似，但由于存在潜在的肝毒性，其使用频率低于曲唑酮，而两者具有类似的药理作用[16,21]。有研究指出，曲唑酮能够改善主观和客观测量结果中的睡眠质量[22]，然而关于曲唑酮与奈法唑酮对睡眠质量影响的研究结果尚存不一致之处。

另外两种需要考虑的抗抑郁药是：
- 米氮平（雷梅龙）：被称为非典型抗抑郁药。
- 安非他酮：可阻断去甲肾上腺素和多巴胺的再摄取。

6. 抗癫痫药物

一组药物包括加巴喷丁（Neurontin）、普瑞巴林（Lyrica）和噻加宾（Gabitril）。加巴喷丁可减少睡眠开始后的觉醒次数，普瑞巴林能减少睡眠潜伏期并增加总睡眠时间[23]。此外，加巴喷丁通过促进慢波睡眠来改善整体睡眠质量[24]。尽管加巴喷丁也被用于治疗不宁腿综合征，但其具体机制尚不明确；关于噻加宾对入睡后清醒状态及总睡眠时间的影响，研究结果存在一定的不一致性[25,26]。

一些较为传统的抗癫痫药物，如苯巴比妥、卡马西平（Tegretol）和苯妥英（Dilantin），通过尚未完全阐明的机制抑制中枢神经系统活动。研究表明，苯巴比妥和苯妥英似乎能够缩短睡眠潜伏期并增加总睡眠时间，而苯巴比妥还可能提高入睡后清醒度，但会减少快速眼动睡眠时间。与此同时，苯妥英钠则起到增加 N_1 阶段睡眠而减少 N_3 阶段睡眠的作用。卡马西平似乎有助于增加 N_3 阶段睡眠并降低快速眼动睡眠的比例[27]。

7. 非处方助眠药

许多非处方药物被宣传为助眠药，但其中大多数在使用方面缺乏充分的研究支持。

最常见的非处方助眠药包括抗组胺药，如苯海拉明和多西拉敏，这些药物常与解热镇痛药如对乙酰氨基酚或布洛芬等联合使用。处方类抗组胺药如羟嗪（Vistaril）和苯海拉明（Phenergan）也被用作助眠药。这些药物主要通过竞争性拮抗 H_1 受体来实现其镇静效果。然而，通常不建议长期将抗组胺药用于治疗睡眠障碍，尤其是在老年人中，因为容易出现包括头晕、白天嗜睡及可能加重谵妄等广泛的不良反应。

8. 营养和草本补充剂

有如下常见的营养和草本补充剂。

（1）5-羟色胺（5-HTP）：这是血清素的前体，血清素又是褪黑素的前体，有助于调节松果体的睡眠行为。与血清素不同，5-HTP 能够穿过血脑屏障。其他可以提高血清素水平的补充剂有：L-色氨酸、S-腺苷甲硫氨酸（SAMe）和圣约翰草[28,29]。

（2）缬草：现有证据表明缬草能改善睡眠质量且没有不良反应，但还需要进一步的数据支持。

（3）卡瓦（Kava）：可作为失眠症的镇静药，但其应用也缺乏有力支持。

（4）洋甘菊：在文献中，其治疗失眠的效果也缺乏有力的支持[30]。

（二）可能干扰睡眠的药物

很多药物可能会影响睡眠，并且会在多个方面对睡眠产生影响。药物可能会增加某些睡眠阶段，也可能减少其他睡眠阶段。它们会影响睡眠潜伏期、睡眠质量和总睡眠时间。在处理任何睡眠障碍时都需要考虑到这一点。

1. 心血管药物

α受体拮抗药（α受体阻断剂）会减少 REM 睡眠并引起白天镇静/嗜睡。

β受体拮抗药被认为会抑制褪黑素的分泌，亲脂性的β受体拮抗药如普萘洛尔（Inderal）、美托洛尔（Lopressor 或 Toprol-XL）和吲哚洛尔（Visken）这种影响可能更常见。亲脂性较低的药物如阿替洛尔（Tenormin）似乎对睡眠几乎没有影响。

亲脂性β受体拮抗药与睡眠开始后觉醒的次数和清醒时间的增加有关[31]，而亲脂性和亲水性β受体拮抗药可能抑制快速眼动睡眠[27]。用于管理胆固醇的他汀类药物常与肌肉疼痛和/或痉挛有关，这可能会因不适而影响睡眠。

2. 抗抑郁药

5-羟色胺选择性再摄取抑制药（SSRI）可导致 10%～20% 的使用者出现兴奋或躁动、轻微震颤和冲动行为，进而引发睡眠障碍。像氟西汀这样更具激活作用的药物可能问题更多。氟西汀和帕罗西汀与夜间下颌紧咬或磨牙现象相关[32]。若出现此类不良反应，可以考虑换用其他抗抑郁药，或者添加布斯哌仑（Buspar）。

3. 皮质类固醇

类固醇能够模拟压力激素（如战斗或逃跑）的作用，干扰几乎所有能让人放松和进入睡眠的系统的活动。长期使用全身性皮质类固醇，如泼尼松和地塞米松，可能会导致失眠和噩梦。有限的证据表明，它们与抑制快速眼动（REM）睡眠和入睡后觉醒次数的增加有关[27,33]。

4. 兴奋剂

用于改善气道的药物如沙丁胺醇，在高剂量使用时会引起心悸或恐慌感，导致难以入睡。这种情况可能在夜间消失，但支气管痉挛或咳嗽的复发会导致夜间觉醒。

甲基黄嘌呤类药物（如咖啡因和茶碱）通过腺苷拮抗作用扰乱睡眠，也可能影响昼夜节律。腺苷是维持睡眠驱动力的重要调节因子。这些化合物会延迟入睡时间,增加睡眠觉醒次数,并可能延长 N_1 阶段睡眠持续时间[27]。

刺激神经系统的药物,如苯丙胺衍生物[莫达非尼(Provigil)]对睡眠质量和结构有显著影响[34,35]。这些药物不仅延长入睡时间,还会增加睡眠中的觉醒次数。在睡眠结构方面,这类兴奋剂会导致 N_1 阶段睡眠的增加,同时减少 N_3 阶段和快速眼动(REM)睡眠。它们还可能会加剧白天的困倦感。因此,建议使用缓释剂,并避免在傍晚用药。

非处方类减充血药可能含有麻黄碱或伪麻黄碱,其化学结构与安非他命相似。虽然没有进行深入研究,但它们很可能以类似于安非他命的方式干扰睡眠。

5. 其他注意事项

(1)甲状腺激素及其功能的紊乱也可能会影响睡眠的启动和维持,以及睡眠-觉醒周期的平衡[36]。甲状腺功能减退与 RLS 和 OSA 有关。建议患者在清晨服用甲状腺激素,并且至少每年进行一次促甲状腺激素(TSH)或其他甲状腺功能指标的检测,以确保剂量适宜。

(2)尼古丁会扰乱睡眠周期,增加失眠风险[37]。吸烟量与失眠的严重程度、辗转反侧的次数和白天嗜睡存在相关性。尼古丁的作用类似于兴奋剂,会干扰睡眠神经递质。吸烟者往往睡眠质量较差(N_3 阶段睡眠减少),伴随着更多的 N_1 浅睡眠和快速眼动(REM)睡眠时间的缩短,因此醒来时常常感觉未能充分休息[38]。吸烟者患睡眠呼吸暂停的风险可能是非吸烟者的 3 倍[39]。

(3)饮酒看似能改善睡眠,但实际上,它在夜间可能会产生破坏性影响。酒精通常会让人感到放松和困倦[40]。如果过量使用,可能导致睡眠质量下降,出现失眠、睡眠时间缩短及睡眠呼吸暂停加重等症状。最初,由于其镇静作用,深度睡眠可能会增加。但随着酒精的代谢,更多的时间将处于浅睡眠状态,并且觉醒的次数可能增多[41]。有报道称,饮酒会增加体内腺苷水平。一项研究报道指出,饮酒后唾液中的褪黑素水平显著降低[42]。睡前摄入的酒精越多,睡眠质量可能会越差。

(4)慢性阿片类药物使用者普遍存在睡眠结构异常和中枢性睡眠呼吸暂停(CSA)高发的情况。阿片受体存在于参与睡眠调节的相同核团中,这表明内源性阿片肽参与睡眠的诱导和维持过程。阿片类药物的起始和维持治疗通常会导致快速眼动(REM)睡眠和慢波睡眠(N_3)的减少,而相关研究指出,在阿片类药物的诱导、维持及戒断阶段,均可观察到异常的睡眠结构变化[43]。单剂量口服阿片类药物显著影响健康成年人的睡眠结构,多导睡眠图(PSG)显示深度睡眠减少、浅层睡眠增加,但该药物对整体睡眠效率、睡眠开始后觉醒时间及总睡眠时长并无显著影响[44]。阿片类药物一方面通过降低睡眠调节脑区的腺苷水平来扰乱睡眠[45]。另一方面,阿片类药物可能减少疼痛对睡眠的干扰。阿片受体拮抗药纳洛酮可改善睡眠潜伏期和总睡眠时间,睡眠改善可能涉及阿片类物质与多巴胺在睡眠期间的相互作用[46]。

6. 非甾体抗炎药

长期使用这些药物可能会影响睡眠,研究表明,它们会减少总睡眠时间及快速眼动(REM)睡眠,降低睡眠效率,并增加 N_1 阶段睡眠。其抗炎作用或许有助于改善主观睡眠质量。

7. 大麻/大麻素

大麻素包括传统的大麻、用于汽化和吸入的油剂、可食用产品、外用药物及其他衍生物。这些产品可能含有四氢大麻酚(THC)、大麻二酚(CBD)或其他化合物,因此很难进行标准化评估。患者通常报道称有"放松"和促进睡眠的益处,但也有部分人未能感受到任何益处。关于大麻与睡眠之间关系的研究结果不一。有证据表明,大麻二酚(CBD)可能对治疗失眠、快速眼动睡眠行为障碍和白天过度嗜睡具有潜在疗效。相反 Δ-9-THC 则可能缩短睡眠潜伏期,但同时损害长期睡眠质量。此外,合成的大麻素如纳比隆和多那平在短期内对改善睡眠呼吸暂停症状具有积极作用,因为它们对 5- 羟色胺介导的呼吸暂停有调节作用,而纳比隆还可能减轻创伤后应激障碍产生的相关噩梦,并改善慢性疼痛患者的睡眠质量[47]。

近期发表了一项关于人体研究的综述,探讨了大麻素的使用及其对至少一种与睡眠相关的定量测量指标的影响。共纳入 39 项研究,结果呈现出显著差异,表明大麻素在睡眠的多个方面具有多样化的影响。然而,大多数研究存在方法学上的不足,使得无法得出明确结论[48]。

二、结论

深入了解药物及其他物质对睡眠的正反两方面影响至关重要。对牙科医生而言,这一点尤为关键,因为它与睡眠呼吸障碍、失眠及疼痛管理密切相关。人们所使用的药物或物质可能会显著影响他们的睡眠,进而影响他们的生活质量。有效地向患者传递这些信息,将有助于改善他们的健康状况。

要记住几乎所有药物都可能对睡眠产生一定影响,最常见的症状是失眠和嗜睡,一些人还会经历不宁腿综合征(RLS)和噩梦。表 6-1 总结了药物影响睡眠的研究结果。

表6-1 常见药物对睡眠的影响

药物	对睡眠的影响
健康受试者 阿司匹林和布洛芬	扰乱睡眠结构
	↑入睡潜伏期
	↑NREM 阶段 N_2 睡眠
	延迟慢波睡眠
	↓睡眠效率(醒得更多)
	抑制夜间褪黑素水平(注意:当疼痛存在时,可改善睡眠质量)
阿片类药物	↑NREM 阶段 N_2 睡眠
	↓慢波 N_3 睡眠
	会加重睡眠呼吸障碍或可能导致 CSA(呼吸抑制)
美沙酮	会促成 CSA(羧酸盐)沉淀
三环类抗抑郁药	↑总睡眠时间
	↓NREM 阶段 N_2(睡眠磨牙可能增加)
	↑唤醒
	↑睡眠潜伏期
	减少快速动眼睡眠
曲唑酮	↑总睡眠时间
	↓睡眠潜伏期(长期睡眠的好帮手)

续表

药物	对睡眠的影响
苯二氮䓬类	睡眠潜伏期减少
	↑ N_1 和 N_2 睡眠阶段
	↑ 总睡眠时间
	↓ 慢波恢复性睡眠
	↓ 快速动眼期
	↑ 镇静
抗抑郁药（SSRI 类）	↑ 清醒
	↓ 总睡眠时间
	轻微的 ↑ 非快速眼动睡眠阶段 N_1
	↓ 快速动眼期
	可能诱发失眠
	可能导致睡眠磨牙

改编自 Lee-Chiong[49], Kryger 等[50]和 Pagel 等[51]。

参考文献

1 Chong, Y., Fryar, C.D., and Gu, Q. (2013). *Prescription Sleep Aid Use Among Adults: United States, 2005–2010*, NCHS Data Brief, No 127. Hyattsville, MD: National Center for Health Statistics https://www.cdc.gov/nchs/products/databriefs/db127.htm (accessed 25 September 2020).

2 The University of Michigan National Poll on Healthy Aging. www.healthyagingpoll.org (accessed 25 September 2020).

3 The Agency for Healthcare Research and Quality. https://effectivehealthcare.ahrq.gov/health-topics/healthy-sleep/ (accessed 29 September 2020).

4 Rapoport, M.J., Lanctot, K.L., Streiner, D.L. et al. (2009). Benzodiazepine use and driving: a meta-analysis. *J. Clin. Psychiatry* 70: 663–673.

5 Kripke, D.F. (2013). Surprising view of insomnia and sleeping pills. *Sleep* 36 (8): 1127–1128.

6 Roehrs, T. and Roth, T. (2020). The effects of medications on sleep quality and sleep architecture. UpToDate. https://www.uptodate.com/contents/the-effects-of-medications-on-sleep-quality-and-sleep-architecture (accessed 9 October 2020).

7 Kilduff, T.S. and Mendelson, W.B. (2016). Mechanisms of action and pharmacologic effects. In: *Principles and Practices of Sleep Medicine*, 6e (ed. M.H. Kryger, T. Roth and W.C. Dement), 424. St Louis, MO: Elsevier Saunders.

8 Evers AS, Crowder CM. General anesthetics. In: Hardman JG, Gilman AG, Limbird LE, eds *Goodman and Gilman's The Pharmacological Basis of Therapeutics*. 10th ed. McGraw-Hill; 2001: 337–44.

9 Zee, P.C., Wang-Weigand, S., Wright, K.P. Jr. et al. (2010). Effects of ramelteon on insomnia symptoms induced by rapid, eastward travel. *Sleep Med.* 11 (6): 525–533.

10 Emens, J.S. and Burgess, H.J. (2015). Effect of light and melatonin and other melatonin receptor agonists on human circadian physiology. *Sleep Med. Clin.* 10 (4): 435–453.

11 Buysse DJ, Tyagi S. Clinical pharmacology of other drugs used as hypnotics. In: *Principles and Practices of Sleep Medicine*, 6th ed, Kryger MH, Roth T, Dement WC (Eds), Elsevier Saunders, St

Louis, MO 2016. p.432.

12 Ochoa-Sanchez, R., Comai, S., Lacoste, B. et al. (2011). Promotion of non-rapid eye movement sleep and activation of reticular thalamic neurons by a novel MT2 melatonin receptor ligand. *J. Neurosci.* 31 (50): 18439–18452.

13 DeMartinis, N.A. and Winokur, A. (2007). Effects of psychiatric medications on sleep and sleep disorders. *CNS Neurol. Disord. Drug Targets* 6: 17–29.

14 Richelson, E. (1996). Synaptic effects of antidepressants. *J. Clin. Psychopharmacol.* 16 (3 suppl 2): 1S–9S.

15 Beasley, C.M. Jr., Sayler, M.E., Weiss, A.M., and Potvin, J.H. (1992). Fluoxetine: activating and sedating effects at multiple fixed doses. *J. Clin. Psychopharmacol.* 12: 328–333.

16 Rush, A.J., Armitage, R., Gillin, J.C. et al. (1998). Comparative effects of nefazodone and fluoxetine on sleep in outpatients with major depressive disorder. *Biol. Psychiatry* 44: 3–14.

17 Sharpley, A.L., Williamson, D.J., Attenburrow, M.E. et al. (1996). The effects of paroxetine and nefazodone on sleep: a placebo controlled trial. *Psychopharmacology (Berl)* 126: 50–54.

18 Winkelman, J.W. and James, L. (2004). Serotonergic antidepressants are associated with REM sleep without atonia: retrospective review of clinical and polysomnographic data. *Sleep* 27 (2): 317–321.

19 Winokur, A. and Nicholas Demartinis, N. The effects of antidepressants on sleep. *Psychiatr. Times* 29 (6).

20 Ware, J.C. and Pittard, J.T. (1990). Increased deep sleep after trazodone use: a double-blind placebo-controlled study in healthy young adults. *J. Clin. Psychiatry* 51 (Suppl): 18–22.

21 Stahl, S.M. (2008). *Stahl's Essential Psychopharmacology*, 3e. New York: Cambridge University Press.

22 Oberndorfer, S., Saletu-Zyhlarz, G., and Saletu, B. (2000). Effects of selective serotonin reuptake inhibitors on objective and subjective sleep quality. *Neuropsychobiology* 42 (2): 69–81.

23 Hindmarch, I., Dawson, J., and Stanley, N. (2005). A double-blind study in healthy volunteers to assess the effects on sleep of pregabalin compared with alprazolam and placebo. *Sleep* 28 (2): 187.

24 Foldvary-Schaefer, N., De Leon, S.I., Karafa, M. et al. (2002). Gabapentin increases slow-wave sleep in normal adults. *Epilepsia* 43 (12): 1493.

25 Walsh, J.K., Zammit, G., Schweitzer, P.K. et al. (2006). Tiagabine enhances slow wave sleep and sleep maintenance in primary insomnia. *Sleep Med.* 7 (2): 155.

26 Walsh, J.K., Perlis, M., Rosenthal, M. et al. (2006). Tiagabine increases slow-wave sleep in a dose-dependent fashion without affecting traditional efficacy measures in adults with primary insomnia. *J. Clin. Sleep Med.* 2 (1): 35.

27 Schweitzer PK, Randazzo A. Drugs that disturb sleep and wakefulness. In: *Principles and Practices of Sleep Medicine*, 6th ed, Kryger MH, Roth T, Dement WC (Eds), Elsevier Saunders, St Louis, MO 2016. p.480.

28 Hinz, M., Stein, A., and Uncini, T. (2012). 5-HTP efficacy and contraindications. *Neuropsychiatr. Dis. Treat.* 8: 323–328.

29 van Praag, H.M. (1983). In search of the mode of action of antidepressants. 5-HTP tyrosine mixtures in depression. *Neuropharmacology* 2: 433–440.

30 Zick, S.M., Wright, B.D., Sen, A., and Arndt, J.T. (2011). Preliminary examination of the efficacy and safety of a standardized chamomile extract for chronic primary insomnia: a randomized placebo-controlled pilot study. *BMC Complement. Altern. Med.* 11: 78.

31 Rosen, R.C. and Kostis, J.B. (1985). Biobehavioral sequellae associated with adrenergic-inhibiting antihypertensive agents: a critical review. *Health Psychol.* 4 (6): 579.

32 Garrett, A.R. and Hawley, J.S. (2018). SSRI-associated bruxism: a systematic review of published case reports. *Neurol. Clin. Pract.* 8 (2): 135–141.

33 Gillin, J.C., Jacobs, L.S., Fram, D.H., and Snyder, F. (1972). Acute effect of a glucocorticoid on normal human sleep. *Nature* 237 (5355): 398.

34 Nihino S, Mignot E. Wake-promoting medications: basic mechanisms and pharmacology. In: *Principles and Practices of Sleep Medicine*, 6th ed, Kryger MH, Roth T, Dement WC (Eds), Elsevier Saunders, St Louis, MO 2016. p.446.

35 O'Malley MB, Gleeson SK, Weir ID. Wake-promoting medications: efficacy and adverse effects. In: *Principles and Practices of Sleep Medicine*, 5th ed, Kryger MH, Roth T, Dement WC (Eds), Elsevier Saunders, St. Louis, MO 2011. p.527.

36 Ioachimescu AG and Ioachimescu OC. Endocrine disorders. In: *Principles and Practices of Sleep Medicine*, 6th ed, Kryger MH, Roth T, Dement WC (Eds), Elsevier Saunders, St Louis, MO 2016. (page 1305)

37 Dugas, E.N., Sylvestre, M.P., Brunet, J. et al. (2017). Nicotine dependence and sleep quality in young adults. *Addict Behav.* 65: 154–160. https://doi.org/10.1016/j.addbeh.2016.10.020. Epub 2016 Oct 25.

38 Sabanayagam, C. and Shankar, A. (2011). The association between active smoking, smokeless tobacco, second hand smoke exposure and insufficient sleep. *Sleep Med.* 12: 7–11.

39 Kashyap, R., Hock, L.M., and Bowman, T.J. (2001). Higher prevalence of smoking in patients diagnosed as having obstructive sleep apnea. *Sleep Breath.* 5 (4): 167–172.

40 Park, S., Oh, M., Lee, B. et al. (2015). The effects of alcohol on quality of sleep. *Kor. J. Family Med.* 36 (6): 294–299.

41 He, S., Hasler, B.P., and Chakravorty, S. (2019). Alcohol and sleep-related problems. *Curr. Opin. Psychol.* 30: 117–122.

42 Rupp, T.L. and Carskadon, A.C. (2007). Evening alcohol suppresses salivary melatonin in young adults. *Chronobiol. Int.* 24 (3): 463–470.

43 Wang, D. and Teichtahl, H. (2007). Opioids, sleep architecture and sleep-disordered breathing (review). *Sleep Med. Rev.* 11 (1): 35–46.

44 Dimsdale, J.E., Norman, D., DeJardin, D., and Wallace, M.S. (2007). The effect of opioids on sleep architecture. *J. Clin. Sleep Med.* 3 (1): 33–36.

45 Gauthier, E.A., Guzick, S.E., Brummett, C.M. et al. (2011). Buprenorphine disrupts sleep and decreases adenosine concentrations in sleep-regulating brain regions of Sprague Dawley rat. *Anesthesiology* 115 (4): 743–753.

46 Staedt, J., Wassmuth, F., Stoppe, G. et al. (1996). Effects of chronic treatment with methadone and naltrexone on sleep in addicts. *Eur. Arch. Psychiatry Clin. Neurosci.* 246 (6): 305–309.

47 Babson, K.A., Sottile, J., and Morabito, D. (2017). Cannabis, cannabinoids, and sleep: a review of the literature. *Curr. Psychiatry Rep.* 19 (4): 23.

48 Gates, P.J., Albertella, L., and Copeland, J. (2014). The effects of cannabinoid administration on sleep: a systematic review of human studies. *Sleep Med. Rev.* 18 (6): 477–487.

49 Lee-Chiong, T. (2006). *Sleep: A Comprehensive Handbook*. Wiley.

50 Kryger, M.H., Roth, T., and Dement, W.C. (2017). *Principles and Practice of Sleep Medicine*. Elsevier Saunders.

51 Pagel, J.F., Attanasio, R., and Bailey, D.R. (2001). Medications effects on sleep. In: *Sleep Disorders: Dentistry's Role*, 855–865. Dental Clinics of North America.

第二篇
牙科与睡眠医学

本篇中,将讨论牙科医生的角色(无论其参与程度如何)以及相关的重要领域。这些话题大多与成年患者相关,然而,对儿童和青少年人群中存在的睡眠问题也不应忽视。此外,最近认识到牙科睡眠医学(DSM)不仅仅是针对睡眠相关呼吸障碍(SRBD)的口腔矫治器治疗,这一点比以往任何时候都更重要。

认识除睡眠呼吸障碍(SRBD)之外的其他睡眠障碍也很重要,这为牙科医生提供了知识,以告知患者可能存在的其他睡眠障碍的潜在风险。

第7章
与睡眠有关的呼吸障碍对口腔颌面部的影响

一、概念概述

由睡眠呼吸障碍（SRBD）引发的口腔颌面部症状和体征的变化值得关注。这些情况常常被忽视，不被认为是由 SRBD 造成的。但一旦认识到这一关联，就会发现很多高风险人群，需对其进行明确诊断和适当管理。造成这一现象的原因在于牙科医生通常缺乏与SRBD 相关的教育。这种关系复杂，有时甚至令人困惑。通常情况下，它们之间并无直接联系，而是与多种风险因素相互交织。牙科医生有责任熟悉口腔及颌面部症状与睡眠呼吸障碍之间的联系，因为许多是牙科医生每天都会遇到的常见状况。

（一）与睡眠呼吸障碍相关的口腔疾病

有许多公认的牙科疾病会表现出口腔颌面系统的各种症状和体征，这些症状和体征与SRBD 有关。这些症状包括：牙齿磨损、牙齿松动、牙周病、牙齿缺失、牙齿或修复体折裂，甚至种植体失败。

1. 牙齿磨损

牙齿磨损是一种常见的临床现象，通常被视为睡眠磨牙症（SB）的重要表现形式，因为它有牙齿与牙齿紧密咬合接触史。牙齿磨损发生的机制包括磨耗（由牙齿之间的接触产生的内在机械磨损）、磨损（由牙齿与其他材料相互作用产生的外在机械磨损）和侵蚀（由酸性物质溶解硬组织引起的外在或内在化学磨损，如牙釉质脱矿）[1,2]。研究表明，存在牙齿磨损是活动性夜磨牙症的直接指标[3,4]，然而，其他研究却否定了这种关联[5-9]。值得注意的是，牙齿磨损是一个涉及功能性和非功能性行为的累积过程，然而，它无法验证即时的磨牙活动机制，也无法验证受试者是否正在进行静态咬牙，因为它仅仅代表了"即时的静态"。此外，由于牙齿磨损是多因素导致的，会导致牙齿硬组织（牙釉质、牙本质和牙骨质）的损失，因此还要考虑其他可能性因素，如年龄、性别、咬合状况、饮食习惯、胃食管反流病、唾液因素、环境问题和口腔卫生习惯等[10]。另一个需要考虑的情况是牙齿磨损可能是夜磨牙症的病因，然而，这一猜想没有证据支持[11,12]。

很难证实牙齿磨损与 OSA 之间有直接联系，因为这方面的文献有限。研究报道称牙齿磨损与 OSA 之间可能存在间接关联[13]。他们发现，牙齿磨损的患者中 OSA 的发生率很高，且牙齿磨损的严重程度与 OSA 的严重程度呈正相关。此外，他们建议，对牙齿磨损程度进行评估可以作为识别 OSA 易感患者的一种潜在工具。该研究的不足之处在于，他们没有区分化学磨损和机械磨损。

2. 牙齿松动

牙齿松动一般是因为存在过度的或创伤性的咬合。创伤性咬合是指任何导致牙齿和/或牙周附着损伤的咬合力量。这些力量超过了个体或特定部位的承受能力。牙周损伤,作为一个组织学术语,是指对牙周附着组织的损害。然而,牙周损伤可以在临床上表现出来[14]。这种创伤性咬合力或牙周损伤可能是与天然牙相关的一种生物力学后果,然而,目前并没有证据表明创伤性咬合力或牙周损伤会导致人类牙周附着丧失[14],而且,人类和动物研究数据也不支持创伤性咬合会引发牙周韧带炎症[15]。有人提出,牙周支持力下降的牙齿或有一定松动度的牙齿可能通过减少高修复体患者磨牙活动的相同途径,成为防止磨牙的保护机制[16]。

3. 牙周疾病

越来越多的证据表明,牙周疾病(牙龈炎和牙周炎)与 SRBD 之间存在关系。与睡眠良好的成年人相比,患有慢性睡眠障碍(OSA 除外)的成年人患重度牙龈炎症的风险高出 1.2 倍[17],患重度牙周炎的风险高出 39%[18]。关于牙周炎和 OSA 的相关性,最早的报道来自澳大利亚,该报道发现牙周炎与 OSA 之间的关联是普通人群的 4 倍[19,20]。这一发现在国际范围内得到了广泛的证实,无论是流行病学研究还是临床研究均确认,与未患 OSA 的人群相比,OSA 人群牙周病的患病率和发病率明显更高,优势比(odds ratio, OR)为 1.6~4.1[21-25]。这种关联与牙齿缺失及其他牙周病的常见危险因素(如年龄、男性、摄入尼古丁、糖尿病和肥胖)无关[21,25]。最近的一项系统综述(共纳入 13 项研究;7 例为病例对照,6 例为横断面研究),meta 分析(共纳入 9 项研究)分析牙周炎与 OSA 之间的关系,得出牙周炎与 OSA 之间存在显著正相关的结论(校正 OR=1.66, 95%CI, 1.28~2.17, P=0.000 2)[26]。

问题仍然是牙周病与 OSA 之间是否存在因果关系,或者是否存在另一种可能性,即这种联系仅仅代表了两种慢性疾病之间的交叉,而这两种慢性疾病恰好具有多种风险因素、后果和并发症。有几种理论可以解释 OSA 与牙周病相互作用的机制。一种解释与先天免疫的紊乱和睡眠期间调节的炎症过程的改变有关[27-29]。另一种理论涉及牙周病与 OSA 之间存在共同的并发症,如肥胖和心血管疾病,这与交感神经活化的增加有关,而交感神经活化的增加又会产生氧化应激,削弱抗氧化防御能力,这两种疾病都会出现这种情况[30]。也有研究者提出假设,由于 OSA 与口腔呼吸及打鼾相关联,并由此产生间歇性低氧,这是改变微生物群落组成和造成生态失调的相关因素,从而为牙周病的发展提供了基础[28]。最后一种理论涉及各种生活方式(身体活动、饮食、压力、环境因素等)、行为(口腔卫生习惯等)和社会经济因素的影响,这些因素都可能影响牙周病和 OSA[31]。

一个需要考虑的复杂概念是夜磨牙症和牙周损伤之间的关系。一项系统回顾研究(涵盖 6 项研究)对此进行了分析,并得出结论,尽管可能存在因果关联,但缺乏证据表明磨牙是牙周损伤的原因[16]。该研究强调,需要更有力的研究来进一步阐明这一问题。

认识到牙周疾病与 OSA 之间的关联,至少可以实施筛查方案,在经过适当的培训和教育后,还可以对 OSA 进行管理。这会改善患者的整体健康状况。

4. 牙齿缺失

口腔和咽部因素在 OSA 的发病机制中起着重要作用。人们也认识到,牙齿缺失会导致口腔颌面部区域的形态学改变,从而影响气道通畅。众所周知,全牙列缺失(缺牙症)与 OSA 有关[32,33]。一项针对美国人群(25~65 岁)的研究显示,每缺失 1 颗牙齿,OSA 风险增加 2%[34]。随着缺牙数量的增加,OSA 的风险也随之增大:5~8 颗牙齿缺失的人比不缺失的人高 25%;缺失 9~31 颗牙齿的风险增加 36%;无牙者则风险增加 61%。与部分牙齿缺失相比,无牙列表现的更为明显,包括软硬组织和肌肉的解剖学改变,牙槽嵴的吸收,垂直高度的减少,下颌的重新定位和舌的休息位置后缩。这些因素都会导致上气道大小和功能受损害,从而增加OSA的风险[24,32]。

5. 牙齿和/或修复体断裂

人们通常认为夜磨牙症(SB)是导致牙齿和/或修复体折裂的主要原因[35],然而,两者之间的联系一直难以捉摸。在一项大型横断面研究中,报道称考虑到患者的特征,那些有紧咬牙、磨牙和/或牙齿紧闭等功能异常的患者更容易出现症状[36]。相反,研究发现SB和紧咬牙都不是折裂的特征风险因素[37]。值得注意的是,在这两项研究中,SB的诊断都是通过患者自己报告的,从而限制了研究的有效性。造成折裂的原因包括自然诱发特征(牙齿解剖因素和口腔咀嚼因素)和医源性原因(牙体预备和修复)。此外,功能性与非功能性特征、天然牙列与假牙列、年龄及牙齿解剖位置都会对此产生影响[38]。一项研究指出,由于咀嚼力过大或不恰当的咬合力方向可能产生更大的负荷,对磨牙症的患者在设计修复体时应更谨慎[39]。然而,并没有确凿的研究证据来支持这种说法。

6. 种植失败

种植体折裂是种植体部件最具灾难性的失败形式,因为它通常会导致种植体和修复体的脱落[40]。早期关于SB与修复体失效之间关系的研究存在争议。在一篇早期研究种植体失败的综述中,作者认为夜磨牙症和咬合负荷大是导致失败的主要原因[41]。然而,在一项对下颌种植体支持式固定修复的15年纵向随访研究中发现,失败率与磨牙和最大咬合力等咬合负荷因素并无显著关联[42]。在最近一项基于2 670例患者的回顾性研究中,为了确定种植体折裂的患病率及可能导致种植体更高折裂风险的危险因素,作者确定,与非磨牙患者相比,磨牙患者出现种植体折裂的可能性高出1 819.5%。作者认为,这是由于功能不良的咬合习惯导致潜在的咬合过大,因为这种活动增加了咬合力的大小、持续时间、频率和方向[43]。在另一项研究[44]中,对具有相同数量的患者(n=98)和相同总数的种植体(n=427)的夜磨牙症组和非夜磨牙症组进行了比较。夜磨牙症组患者有16例种植体折裂,而非夜磨牙症患者未出现任何种植体折裂。这些研究表明,夜磨牙症可能是种植体支持修复中机械并发症的重要因素,也是种植体折裂发生率较高的原因。这些结果与该小组最近进行的一项研究结果一致,该研究调查了牙齿和牙种植体联合支持的固定修复体的临床结果。他们发现,与非夜磨牙症组(0/63)相比,磨牙症组(4/20)的种植体折裂率具有统计学意义上的高显著性(P=0.004)[45]。尽管有证据表明磨牙症和种植体失败之间存在正相关,但3篇系统综述驳斥了这种关联[46-48]。这些综述的证据表明,夜磨牙症被认为可能是机械并发症(种植体折裂、螺钉固位丢失和折裂,以及修复体材料断裂或碎裂)的危险因素,然而,从生物学角度来看,其参与(骨整合问题导致种植体脱落)的意义较小。总的来说,种植体失败是多因素的,包括骨质量、数量和解剖位置、牙周病的既往存在、种植体的长度、直径和材料,以及许多其他因素。在荷兰的一项研究中,作者探讨了口腔种植医生在日常临床实践中如何处理夜磨牙症。他们得出结论,夜磨牙症通常不被认为是种植体植入的禁忌证,但关于磨牙症与骨质流失及骨整合丧失之间的相互作用存在分歧[49]。

(二)睡眠磨牙症及其与睡眠呼吸障碍的关系

从历史的角度来看,国际睡眠障碍分类对睡眠磨牙症的分类/定义已经有所发展。最初的分类将这种现象列为睡眠异常或干扰睡眠的障碍[50]。此后下一个版本将这种现象归类为与睡眠相关的运动障碍,并将其定义为一种口腔功能异常[51]。目前的解释是一种重复的下颌肌肉活动,其特征是咬牙或磨牙的下颌支撑或推动动作[52]。

一个新的定义将磨牙症定义为睡眠期间的咀嚼肌肉活动[53],其特征为有节奏的(阶段性的)或无节奏的(连续的),且不属于运动障碍或其他类型的睡眠障碍。清醒磨牙症被认为是清醒时的一种咀嚼肌肉活动,其特征是牙齿反复或持续接触和/或支撑或推动下颌骨,在其他健康个体中不是一种运动障碍。这方面已经达成共识,强调睡眠磨牙症和清醒磨牙被认为是在清醒和睡眠期间观察到的不同行为。这两种行为都被认为是多因素的情况。目前的观点认为,在健康的个体中,磨牙不应被视为一种疾病,而应被视为一种无害的行为、一种正常的生理现象,可能是某些临床后果的风险(和/或保护)因素。睡眠磨牙症只有在患者有临床症状时才被认为是病理性的或有害的,例如,咀嚼系统可能由于重度牙齿磨损、肌肉骨骼疼痛和骨折,以及影响牙齿修复和种植体植入时,才应将其视为病理性或有害行为[53, 54]。相反,它可能为个体带来潜在的有益健康结果,例如,恢复上呼吸道通畅,通过机械刺激唾液腺来改善或增强口腔唾液分泌[54]。Svensson 和 Lavigne[55]倡导磨牙症术语需要明确的两分法,以防止混淆,并有助于更好地理解磨牙症的临床意义和理想的处置策略。因此,他们建议采用术语“正常磨牙症”来描述磨牙症,无论是在睡眠期间还是在清醒状态下,这要么与积极的健康有关,要么可以被认为是对口腔和一般健康状况无害的行为,而术语“病理性磨牙症”用于描述与病理性或负面健康结果相关的磨牙症(睡眠或清醒)。然而,这种二分法可能过于纯粹,因为在单个个体的水平上,磨牙可能是有害的,也可能是有益的。当患有 OSA 的个体可能受益于磨牙改善或恢复上呼吸道通畅,但同时遭受咀嚼肌疼痛的有害影响时,就会发生这种情况[54]。

由于睡眠磨牙症(SB)可能是中枢神经系统对唤醒的一种反应,以及 OSA 导致睡眠唤醒,促使人们考虑这些情况之间的联系,尽管很复杂。事实上,一些研究已经报道了 SB 和 OSA 之间的显著相关性[56, 57]。另一项研究报道了阳性结果,指出只有当考虑到 OSA 的严重程度时,两者才存在相关性[58]。然而,两项综述得出结论,缺乏确凿的科学证据来确定两者之间的明确联系[59, 60]。最近的一项综述旨在阐明 SB 和 OSA 之间的联系和因果关系,研究了支持和不支持这种联系的证据[61]。这些研究似乎表明 SB 和 OSA 具有共同的机制。然而,为了得出更明确的结论,并为从业者提供更清晰的方法,应该开展更多的研究,采用更稳健和有力的方法,纳入更大的样本量,包括健康患者作为对照组(表 7-1)。

表 7-1　SB 与 OSA 之间存在关联和因果关系的证据[61]

支持的发现(n=4)	不支持的发现(n=3)
1. OSA 患者的一个亚型可能有 SB,作为对呼吸事件的保护性反应	1. AH 发作与非特异性 SB 运动活动有关
2. 大多数磨牙症发作发生在 AH 事件结束后不久	2. SB 发作与 AH 事件的结束没有直接关系
3. 磨牙症发作继发于 AH 事件引起的觉醒	3. OSA 患者的 SB 事件发生率不高于对照组
4. SB 和 AH 事件的发生频率有相关性	

SB. 睡眠磨牙症;OSA. 阻塞性睡眠呼吸暂停;AH. 呼吸暂停/低呼吸。

(三)睡眠和疼痛之间的关系

睡眠和疼痛是一种双向关系。很多时候,睡眠障碍会导致疼痛,反之亦然,相应地,对其中一个问题的治疗往往会使另一个问题的情况得到改善。了解这一点可能会帮助我们调整治疗方案。

（四）口面部疼痛和睡眠的流行病学

口面部疼痛（orofacial pain，OFP）广义上是指局限于面部和/或口腔结构的疼痛。根据时间模式（疼痛持续时间超过或少于 3 个月），可分为急性或慢性，其患病率为 16.1%～32.2%[62]。在英国和巴西进行的两项基于人群的大型横断面研究中，成年人 OFP 的患病率估计分别为 25.8%（最近 1 个月的疼痛）[63] 和 55.5%（最近 6 个月的疼痛）[64]。

睡眠对于维持认知和身体健康至关重要，而认知和身体健康的改变可能对个人产生深远影响。睡眠障碍情况难以在人群水平进行测量。美国一项大型横断面研究发现，男性睡眠障碍的患病率从 13.7%（70～74 岁）到 18.1%（18～24 岁），女性的患病率从 17.7%（80 岁或以上）到 25.1%（18～24 岁）。然而，睡眠障碍的报道普遍随着年龄的增长而减少[65]。

OFP 可能与心理压力、残疾、生活质量差和睡眠质量差有关[62]。事实上，最近的一项调查显示，在随访期间睡眠质量恶化的参与者中，患颞下颌关节紊乱病（temporomandibular disorder，TMD）的风险更大（调整后的风险比 =1.73），并且主观睡眠质量在疼痛性颞下颌关节紊乱病发作前逐渐恶化[66]。

同样，一项大型横断面研究发现，Pittsburgh 睡眠质量指数（Pittsburgh Sleep Quality Index，PSQI）评分每增加一个标准差，颞下颌关节紊乱病（TMD）的风险就会增加约 2 倍（OR=1.84），头痛的风险会降低（OR=1.72）。OSA 症状与 TMD 之间的相关性更为显著（OR=2.49），但与头痛的相关性较低（OR=1.42）[67]。

（五）神经解剖学和功能改变

神经影像学研究发现，睡眠障碍患者可能出现中枢神经系统结构和功能的改变。据报道，失眠患者在非快速眼动（NREM）睡眠期早期和觉醒期间的皮质区域活动减少，而几个参与睡眠/觉醒调节的皮质下区域活动增加，包括从清醒状态到睡眠状态过渡期间的边缘区和旁边缘区[68]。

另外，在 OSA 患者中，研究发现前额叶、前扣带、海马和顶叶皮质的功能发生改变。然而，对大脑结构的改变是持续性的，并且在气道正压治疗后似乎仅部分消失[68]。

（六）神经化学的参与和影响

睡眠也与先天免疫系统相互关联；大量证据表明，炎性细胞因子对睡眠具有稳态调节作用[69]。

最近，一项旨在评估睡眠障碍和睡眠持续时间对炎症的影响和相关作用大小（effect size，ES）之间关系的系统综述发现，睡眠障碍与较高水平的 C 反应蛋白（CRP）（ES.12）和 IL-6（ES.20）相关，而较短的睡眠持续时间与较高水平的 C 反应蛋白（CRP）（ES.09）相关，但与 IL-6（ES.03）无关。相反，睡眠障碍和睡眠时长均与高水平的肿瘤坏死因子 TNF-α 不相关[70]。

（七）睡眠和口面部疼痛状况

尽管进行了广泛的调查，但睡眠与口面部疼痛（OFP）障碍之间关联的确切性质和方向仍有待阐明[71]；有人假设它们可能在双向模型中相互影响[72]，这可能是因为它们可能共享一些病理生理机制，如头痛和睡眠障碍，从而使它们紧密相关[73]。

（八）神经与血管（头痛）

头痛和睡眠障碍之间复杂而广泛的神经生理学和解剖学相互作用使两者互为风险因素。一方面，糟糕的睡眠质量和睡眠时间不足会引发头痛，另一方面，头痛可能发生在睡眠的任何阶段，导致随后的睡眠中断[71]。

1. 偏头痛

偏头痛是一种以单侧中度或重度疼痛为特征的原发性头痛，其性质为阵发性、搏动性；常规体力活动可加重偏头痛，并可伴有恶心和/或畏光和畏声[72]。这种类型的头痛可能伴有不同类型的睡眠问题，这是由于参与偏头痛和睡眠-觉醒周期调节的共同神经系统通路（间脑和脑干区域）功能失调所致[74, 75]。

多项流行病学研究对偏头痛与失眠之间的关联进行了评估。在一项基于人群的大型研究中发现，偏头痛患者的失眠患病率（25.9%）高于非偏头痛性头痛患者（15.1%），失眠患者的偏头痛患病率（12.8% vs. 4.4%，$P < 0.001$）和非偏头痛性头痛患病率（59.0% vs. 39.9%，$P < 0.001$）均高于无失眠患者[76]。类似地，与无偏头痛患者相比，偏头痛患者在 11 年后患失眠的风险增加了 1 倍[77]。

关于偏头痛和 SRBD 的数据似乎存在争议。一项基于人群的大型研究显示，与对照组相比，SRBD 患者发生偏头痛的总体校正风险为 2.43。中年人中，男性的发病率高于女性[78]。相反，另一项专门针对阻塞性呼吸暂停（OSA）的研究未能证明两种类型的偏头痛（有先兆和无先兆）与 OSA 之间的关系[79]。

2. 紧张性头痛

紧张性头痛是最常见的头痛类型，其特征是双侧太阳穴和枕部疼痛，疼痛的性质表现为压迫感或紧绷感，强度为轻至中度。紧张性头痛不会因身体活动而加重，也不会伴随恶心，相反，可能会出现畏光或畏声的症状[72]。

紧张性头痛与睡眠障碍密切相关，睡眠障碍常导致该病的急性发作[80]。睡眠不足和睡眠过度都是紧张性头痛的常见诱因，26%～72% 的紧张性头痛患者存在睡眠不足问题，13% 的患者则表现为睡眠过度[81]。

在一项基于人群的研究中，紧张性头痛患者的失眠患病率明显高于无头痛患者（13.2% vs 5.8%，$P < 0.001$）[82]。此外，一项美国全国性调查报道指出，在 11 年的随访期内，频繁和慢性紧张性头痛患者发生失眠的风险更高［相对风险率（RR）分别为 1.4 和 2.5］[83]。相反，OSA 与紧张性头痛之间并未发现明显的关联：OSA 的存在和严重程度似乎对一般人群中紧张性头痛的存在和发作频率无显著影响[84]。

3. 丛集性头痛

丛集性头痛是一种三叉神经自主性头痛，可以是阵发性或慢性的，其特征是严重的短暂搏动性疼痛、单侧眶周疼痛、主要自主神经激活，发作可连续数周或数月，缓解期为数月至数年[72]。

睡眠与丛集性头痛之间的关系已被广泛研究：睡眠似乎可以作为丛集性头痛的触发因素，因为丛集性头痛发作经常发生在睡眠期间，并且睡眠并不能缓解症状[85]。

在一项多导睡眠图（PSG）研究中，与对照组相比，丛集性头痛患者的快速动眼（REM）

睡眠比例减少（17.3% vs. 23.0%，P=0.003 7），REM 潜伏期延长（2.0h vs. 1.2h，P=0.001 2），觉醒次数减少（7.34 vs. 14.1，P=0.003），与呼吸暂停事件或特定睡眠阶段无关[86]。

研究发现，丛集性头痛发作可发生在快速动眼（REM）和非快速眼动（NREM）睡眠期间，但更可能发生在 NREM 睡眠期间，尤其是第二阶段 NREM 睡眠期间[87]。丛集性头痛患者也更容易发生睡眠呼吸障碍（SBD），这表明在某些情况下，未被识别的睡眠呼吸障碍（SBD）可能引发丛集性头痛[88]。

然而，丛集性头痛和睡眠呼吸障碍（特别是阻塞性睡眠呼吸暂停）之间的这种关联只能在活跃的群集发作期间被发现，而在无症状间期则未观察到。此外，有研究表明，丛集性头痛患者不仅存在阻塞性呼吸暂停，还可能存在中心性呼吸暂停[89]。

（九）其他值得关注的头痛类型

1. 慢性发作型偏头痛

这也被称为吲哚美辛敏感性头痛，因为它对这种药物（吲哚美辛）有反应。慢性发作型偏头痛被认为是丛集性头痛的一种变体。它与快速眼动（REM）睡眠有关，可能会使患者醒来。

2. 睡眠性头痛

与快速眼动（REM）睡眠有关。可能持续 1～2h，可能与做梦有关。通常发生在老年人身上。它对阿司匹林和吲哚美辛都有反应。咖啡因虽然是一种提神的化学物质，但也可能对缓解头痛有帮助。

（十）神经痛

神经痛被定义为沿着神经走行发生的疼痛。三叉神经痛（trigeminal neuralgia，TN）是一种疼痛性脑神经病变，以反复发作的单侧短暂电击样疼痛为特征，通常由无害刺激触发，起止突然，仅分布于三叉神经，触发后有一段不应期[72]。

TN 通常与睡眠障碍有关；事实上，睡眠质量似乎与三叉神经痛的电击样疼痛有关[90]。在一项基于全国人口的回顾性队列研究中，10 年随访期间 TN 患者发生睡眠障碍的风险是对照组的 2.17 倍[91]。

另一项研究通过问卷调查来评估睡眠障碍，据报道，31% 的患者经常在夜间因 TN 发作而醒来，30% 的患者偶尔会醒来，只有 15% 的患者很少醒来。因此，我们发现 TN 会导致夜间觉醒，而且这种发作在夜间清醒期内通常不会发生[92]。

（十一）神经病变

神经病变与神经的损伤或功能障碍有关，可能导致刺痛或灼痛、麻木和感觉改变。

1. 创伤后

创伤后疼痛性三叉神经病变（painful posttraumatic trigeminal neuropathy，PPTN）是一种以三叉神经外伤后单侧面部或口腔疼痛为特征的脑神经病变，伴有或不伴有其他三叉神经功能障碍的症状和/或临床体征[72]。

PPTN 患者可能出现睡眠障碍，与其他慢性口面部疼痛（OFP）（如头痛、颞下颌关节紊乱病（TMD）或 TN 相比无显著差异[90]。最近的一项调查报道显示，75% 的 PPTN 患者的 Pittsburgh 睡眠质量指数（PSQI）得分达到 5 分及以上，50% 的患者的总分达到 11 分及以上，PPTN 患者的睡眠质量指数与除疼痛外的生活质量存在显著的负相关性[93]。

2. 灼口综合征

灼口综合征（burning mouth syndrome，BMS）是脑神经病变的一种形式，其特征为每天 2h 以上反复发作的口腔内烧灼感或感觉异常，持续时间超过 3 个月，且在临床上没有明显的致病性病变[72]。

多项研究表明灼口综合征患者存在睡眠障碍[94-96]。最近的一项大型多中心研究表明，约 80% 的灼口综合征患者睡眠质量较差，PSQI 中位数为 9 分，而对照组为 4 分（$P <$ 0.001）[97]。最近在不同地区进行的另一项研究也证实了这些结果[98]。

3. 颞下颌关节紊乱病

颞下颌关节紊乱病（TMD）包括一组影响颅面咀嚼系统和颞下颌关节的肌肉骨骼疾病[71]。

最近的一项系统综述发现：疼痛性 TMD 与睡眠质量之间存在关联，其中疼痛的存在似乎是影响 TMD 患者睡眠质量的强烈因素[99]。此外，随着 TMD 严重程度的增加，平均 PSQI 评分显著增加，这意味着疾病严重程度越高，睡眠质量越低。无论症状的严重程度如何，与非疼痛性 TMD 对照组相比，疼痛性 TMD 患者的睡眠质量较差[100]。

巴西的一项大型调查报道称，疼痛性 TMD 受试者有较严重的睡眠障碍，主要是轴 I 型疼痛性 TMD 组[101]，且出现疼痛症状的风险增加了 4 倍[102]。然而，最近有研究表明，相较于多导睡眠图（PSG）评估的睡眠障碍或肌筋膜疼痛，抑郁更能解释疼痛性 TMD 女性患者睡眠质量差的原因[103]。

4. 肌筋膜疼痛

肌筋膜疼痛与睡眠障碍有关，主要是失眠。一项纵向的长期研究报道称，失眠患者发生肌筋膜疼痛的可能性是对照组的 1.93 倍[104]。这些结果得到了一项以多导睡眠监测（PSG）进行的研究的证实，在该研究中，肌筋膜疼痛患者有更多的片段化睡眠，同时与呼吸努力相关觉醒（RERA）事件的频率有所增加[105]。

5. 颞下颌关节

据报道，颞下颌关节（TMJ）严重退行性改变在睡眠质量差的组中比在睡眠质量好的组中更普遍（74% vs. 44%）；睡眠质量差的组发生严重颞下颌关节退行性改变（5 个及以上体征）的风险是睡眠质量好的组的 5.8 倍[106]。

最近的一项研究表明，用 PSQI 测量，颞下颌关节有咔嗒声且伴疼痛的患者的睡眠障碍比无疼痛的患者更为突出，PSQI 每增加 1 分，颞下颌关节咔嗒声和疼痛同时发生的可能性增加 1.683 倍[107]。然而，另一项研究显示，在平均年龄为 46 岁的女性中，颞下颌关节退行性改变的患病率较高，但与睡眠质量模式无关[108]。

最后，与对照组相比，有睡眠障碍的患者耳前出现弹响和磨擦声，同时伴张口困难的现象更为普遍（30.4% vs. 12.8%），出现颞下颌关节声响的风险比对照组高 3 倍[102]。

二、结论

鉴于各种口腔和口面部疼痛（OFP）与睡眠和睡眠障碍之间的关系，强烈建议临床医生对患者进行系统和全面的评估，以识别这些疾病之间可能存在的后果和关联，进而制订和实施个性化的联合干预管理策略。始终保持疼痛和睡眠具有双向关系的认知，因此，两者通常都需要引起关注，以便获得最佳结果。

参考文献

1 Koyano, K., Tsukiyama, Y., Ichiki, R. et al. (2008). Assessment of bruxism in the clinic. *J. Oral Rehabil.* 35 (7): 495–508.

2 Wetselaar, P. and Lobbezoo, F. (2016). The tooth wear evaluation system: a modular clinical guideline for the diagnosis and management planning of worn dentitions. *J. Oral Rehabil.* 43 (1): 69–80.

3 Yoshizawa, S., Suganuma, T., Takaba, M. et al. (2014). Phasic jaw motor episodes in healthy subjects with or without clinical signs and symptoms of sleep bruxism: a pilot study. *Sleep Breath.* 18 (1): 187–193.

4 Abe, S., Yamaguchi, T., Rompre, P.H. et al. (2009). Tooth wear in young subjects: a discriminator between sleep bruxers and controls? *Int. J. Prosthodont.* 22 (4): 342–350.

5 Palinkas, M., De Luca, C.G., Rodrigues, L.A. et al. (2015). Comparative capabilities of clinical assessment, diagnostic criteria, and polysomnography in detecting sleep bruxism. *J. Clin. Sleep Med.* 11 (11): 1319–1325.

6 Castroflorio, T., Bargellini, A., Rossini, G. et al. (2015). Agreement between clinical and portable EMG/ECG diagnosis of sleep bruxism. *J. Oral Rehabil.* 42 (10): 759–764.

7 Manfredini, D., Lombardo, L., Visentin, A. et al. (2019). Correlation between sleep-time masseter muscle activity and tooth wear: an electromyographic study. *J. Oral Fac. Pain Headache* 33 (2): 199–204.

8 Jonsgar, C., Hordvik, P.A., Berge, M.E. et al. (2015). Sleep bruxism in individuals with and without attrition-type tooth wear: an exploratory matched case-control electromyographic study. *J. Dent.* 43 (12): 1504–1510.

9 Wetselaar, P., Manfredini, D., Ahlberg, J. et al. (2019). Associations between tooth wear and dental sleep disorders: a narrative overview. *J. Oral Rehabil.* 46 (8): 765–775.

10 Johansson, A., Johansson, A.K., Omar, R. et al. (2008). Rehabilitation of the worn dentition. *J. Oral Rehabil.* 35 (7): 548–566.

11 Lobbezoo, F., Ahlberg, J., Manfredini, D. et al. (2012). Are bruxism and the bite causally related? *J. Oral Rehabil.* 39 (7): 489–501.

12 Lobbezoo, F. and Naeije, M. (2001). Bruxism is mainly regulated centrally, not peripherally. *J. Oral Rehabil.* 28 (12): 1085–1091.

13 Duran-Cantolla, J., Alkhraisat, M.H., Martinez-Null, C. et al. (2015). Frequency of obstructive sleep apnea syndrome in dental patients with tooth wear. *J. Clin. Sleep Med.* 11 (4): 445–450.

14 Jepsen, S., Caton, J.G., Albandar, J.M. et al. (2018). Periodontal manifestations of systemic diseases and developmental and acquired conditions: consensus report of workgroup 3 of the 2017 World Workshop on the Classification of Periodontal and Peri-Implant Diseases and Conditions. *J. Periodontol.* 89 (Suppl 1): S237–S248.

15 Fan Jand Caton, J.G. (2018). Occlusal trauma and excessive occlusal forces: narrative review, case definitions, and diagnostic considerations. *J. Periodontol.* 89 (Suppl 1): S214–S222.

16 Manfredini, D., Ahlberg, J., Mura, R. et al. (2015). Bruxism is unlikely to cause damage to the periodontium: findings from a systematic literature assessment. *J. Periodontol.* 86 (4): 546–555.

17 Carra, M.C., Schmitt, A., Thomas, F. et al. (2017). Sleep disorders and oral health: a cross-sectional study. *Clin. Oral Investig.* 21 (4): 975–983.

18 Lee, C.F., Lin, M.C., Lin, C.L. et al. (2014). Non-apnea sleep disorder increases the risk of periodontal disease: a retrospective population-based cohort study. *J. Periodontol.* 85 (4): e65–e71.

19 Gunaratnam, K., Taylor, B., Cistulli, P. et al. (2008). Periodontitis and sleep apnoea. *Ann.*

R. Australas. Coll. Dent. Surg. 19: 48–49.

20　Gunaratnam, K., Taylor, B., Curtis, B. et al. (2009). Obstructive sleep apnoea and periodontitis: a novel association? *Sleep Breath.* 13 (3): 233–239.

21　Sanders, A.E., Essick, G.K., Beck, J.D. et al. (2015). Periodontitis and sleep disordered breathing in the hispanic community health study/study of latinos. *Sleep* 38 (8): 1195–1203.

22　Keller, J.J., Wu, C.S., Chen, Y.H. et al. (2013). Association between obstructive sleep apnoea and chronic periodontitis: a population-based study. *J. Clin. Periodontol.* 40 (2): 111–117.

23　Gamsiz-Isik, H., Kiyan, E., Bingol, Z. et al. (2017). Does obstructive sleep apnea increase the risk for periodontal disease? A case–control study. *J. Periodontol.* 88 (5): 443–449.

24　Sales-Peres, S.H., Groppo, F.C., Rojas, L.V. et al. (2016). Periodontal status in morbidly obese patients with and without obstructive sleep apnea syndrome risk: a cross-sectional study. *J. Periodontol.* 87 (7): 772–782.

25　Seo, W.H., Cho, E.R., Thomas, R.J. et al. (2013). The association between periodontitis and obstructive sleep apnea: a preliminary study. *J. Periodontal. Res.* 48 (4): 500–506.

26　Al-Jewair, T.A.I., Stellrecht, E., Koch, R. et al. (2020). An update on the association between periodontitis and obstructive sleep apnea. *Curr. Oral Health Rep.* 7: 189–201.

27　Nizam, N., Basoglu, O.K., Tasbakan, M.S. et al. (2016). Is there an association between obstructive sleep apnea syndrome and periodontal inflammation? *Clin. Oral Investig.* 20 (4): 659–668.

28　Nizam, N., Basoglu, O.K., Tasbakan, M.S. et al. (2015). Do salivary and serum collagenases have a role in an association between obstructive sleep apnea syndrome and periodontal disease? A preliminary case–control study. *Arch. Oral Biol.* 60 (1): 134–143.

29　Nizam, N., Basoglu, O.K., Tasbakan, M.S. et al. (2014). Salivary cytokines and the association between obstructive sleep apnea syndrome and periodontal disease. *J. Periodontol.* 85 (7): e251–e258.

30　Kumar, J., Teoh, S.L., Das, S. et al. (2017). Oxidative stress in oral diseases: understanding its relation with other systemic diseases. *Front. Physiol.* 8: 693.

31　Carra, M.C., Thomas, F., Schmitt, A. et al. (2016). Oral health in patients treated by positive airway pressure for obstructive sleep apnea: a population-based case-control study. *Sleep Breath.* 20 (1): 405–411.

32　Bucca, C., Cicolin, A., Brussino, L. et al. (2006). Tooth loss and obstructive sleep apnoea. *Respir. Res.* 7: 8.

33　Endeshaw, Y.W., Katz, S., Ouslander, J.G. et al. (2004). Association of denture use with sleep-disordered breathing among older adults. *J. Publ. Health Dent.* 64 (3): 181–183.

34　Sanders, A.E., Akinkugbe, A.A., Slade, G.D. et al. (2016). Tooth loss and obstructive sleep apnea signs and symptoms in the US population. *Sleep Breath.* 20 (3): 1095–1102.

35　Lubisich, E.B., Hilton, T.J., and Ferracane, J. (2010). Cracked teeth: a review of the literature. *J. Esthet. Restor. Dent.* 22 (3): 158–167.

36　Hilton, T.J., Funkhouser, E., Ferracane, J.L. et al. (2018). Associations of types of pain with crack-level, tooth-level and patient-level characteristics in posterior teeth with visible cracks: findings from the National Dental Practice-Based Research Network. *J. Dent.* 70: 67–73.

37　Qiao, F., Chen, M., Hu, X. et al. (2017). Cracked teeth and poor oral masticatory habits: a matched case–control study in China. *J. Endod.* 43 (6): 885–889.

38　Banerji, S., Mehta, S.B., and Millar, B.J. (2010). Cracked tooth syndrome. Part 1: aetiology and diagnosis. *Br. Dent. J.* 208 (10): 459–463.

39　Johansson, A., Omar, R., and Carlsson, G.E. (2011). Bruxism and prosthetic treatment: a critical review. *J. Prosthodont. Res.* 55 (3): 127–136.

40　Traini, T., De Paoli, S., Caputi, S. et al. (2006). Collagen fiber orientation near a fractured dental implant after a 5-year loading period: case report. *Implant Dent.* 15 (1): 70–76.

41　Esposito, M., Hirsch, J.M., Lekholm, U. et al. (1998). Biological factors contributing to failures of osseointegrated oral implants. (II). Etiopathogenesis. *Eur. J. Oral Sci.* 106 (3): 721–764.

42 Lindquist, L.W., Carlsson, G.E., and Jemt, T. (1996). A prospective 15-year follow-up study of mandibular fixed prostheses supported by osseointegrated implants. Clinical results and marginal bone loss. *Clin. Oral Implants Res.* 7 (4): 329–336.

43 Chrcanovic, B.R., Kisch, J., Albrektsson, T. et al. (2018). Factors influencing the fracture of dental implants. *Clin. Implant. Dent. Relat. Res.* 20 (1): 58–67.

44 Chrcanovic, B.R., Kisch, J., Albrektsson, T. et al. (2017). Bruxism and dental implant treatment complications: a retrospective comparative study of 98 bruxer patients and a matched group. *Clin. Oral Implants Res.* 28 (7): e1–e9.

45 Chrcanovic, B.R., Kisch, J., and Larsson, C. (2020). Analysis of technical complications and risk factors for failure of combined tooth-implant-supported fixed dental prostheses. *Clin. Implant. Dent. Relat. Res..*

46 Manfredini, D., Poggio, C.E., and Lobbezoo, F. (2014). Is bruxism a risk factor for dental implants? A systematic review of the literature. *Clin. Implant Dent. Relat. Res.* 16 (3): 460–469.

47 Hsu, Y.T., Fu, J.H., Al-Hezaimi, K. et al. (2012). Biomechanical implant treatment complications: a systematic review of clinical studies of implants with at least 1 year of functional loading. *Int. J. Oral Maxillofac. Implants* 27 (4): 894–904.

48 Zhou, Y., Gao, J., Luo, L. et al. (2016). Does bruxism contribute to dental implant failure? A systematic review and meta-analysis. *Clin. Implant Dent. Relat. Res.* 18 (2): 410–420.

49 Thymi, M., Rollman, A., Visscher, C.M. et al. (2018). Experience with bruxism in the everyday oral implantology practice in the Netherlands: a qualitative study. *BDJ Open.* 4: 17040.

50 Thorpy, M.J. and Diagnostic Classification Steering Committee (1990). *The International Classification of Sleep Disorders: Diagnostic and Coding Manual.* American Sleep Disorders Association: Rochester.

51 American Academy of Sleep Medicine (ed). Sleep related bruxism. *ICSD-2 International Classification of Sleep Disorders: Diagnosis and Coding Manual*, 2nd ed; Westchester: American Academy of Sleep Medicine, 2005; p.189–192.

52 American Academy of Sleep Medicine (2014). *The International Classification of Sleep Disorders*, 3e. American Academy of Sleep Medicine: Darien.

53 Lobbezoo, F., Ahlberg, J., Raphael, K.G. et al. (2018). International consensus on the assessment of bruxism: report of a work in progress. *J. Oral Rehabil.* 45 (11): 837–844.

54 Lobbezoo, F., Ahlberg, J., Aarab, G. et al. (2020). Why using 'harmless behaviour', 'risk factor' and 'protective factor' as terms describing the various possible consequences of bruxism is still the best option. *J. Oral Rehabil.* 48: 762–763.

55 Svensson, P. and Lavigne, G. (2020). Clinical bruxism semantics beyond academic debates: Normo- and patho-bruxism as a new proposal. *J. Oral Rehabil.* 47 (5): 547–548.

56 Ohayon, M.M., Li, K.K., and Guilleminault, C. (2001). Risk factors for sleep bruxism in the general population. *Chest* 119 (1): 53–61.

57 Hosoya, H., Kitaura, H., Hashimoto, T. et al. (2014). Relationship between sleep bruxism and sleep respiratory events in patients with obstructive sleep apnea syndrome. *Sleep Breath.* 18 (4): 837–844.

58 Martynowicz, H., Gac, P., Brzecka, A. et al. (2019). The relationship between sleep bruxism and obstructive sleep apnea based on polysomnographic findings. *J. Clin. Med.* 8 (10): 1653.

59 De Luca, C.G., Singh, V., Gozal, D. et al. (2014). Sleep bruxism and sleep-disordered breathing: a systematic review. *J. Oral Fac. Pain Headache* 28 (4): 299–305.

60 Jokubauskas, L. and Baltrusaityte, A. (2017). Relationship between obstructive sleep apnoea syndrome and sleep bruxism: a systematic review. *J. Oral Rehabil.* 44 (2): 144–153.

61 da Costa Lopes, A.J., Cunha, T.C.A., Monteiro, M.C.M. et al. (2020). Is there an association between sleep bruxism and obstructive sleep apnea syndrome? A systematic review. *Sleep Breath.*

24 (3): 913–921.

62 Ananthan, S. and Benoliel, R. (2020). Chronic orofacial pain. *J. Neural. Transm. (Vienna)* 127 (4): 575–588.

63 Macfarlane, T.V., Blinkhorn, A.S., Davies, R.M. et al. (2002). Oro-facial pain in the community: prevalence and associated impact. *Commun. Dent. Oral Epidemiol.* 30 (1): 52–60.

64 de Siqueira, S.R., Vilela, T.T., and Florindo, A.A. (2015). Prevalence of headache and orofacial pain in adults and elders in a Brazilian community: an epidemiological study. *Gerodontology* 32 (2): 123–131.

65 Grandner, M.A. (2017). Sleep, health, and society. *Sleep Med. Clin.* 12 (1): 1–22.

66 Sanders, A.E., Akinkugbe, A.A., Bair, E. et al. (2016). Subjective sleep quality deteriorates before development of painful temporomandibular disorder. *J. Pain.* 17 (6): 669–677.

67 Sanders, A.E., Greenspan, J.D., Fillingim, R.B. et al. (2020). Associations of sleep disturbance, atopy, and other health measures with chronic overlapping pain conditions. *J. Oral Fac. Pain Headache* 34: s73–s84.

68 Desseilles, M., Dang-Vu, T., Schabus, M. et al. (2008). Neuroimaging insights into the pathophysiology of sleep disorders. *Sleep* 31 (6): 777–694.

69 Irwin, M.R. and Opp, M.R. (2017). Sleep health: reciprocal regulation of sleep and innate immunity. *Neuropsychopharmacology* 42 (1): 129–155.

70 Irwin, M.R., Olmstead, R., and Carroll, J.E. (2016). Sleep disturbance, sleep duration, and inflammation: a systematic review and meta-analysis of cohort studies and experimental sleep deprivation. *Biol. Psychiatry* 80 (1): 40–52.

71 Klasser, G.D., Almoznino, G., and Fortuna, G. (2018). Sleep and orofacial pain. *Dent. Clin. North Am.* 62 (4): 629–656.

72 Almoznino, G., Benoliel, R., Sharav, Y. et al. (2017). Sleep disorders and chronic craniofacial pain: characteristics and management possibilities. *Sleep Med. Rev.* 33: 39–50.

73 Holland, P.R. (2014). Headache and sleep: shared pathophysiological mechanisms. *Cephalalgia* 34 (10): 725–744.

74 Dodick, D.W., Eross, E.J., Parish, J.M. et al. (2003). Clinical, anatomical, and physiologic relationship between sleep and headache. *Headache* 43 (3): 282–292.

75 Holland, P.R., Barloese, M., and Fahrenkrug, J. (2018). PACAP in hypothalamic regulation of sleep and circadian rhythm: importance for headache. *J. Headache Pain* 19 (1): 20.

76 Kim, J., Cho, S.J., Kim, W.J. et al. (2018). Impact of migraine on the clinical presentation of insomnia: a population-based study. *J. Headache Pain* 19 (1): 86.

77 Odegard, S.S., Sand, T., Engstrom, M. et al. (2013). The impact of headache and chronic musculoskeletal complaints on the risk of insomnia: longitudinal data from the Nord-Trondelag health study. *J. Headache Pain* 14: 24.

78 Harnod, T., Wang, Y.C., and Kao, C.H. (2015). Association of migraine and sleep-related breathing disorder: a population-based cohort study. *Medicine (Baltimore)* 94 (36): e1506.

79 Kristiansen, H.A., Kvaerner, K.J., Akre, H. et al. (2011). Migraine and sleep apnea in the general population. *J. Headache Pain* 12 (1): 55–61.

80 Ferini-Strambi, L., Galbiati, A., and Combi, R. (2019). Sleep disorder-related headaches. *Neurol. Sci.* 40 (Suppl 1): 107–113.

81 Cho, S.J., Song, T.J., and Chu, M.K. (2019). Sleep and tension-type headache. *Curr. Neurol. Neurosci. Rep.* 19 (7): 44.

82 Kim, J., Cho, S.J., Kim, W.J. et al. (2017). Insomnia in tension-type headache: a population-based study. *J. Headache Pain.* 18 (1): 95.

83 Odegard, S.S., Sand, T., Engstrom, M. et al. (2011). The long-term effect of insomnia on primary headaches: a prospective population-based cohort study (HUNT-2 and HUNT-3). *Headache* 51 (4):

570–580.

84 Kristiansen, H.A., Kvaerner, K.J., Akre, H. et al. (2011). Tension-type headache and sleep apnea in the general population. *J. Headache Pain.* 12 (1): 63–69.

85 Pergolizzi, J.V., Magnusson, P., LeQuang, J.A. et al. (2020). Exploring the connection between sleep and cluster headache: a narrative review. *Pain Ther.* 9 (2): 359–371.

86 Barloese, M.C., Jennum, P.J., Lund, N.T. et al. (2015). Sleep in cluster headache – beyond a temporal rapid eye movement relationship? *Eur. J. Neurol.* 22 (4): 656–e40.

87 Terzaghi, M., Ghiotto, N., Sances, G. et al. (2010). Episodic cluster headache: NREM prevalence of nocturnal attacks. Time to look beyond macrostructural analysis? *Headache* 50 (6): 1050–1054.

88 Chervin, R.D., Zallek, S.N., Lin, X. et al. (2000). Sleep disordered breathing in patients with cluster headache. *Neurology* 54 (12): 2302–2306.

89 Evers, S., Barth, B., Frese, A. et al. (2014). Sleep apnea in patients with cluster headache: a case–control study. *Cephalalgia* 34 (10): 828–832.

90 Haviv, Y., Zini, A., Etzioni, Y. et al. (2017). The impact of chronic orofacial pain on daily life: the vulnerable patient and disruptive pain. *Oral Surg. Oral Med. Oral Pathol. Oral Radiol.* 123 (1): 58–66.

91 Wu, T.H., Hu, L.Y., Lu, T. et al. (2015). Risk of psychiatric disorders following trigeminal neuralgia: a nationwide population-based retrospective cohort study. *J. Headache Pain* 16: 64.

92 Devor, M., Wood, I., Sharav, Y. et al. (2008). Trigeminal neuralgia during sleep. *Pain Pract.* 8 (4): 263–268.

93 Vazquez-Delgado, E., Viaplana-Gutierrez, M., Carlson, C. et al. (2018). Sleep quality and psychosocial characteristics of patients with painful post-traumatic trigeminal neuropathies. *Oral Surg. Oral Med. Oral Pathol. Oral Radiol.* 126 (4): 342–348.

94 Adamo, D., Schiavone, V., Aria, M. et al. (2013). Sleep disturbance in patients with burning mouth syndrome: a case–control study. *J. Orofac. Pain* 27 (4): 304–313.

95 Chainani-Wu, N., Madden, E., and Silverman, S. (2011). A case–control study of burning mouth syndrome and sleep dysfunction. *Oral Surg. Oral Med. Oral Pathol. Oral Radiol. Endod.* 112 (2): 203–208.

96 Lopez-Jornet, P., Lucero-Berdugo, M., Castillo-Felipe, C. et al. (2015). Assessment of self-reported sleep disturbance and psychological status in patients with burning mouth syndrome. *J. Eur. Acad. Dermatol. Venereol.* 29 (7): 1285–1290.

97 Adamo, D., Sardella, A., Varoni, E. et al. (2018). The association between burning mouth syndrome and sleep disturbance: a case–control multicentre study. *Oral Dis.* 24 (4): 638–649.

98 Lee, G.S., Kim, H.K., and Kim, M.E. (2019). Relevance of sleep, pain cognition, and psychological distress with regard to pain in patients with burning mouth syndrome. *Cranio* 1–9.

99 Dreweck, F.D.S., Soares, S., Duarte, J. et al. (2020). Association between painful temporomandibular disorders and sleep quality: a systematic review. *J. Oral Rehabil.* 47 (8): 1041–1051.

100 Zamani, A., Haghnegahdar, A., and Vossoughi, M. (2019). Evaluation of association between the severity of temporomandibular disorders and quality of sleep in a selected iranian population. *Front. Dent.* 16 (3): 206–213.

101 Rehm, D.D., Progiante, P.S., Pattussi, M.P. et al. (2020). Sleep disorders in patients with temporomandibular disorders (TMD) in an adult population-based cross-sectional survey in Southern Brazil. *Int. J. Prosthodont.* 33 (1): 9–13.

102 Pereira, D., Progiante, P., Pattussi, M. et al. (2020). Study on the association between sleep disorders versus oral health related variables. *Med. Oral Patol. Oral Cir. Bucal.* 26: e164–e171.

103 Dubrovsky, B., Janal, M.N., Lavigne, G.J. et al. (2017). Depressive symptoms account for

differences between self-reported versus polysomnographic assessment of sleep quality in women with myofascial TMD. *J. Oral Rehabil.* 44 (12): 925–933.

104 Lin, W.C., Shen, C.C., Tsai, S.J. et al. (2017). Increased risk of myofascial pain syndrome among patients with insomnia. *Pain Med.* 18 (8): 1557–1565.

105 Dubrovsky, B., Raphael, K.G., Lavigne, G.J. et al. (2014). Polysomnographic investigation of sleep and respiratory parameters in women with temporomandibular pain disorders. *J. Clin. Sleep Med.* 10 (2): 195–201.

106 Tran Duy, T.D., Chen, M.C., Wen-Ching Ko, E. et al. (2019). Does sleep quality affect temporomandibular joint with degenerative joint changes? *J. Oral Maxillofac. Surg.* 77 (8): 1594–1601.

107 Poluha, R.L., De la Torre, C.G., Bonjardim, L.R. et al. (2020). Clinical variables associated with the presence of articular pain in patients with temporomandibular joint clicking. *Clin. Oral Investig.* 25: 3633–3640.

108 Dias, G.M., Bonato, L.L., Guimaraes, J.P. et al. (2015). A study of the association between sleep bruxism, low quality of sleep, and degenerative changes of the temporomandibular joint. *J. Craniofac. Surg.* 26 (8): 2347–2350.

第8章

儿童和青少年睡眠与睡眠障碍

一、概念概述

与成年人的睡眠不一样，儿童和青少年这个年龄段的睡眠是独特的、动态的。睡眠障碍也并非成年人独有，儿童和青少年同样会经历睡眠障碍。通常情况下，与成年人相比，儿童的睡眠障碍不那么容易被发现。很多时候，睡眠问题表现为行为问题，与实际事件不相符的个人矛盾或微小的健康相关问题。

儿童和青少年中最普遍的睡眠障碍包括与睡眠有关的呼吸障碍（SRBD）、入睡困难或维持睡眠困难（失眠），以及运动障碍，如夜磨牙症（SB）或不宁腿综合征（RLS）。此外，还需要考虑发作性睡病，通常发生在20岁之前的青少年早期[1]。

SRBD成为牙科医生感兴趣的话题之一。对儿童SRBD的认识最早可以追溯到19世纪晚期。1884年，一份医学手稿指出，张口呼吸对儿童和成年人都有不良影响[2]。

1889年，有人指出，儿童出现耳聋，看起来"发育迟缓甚至愚笨"，这些儿童有头痛，会用嘴呼吸[3]。1892年，研究人员记录了与睡眠相关的上气道阻塞儿童的睡眠和日间表现之间的联系[4]。据说，这些"孩子看起来很笨""对智力发育的影响是显著的"。也有人指出，他们"不能长时间集中注意力""表情呆滞、沉重、冷漠"。此外，还发现了头痛和精神萎靡的症状。20世纪上半叶，其他人也发现了睡眠、气道阻塞和日间精神状态之间的相关性。最近，循证医学文献用更科学的方式再次证实了之前的报道。

越来越多的科学文章和教科书专门讨论儿童睡眠问题，这证实了人们正逐步认识到儿童睡眠问题的重要性。21世纪初，相关话题的文献发表数增加了1226%[5]。

（一）儿童和青少年人群中睡眠障碍的患病率

由于定义睡眠障碍的变量不同，儿童睡眠障碍的患病率可能有所不同。在任何时候，25%的儿童可能有睡眠障碍[6]，总体患病率为25%～50%[7]。这一年龄组的睡眠障碍常因未被发现而没有得到诊断。

很多时候，失眠常继发于其他因素，主要是与SRBD相关的症状。失眠者通常被描述为睡眠质量差或睡眠不足，其患病率为12%～33%[8]。一般认为，儿童和青少年年龄组中有10%～20%的人患有失眠[9]。

据估计，SRBD在这一人群中的患病率占4%～11%[9]。仅打鼾的发病率就占3%～12%，甚至高达27%，其中以偶发性打鼾最为常见，习惯性打鼾的发生率为10%[10]。据估计，1%～5%的儿童会出现睡眠呼吸暂停[9,11]。

在年轻群体中,不宁腿综合征(RLS)相关的症状是:注意力不集中、多动和注意缺陷多动障碍(attention deficit hyperactivity disorder,ADHD)[12]。据报道,学龄儿童 RLS 的患病率为 2%~4%[9]。有时,这些症状被误认为是"生长痛"。这些症状与成年人的症状相似,对低铁水平的调查可能具有指示性。在一项研究报道中,138 名有 RLS 的成年人中,约有 1/3 报告说他们在 10 岁之前就出现了症状[13]。

相较于成年人,睡眠障碍在年轻人中的表现可能有所不同。因此,睡眠障碍可能不会与儿童出现的其他主诉或明显的症状和体征联系到一起,因此可能会被忽视。事实上,有睡眠障碍的儿童更容易生病[14]。

许多与健康相关的疾病都可能与儿童或青少年的睡眠障碍有关;然而,这种关联可能未被意识到,因为睡眠问题通常不是这一年龄组需要考虑的首要因素(表 8-1)。

一些有先天性疾病的儿童更易患 SRBD,伴睡眠呼吸暂停的风险尤其高(表 8-2)。

表 8-1　儿童和青少年与 SRBD 相关的健康状况

情绪障碍	2 型糖尿病	过敏
遗尿	甘油三酯增加	头痛
哮喘	易疲惫/易怒	多动症
肥胖	血压升高	

表 8-2　常见的先天性疾病使儿童更易患 SRBD

唐氏综合征	Pierre Robin 综合征
Prader-Willi 综合征	软骨发育不全
Asperger 综合征	基底动脉畸形

改编自 Sheldon 等[6]。

(二)儿童和青少年睡眠障碍的识别

识别儿童和青少年的睡眠障碍需要适当的提问技巧,使用针对该年龄组的问卷,识别代表睡眠障碍的体征和症状。这有助于确定个体是否有睡眠障碍的风险。如果有证据表明有睡眠障碍风险,则应转诊给儿童的全科医生或睡眠专家。

近年来已经开发了一系列调查问卷。表 8-3 是一般儿科睡眠调查问卷的示例。关于调查问卷的更详细讨论见第 12 章。

青少年人群中睡眠中断与头痛有强相关性[15]。头痛患者中,关于睡眠问题的抱怨包括睡眠不足、白天困倦、入睡困难和夜间醒来。当出现头痛时,临床医生需要考虑睡眠问题,并对其进行调查。建议养成良好的睡眠卫生习惯。关于儿童和青少年睡眠问题的有用信息可在网上进一步查询和获得[16]。

(三)睡眠呼吸障碍

SRBD 主要症状包括打鼾和睡眠呼吸暂停。在儿童及青少年患者中,打鼾看起来更像是粗重的呼吸。为了确认睡眠期间是否存在呼吸暂停或任何形式的呼吸停止,通常需要由

表8-3 一般儿科睡眠问卷

姓名:＿＿＿＿＿＿＿＿ 年龄:＿＿＿＿＿＿＿

性别:□男　　　　　□女

睡觉时,孩子会

□一半以上的时间打鼾　　　　　　　□总是打鼾

□呼吸沉重或大声　　　　　　　　　□大声打鼾

□呼吸困难

□晚上会出现呼吸暂停

您的孩子是否

□倾向于在白天用口呼吸

□早上醒来时口干舌燥

□用鼻子呼吸有困难

□偶尔尿床

□睡觉时磨牙

□有任何咬合问题或牙齿拥挤

□早上醒来时没有梳洗

□有白天嗜睡的问题

□有老师或其他任何人评论过白天嗜睡的情况

□早上醒来有困难

□醒来时头痛

□有任何成长问题的病史

□有体重问题

重量是:＿＿＿＿＿磅,身高是:＿＿＿＿＿

□抱怨坐立不安或腿痛

□睡觉时手臂和/或腿会抽搐

□做噩梦(每周不止一次)

父母或兄弟姐妹观察患儿是否存在类似于打鼾的呼吸暂停现象,然而因为大多数儿童在单独的房间里独自睡觉,这一现象不易被发现。

SRBD 的一种变体被称为上气道阻力综合征(UARS)。UARS 未列入《国际睡眠障碍分类(第 3 版)》(ICSD-3),因此不能视为正式的诊断名词。UARS 可能表现为睡眠呼吸暂停;然而,两者的核心区别在于与觉醒相关的呼吸事件,与 SRBD 相比,UARS 没有明显的呼吸暂停或通气不足[17]。此外,UARS 患者的血氧水平或血氧饱和度并没有下降,保持在90% 的范围内。UARS 更多地被视为气流量限制,因此,大多数人寻求帮助是因为睡眠不佳、嗜睡或失眠[9]。

儿童 SRBD 也可能单纯与张口呼吸有关[18]。睡眠时的慢性张口呼吸可能产生与呼吸暂停或 UARS 相似的症状。

儿童 SRBD 的症状或体征可以通过白天或晚上的表现来识别(表 8-4)。

表 8-4　睡眠呼吸障碍患儿的症状和表现

夜间	白天
打鼾	神经认知障碍
睡眠磨牙	注意缺陷多动障碍和注意障碍
易醒	多动
张口呼吸	行为问题（易怒）
噩梦	疲劳/学习成绩差

在一次学术会议上提交的一份摘要概述了与 SRBD 相关的症状的表现，这些症状被分为 3 组：学龄前组、青春期前组和青春期组（表 8-5）。

表 8-5　基于 189 份图表的 18 岁以下 3 个年龄组睡眠呼吸障碍的临床表现

相关问题	学龄前组（$n=41$）	青春期前组（$n=91$）	青春期组（$n=51$）
白天疲劳	30%	50%	71.1%
白天过度嗜睡	38.7%	59.2%	80.4%
入睡性失眠	40%	21%	48.1%
夜间睡眠障碍	85.3%	69.5%	70.6%
噩梦	12.5%	19.7%	21.3%
梦游	9.4%	24%	12.8%
遗尿	40.7%	31.9%	20.5%
夜磨牙	50%	49.3%	23.9%
注意缺陷多动障碍	13.8%	29.4%	40.9%
晨起头痛	9.7%	12%	19.1%
睡眠周期延迟综合征	0%	4.1%	30.6%
平均睡眠呼吸暂停指数	16.4（±16.8）	10.3（±13.3）	16.2（±22.9）
平均呼吸紊乱指数	16.6（±15.7）	11.1（±12.2）	16.3（±21.8）

资料来源：改编自 Kim 等[19]。

在评估儿科患者时，SRBD 并不是一个典型的或通常需要考虑的因素。美国儿科学会（American Academy of Pediatrics，AAP）发布了针对该年龄段 OSA 的最新诊断和治疗指南[20]。有以下建议：

- 对所有儿童和青少年进行打鼾筛查。
- 如果发现有打鼾和 OSA 的症状和体征，最好做睡眠测试，如多导睡眠图（PSG）。
- 建议首选腺样体扁桃体切除术（adenotonsillectomy，T&A）。
- 高危患者可能需要住院监护。
- T&A 后应重新评估，特别是如果症状持续存在。
- 如果未进行 T&A 或术后 OSA 持续存在，建议使用持续气道正压通气（CPAP）。
- 必要时建议减重。

- 如果没有 T&A 适应证或有轻度 OSA，可选用鼻用皮质类固醇。

这份指南适用于所有的儿科就诊患者。美国儿童牙科学会（AAPD）也有一份指南文件，与美国儿科学会（AAP）的指南相似[21]。

（四）儿童睡眠研究

儿童睡眠研究（PSG）被认为是确定睡眠呼吸暂停最有效的方法。在这一年龄组中，适用的诊断标准与成年人不相同。根据 ICSD-3，当出现一种或多种呼吸暂停或呼吸不足时，即可作出阳性诊断。血氧水平或氧饱和度应在 90% 或以上。低于 90% 表明患有低氧血症。

一般认为当 AHI 大于 1 或 2 且小于 10 时，表明存在轻度至中度睡眠呼吸暂停[22]。AHI >10 表示严重的呼吸暂停。这些值可能低于成年人群的值，因为睡眠呼吸暂停是一种进行性疾病，如果不加以处理，该年龄组的呼吸暂停可能会随着时间的推移而加重（表 8-6）。

表 8-6 儿童和青少年 PSG 的诊断价值（AHI）

严重程度	AHI
轻微	1～5
中度	5～10
重度	>10

AHI. 呼吸暂停低通气指数。
来源：改编自 CHAT 研究[22]。

不建议儿童使用家庭睡眠测试（HST）[23]。但当怀疑有中度至重度呼吸暂停，儿童多导睡眠图（PSG）有限且不实用的情况下，HST 可作为一个合理的选择[24]。但若伴随其他疾病，HST 可能不适用。目前已有一些设备用于检测，未来可能会有更多设备获得批准用于检测。

脉搏血氧测定也可考虑作为检测方法，这种方法特异度高，但灵敏度低，在 PSG 和 HST 不适用的情况下，通常与其他数据相结合以提高其诊断价值[24,25]。一项利用标准化自动检测方法的研究表明，脉搏血氧测定与 AHI 密切相关[26]。在未来可以作为一种更易获得且成本较低的筛查或检测 OSA 的方法。

（五）临床所见

临床表征有助于评估睡眠障碍，特别是 SRBD 的风险。在进行临床评估之前，病史是识别的关键。

有些面部特征表明有患 SRBD 的风险。其中最常见的特征如下：

- 腺样体面容：这是一种面部形态，通常呈现茫然的面部表情（图 8-1）。
- 过敏性黑眼圈：这种黑眼圈经常出现在眼睛下方，与鼻呼吸消失或减少而口呼吸习惯性增加有关（图 8-2）。
- 唇封闭不良或不充分：这种情况下，维持唇部密封的能力出现困难，嘴唇分开，下唇可能会显得更大（图 8-3）。
- 小鼻孔：鼻腔气道的开口很小，看起来很狭窄（图 8-4）。

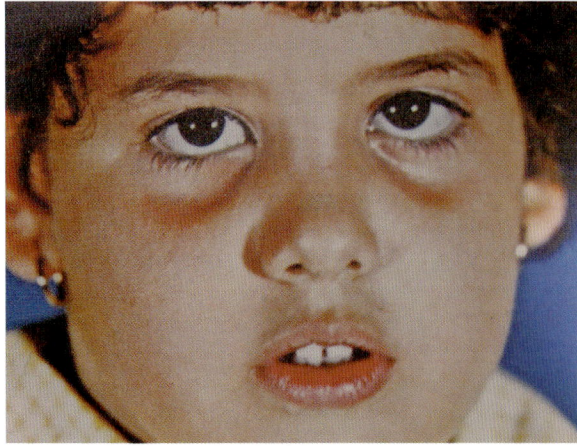

图 8-1　腺样体面容
引自 Meyer[27] 获得辉瑞公司许可

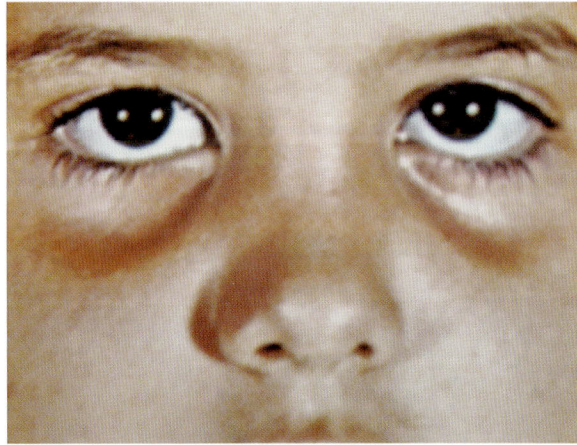

图 8-2　过敏性黑眼圈
引自 Meyer[27] 获得辉瑞公司许可

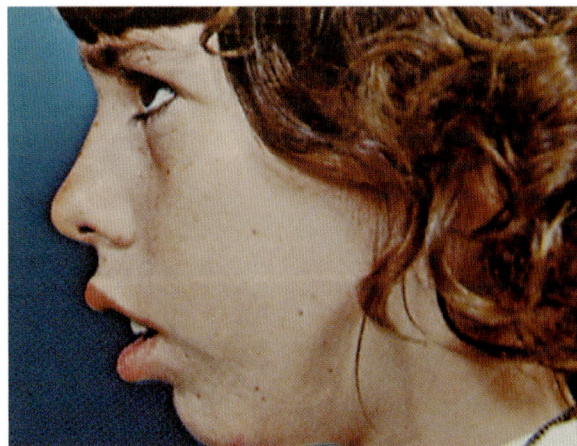

图 8-3　唇密封不良或不充分
引自 Meyer[27] 获得辉瑞公司许可

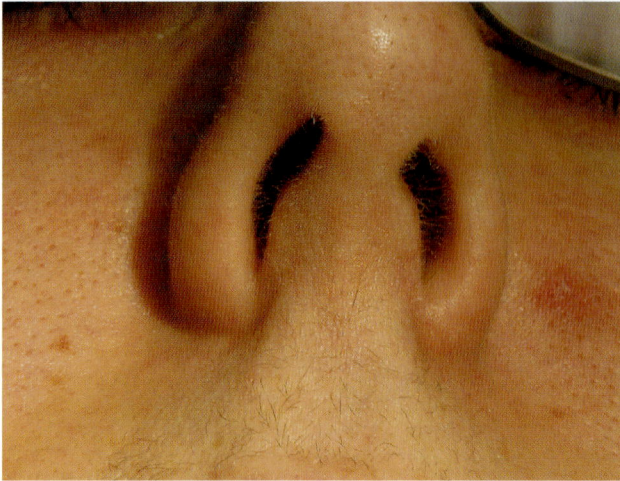

图 8-4 小鼻孔

● 鼻纹：这是一条横过鼻子，在鼻尖上方的水平线。通常情况下，这可能是过敏性敬礼症（allergic salute）的表现，这是一种由于感觉有鼻分泌物流出而重复擦拭鼻子的动作，通常与过敏有关（图 8-5）。

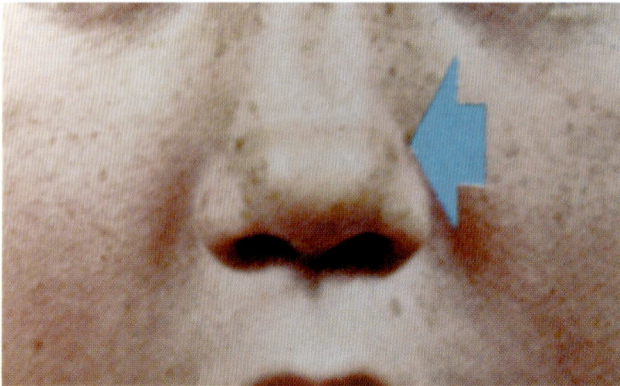

图 8-5 鼻纹
引自 Meyer[27] 获得辉瑞公司许可

常见的提示患有 SRBD 风险的临床表征：
● 磨牙症或牙齿磨损。
● 反𬌗和/或腭盖高耸。
● 舌呈扇形（边缘锯齿状）。
● 肿胀-拉长的悬雍垂。
● 扁桃体肿大。
● 深覆合或咬合塌陷（垂直高度丧失）。
此外，还需要考虑另外两个因素：颈部的尺寸和体重，尤其是肥胖的情况下。与成年人相比，颈部尺寸与 OSA 的相关性还未得到充分的认证。有研究表明，当男性颈部尺寸超过

15 英寸（约 38cm），女性超过 13 英寸（约 33cm）时，即表明有睡眠呼吸暂停的风险，且与超重或肥胖相关[28]。

（六）睡眠中断的后果

睡眠中断不仅仅是在睡眠开始和醒来之间的某段时间被打断，它也可能与睡眠时间不足有关。总睡眠时间减少有可能导致各种与健康相关的后果。在一项针对 9～12 岁的儿童进行的研究中，夜间睡眠时间不足 9h 的儿童发生肥胖的概率显著增加[29]。在 7 岁的儿童中，如果他们每晚睡眠时间少于 9h，那么他们肥胖的可能性是睡眠时间超过 9h 的儿童的 3 倍[30]。

反之亦然。肥胖或超重的儿童患 SRBD 的风险更高，尤其是睡眠呼吸暂停。然而，与肥胖相关的睡眠问题通常被忽视，关于肥胖，人们更关注饮食和运动，而不是睡眠时长或是否打鼾。

美国儿科学会（AAP）关于儿童睡眠呼吸暂停风险的声明旨在筛查其他相关疾病[20]。该声明概述了高血压、全身性炎症、心脏问题和行为问题的相关风险。还讨论了其他危险因素的筛查，如颅面生长异常和腺样体、扁桃体肥大。该声明强调了减肥的必要性；然而，体重减轻的程度与对 SRBD 的影响并没有得到很好的描述。

睡眠质量差会影响生长发育，尤其是非快速眼动（NREM）睡眠和深度睡眠（也称为 δ 睡眠或恢复性睡眠[31]）的减少或缺乏。这可能导致与 SRBD 相关的生长激素水平下降，通常归因于扁桃体和腺样体肥大。与气道受损有关，导致睡眠期间呼吸障碍，甚至直接导致睡眠中断。

扁桃体增大会影响儿童进食和吞咽的能力，并导致食欲下降。有呼吸道问题的儿童往往比对照组儿童生长迟缓。一项研究发现，因扁桃体和腺样体肥大而就诊或有睡眠问题的儿童中，生长障碍至少是预期正常值的 2 倍[32]。

儿童特别是青少年难以入睡被称为入睡性失眠，此时睡眠中断和相关症状的风险就会增加。大多数情况下，与青少年常见的睡眠障碍有关，称为睡眠时相延迟综合征[33]，这是一种昼夜节律障碍。在这种情况下，个体试图在特定的时间上床睡觉；然而，由于他们体内生物钟的自然变化，他们并没有真正做好开始睡眠的准备。随后的结果是，尽管他们试图入睡，但仍然清醒地躺在床上。因此，他们比预期的时间晚了几小时入睡，导致早上很难在固定的时间醒来。这可能会造成情绪波动、易怒、注意缺陷多动障碍（ADHD）或注意障碍（attention deficit disorder, ADD）、抑郁、白天嗜睡或白天过度嗜睡（EDS），以及如果已达到驾驶年龄，机动车事故的风险增加。

睡眠中断和缺乏充足的睡眠也会导致注意力不集中，从而导致学习和认知问题[34]。这可能表现为行为变化、学习成绩差，并可能导致发生事故或受伤的风险增加，以及冒险活动的增加[35]。

（七）其他值得关注的睡眠障碍

1. 失眠

失眠通常被定义为无法开始睡眠或难以维持睡眠。对于 5 岁以下的幼儿，这被称为行为性失眠[36]。儿童可能出现失眠的症状或体征，包括抑郁、焦虑、情绪变化，甚至疼痛和头痛。这些症状可能是诊断而不是实际的睡眠障碍。有时，这些情况似乎是使用药物的后果。

通常这些障碍被认为只是个体年龄阶段的"正常"表现，尤其是在青少年时期。

如果儿童或青少年有睡眠困难，并且这似乎与失眠有关，那么就应该关注这一问题，并对睡眠呼吸障碍进行筛查。睡眠时间减少可能会影响总体健康，儿童和青少年缺乏充足睡眠时间的问题需要解决。父母需要了解，对于不同的年龄组，建议的睡眠时间应该是多少，睡眠时间因年龄而异。从出生到5岁，睡眠时间为10~15h。对于6~13岁的儿童，睡眠时间为9~11h。而对于青少年，建议睡眠时间是8~10h。

美国国家睡眠基金会（National Sleep Foundation, NSF）指出，青少年显然没有获得建议中充足的睡眠时间。只有20%的青少年获得了必要的9h睡眠，更糟糕的是，从六年级以后到更高年级，他们的睡眠时间变得更少。家长们可能并不知道青少年实际需要的睡眠时间。在一项研究中，父母认为青少年在90%的时间里都得到了充足的睡眠，而只有44%的青少年报告说他们得到了充足的睡眠[37]。

2. 不宁腿综合征

病史和临床表现是确定不宁腿综合征（RLS）是否存在的最好方法。对RLS风险识别是基于可能的后果，而不是特定的症状。最常见的症状是不能安静地坐或躺，腿部频繁运动，以及腿部疼痛或蚁行感[38]。这些症状的表现很多时候被认为是腿痛或可能被称为生长痛。

患者可能有SRBD，由此产生的症状是最先被发现的，包括感觉疲劳、困倦、注意力不集中或出现类似于ADD/ADHD症状、易怒或情绪波动，甚至是学习成绩差。症状表现的初始因素是睡眠不良、睡眠中断或片段化、睡眠质量差，以及睡眠质量降低。

在临床上，有证据表明磨牙习惯也可能与此相关，因为两者都被归类为运动障碍。对成年人夜磨牙症（SB）与不宁腿综合征（RLS）的关系进行相关研究发现，有9%~11%的人存在这种关联[39]。虽然这在儿童人群中尚未得到很好的界定，但一般关系可能适用。

不宁腿综合征（RLS）和夜磨牙症（SB）一样，都与大脑中的多巴胺中枢有关，并可能由某些食物、饮料或药物引起。最常见的是尼古丁、咖啡因、安非他明和抗抑郁药，主要是5-羟色胺选择性再摄取抑制药（SSRI）。此外，另一个公认的因素是铁或铁蛋白水平降低。

3. 发作性睡病

发作性睡病表现为短暂的嗜睡发作或白天过度嗜睡（EDS）。此外，还可能出现不宁腿综合征（RLS）、注意缺陷多动障碍（ADHD）、情绪波动和焦虑[40]。发作性睡病可能被忽视，因为症状似乎与SRBD有关。其他有意义的发现包括：行为失常、性早熟、超重、多动[41]和出现异常面部表情[1]。在这个年龄组中，体重似乎是一个重要的因素。这也被认为是一种自身免疫性疾病，涉及神经递质促食欲素/下丘脑分泌素。

发病年龄通常在20岁之前，但可能直到晚年才得到诊断，发病率为1/2 000，在现实中，这种情况可能比报道的更多，而且可能有家族史。典型的症状是猝倒，尤其是腿部和躯干突然的肌肉无力，并与一些情绪刺激（如大笑、害怕或愤怒）有关。

如果怀疑有发作性睡病，则需要进行进一步的调查，下一步应该是转诊至初级保健医师或睡眠专家。如果怀疑有发作性睡病，应及时处理，以降低对患者生活质量产生的影响。

（八）管理策略

儿童睡眠障碍（主要是睡眠呼吸障碍）的管理，可能是一种涉及多学科的方法，包括儿科医生或家庭医生、耳鼻喉科医生、牙科医生或儿科专家、正畸医生，可能还有语言治疗师。其他潜在睡眠障碍的识别和后续诊断需与适当的医学专家协调，牙科医生的职责通常是识别风险，并对家长和患者进行教育。

由于对疾病的认识不足，实际的治疗往往不能在发育过程的早期就进行。由一名医生协调护理是必不可少的。在任何情况下，第一步都是识别 SRBD。任何接诊儿童的牙科诊所都应该能够识别病情，评估风险，并进行必要的管理。

（九）第一步是识别

对睡眠障碍（尤其是睡眠相关呼吸障碍）的识别包括涉及的体征和症状，这些表征通常很微小。它们往往与儿童的生长和发育有关。一旦发现问题，识别睡眠呼吸障碍并对上气道进行适当管理，可能有助于防止其发展成为睡眠呼吸暂停。

因为睡眠呼吸障碍是一种可能涉及牙科医生的疾病，因此对相关症状和临床表现的认识是至关重要的。建议使用针对儿童的调查问卷，并持续回顾患者的病史（表 8-3 和表 12-1）。确定风险后，建议制订管理计划。

（十）管理选项

一旦发现 SRBD，就应立即开始具体的管理工作，这可能涉及各种其他医疗保健提供者和医学专家。对于发展和成长中的个体而言，管理方案是独一无二的。

扁桃体切除术和腺样体切除术

切除扁桃体和/或腺样体，即腺样体扁桃体切除术（T&A），历来一直被认为是该年龄段解决睡眠呼吸障碍的一线治疗方法。美国儿科学会关于睡眠呼吸障碍的临床指南主张在存在腺样体和/或扁桃体肥大的情况下需进行 T&A；然而，严重程度并没有得到很好的界定[20]。在存在肥胖的情况下，T&A 可能是禁忌。如果打鼾且每周打鼾超过 3 天，表明睡眠呼吸暂停的风险较大，则有必要进行进一步调查和可能的确定性测试。之前认为与 T&A 相关的其他因素有：发育不良、颅面生长异常、吞咽困难、言语改变甚至口臭[42]。

有研究质疑 T&A 作为一线疗法的有效性。据报道，T&A 作为 OSA 解决方案的长期结果并不像以前认为的那样成功[43]，特别是对肥胖个体和年龄较大（>7 岁）的人群。一项针对 5～10 岁儿童的多中心研究发现，75% 的肥胖儿童在 T&A 后仍存在残余的 OSA[22]。这项研究还比较了 T&A 和观察等待与支持性护理的结果，发现结果相似，特别是在哮喘和鼻炎等并发症得到解决的情况下。一项对年龄较小的 2～4 岁儿童进行评估的研究发现，早期 T&A 干预对中度 OSA 儿童有益，轻度 OSA 儿童则可通过观察等待获益[44]。

T&A 后 OSA 的不完全消退可能与持续的口呼吸有关，这可能与无法通过鼻呼吸有关，这点在 100 多年前就被讨论过[45]。然后，在这个时候尤其需注意鼻腔气道也是一个重要的考虑因素，改善鼻腔气道已被证实可以改善睡眠呼吸暂停患者的睡眠[46]。如果鼻腔气道受损，这可能表明存在过敏或结构异常，也可考虑哮喘和胃食管反流。SRBD 在哮喘儿童中很常见[47]，需要进一步的医学评估。

另一种值得关注的可能性被称为特应性进程，也被称为过敏性进程。在婴儿期以过敏性皮炎和食物过敏开始，在儿童期可能发展为过敏性哮喘和过敏性鼻炎[48]，可能演变为皮肤、胃肠道和/或呼吸系统疾病。在某些情况下，它会逐渐消退，而在另一些情况下，它会渐进性进展。

鼻腔喷雾剂,特别是孟鲁司特(单一使用),已被发现在短期内有助于治疗轻度至中度的 OSA[49]。该研究表明,它能使 OSA 严重程度降低 50% 以上,并有助于解决腺样体肥大问题。这种鼻喷雾剂是一种白三烯调节剂,通过减轻炎症发挥作用[50]。这一治疗方案的有效性评估均基于短期研究,因此一致认为有必要进行更多的长期研究。

(十一)牙科和正畸治疗

这里的管理旨在促进生长发育及改善气道。在某些情况下,如果进行 T&A 手术会更有益处。

腭扩张是改善气道的主要方法之一。一项针对 10 名患者的研究表明,腭扩张术改善了其中 9 名患者的打鼾和日间过度嗜睡症状[51]。另一项研究观察了 31 名平均 AHI 为 12.2 的儿童。4 个月后,所有儿童的 AHI 都低于 1,并且鼻腔气道通气也有所改善。平均横截面扩张 4.32mm,变化<1mm[52]。

为了认识到气道受限的重要性,必须定期询问与气道相关的问题,正畸治疗也应被考虑作为长期改善气道的方法。一项研究探讨了打鼾和睡眠障碍对正畸治疗的影响[53]。其结果显示,17% 的患者是习惯性打鼾,而口呼吸患者打鼾的可能性是前者的 3 倍。如果他们仰头睡觉,则更容易出现头痛、感冒和咳嗽等症状。

(十二)需要考虑的其他问题

1. 行为因素

行为问题已被证明与睡眠障碍相关,尤其是 SRBD,打鼾是 4 年内出现多动症的一个强有力的风险因素[54]。据报道,在对 SRBD 进行充分管理后,注意障碍(ADD)和注意缺陷多动障碍(ADHD)的症状会得到改善甚至痊愈[55]。然而,有研究发现,与非 ADHD 儿童相比,患有 ADHD 的儿童打鼾的可能性是非 ADHD 儿童的 3 倍,这与腺样体、扁桃体增大有关[56]。即使行为症状可能并不明显,打鼾本身也不应被忽视。一项研究指出,2016—2017年儿童和青少年 ADHD 患病率为 10.2%,而 1997—1998 年为 6.1%[57]。且男孩的患病率更高。

有研究表明,T&A 术后与 SRBD 相关的行为问题得到改善[58]。另一项研究表明,多动、ADHD 和 EDS 等行为问题在手术 1 年后将得到改善[59]。

2. 辅助因素

● 语言治疗,尤其是舌肌功能治疗,旨在解决舌位、吐舌,以及与语言相关的问题和吞咽模式。

● 物理治疗可用于解决姿势问题和颈椎功能障碍。

在这两种情况下,患者从旨在加强和维持这些治疗预期结果的家庭锻炼计划中获益最大。

● 与成年人群一样,应通过控制饮食和增加运动来控制体重。腰围的大小与向心性肥胖有关,当睡眠时间减少时,超重的发生率增加[30]。

● 血压监测:儿童高血压通常并非关注重点,但正逐渐成为一个影响因素,特别是在存在打鼾或有 OSA 风险的情况下。这与儿童肥胖率的上升有关[60]。如果儿童时期的 OSA 未得到解决,特别是当 AHI>5 时,那么在青少年时期血压升高的风险将会增加[61]。

● 上学时间:越来越多的人注意到初中生和高中生提早上学会对学习、注意力和行为造成影响。有研究表明,推迟上学时间可以改善睡眠,减少白天嗜睡,减少错误,改善身心健康,减少疲劳驾驶,提高生活质量[62-64]。

● 使用电子产品:长时间面对屏幕,会增加对睡眠的不利影响。使用电子产品可能会延迟入睡时间,缩短睡眠时间并影响睡眠质量[65]。这将会导致白天嗜睡,并增加肥胖的风险。这些设备发出的光可能会引起过度兴奋,抑制褪黑素的释放,并导致快速眼动(REM)睡眠减少[66]。

二、结论

睡眠障碍,特别是 SRBD,在儿科人群中并不罕见,许多时候,患者的症状和体征不能直接表明睡眠障碍的存在,因此睡眠障碍可能被忽视。尽管美国儿科学会(AAP)建议进行筛查,但据报道,只有 24.4% 的初级保健师会对打鼾进行筛查[67]。由于牙科医生的工作涉及头颈部和口腔,患者可能会有一些危险迹象,但也可能未被发现。

治疗儿童的牙科医生需警惕睡眠障碍的潜在风险,特别是 SRBD,并向其他医生进行必要的转诊。从长远来看,这对孩子是有益的,并可能改善睡眠及整体健康状况并提高生活质量。

任何涉及气道或生长发育的治疗(尤其是正畸治疗)的牙科医生,都需要了解气道和治疗可能对气道的影响,以预防儿童成年后出现睡眠呼吸暂停症的可能性。

参考文献

1 Plazzi, G., Clawges, H.M., and Ownes, J.A. (2018). Clinical characteristics and burden of illness in pediatric patients with narcolepsy. *Pediatr. Neurol.* 85: 21–32.

2 Wagner, C. (1884). *Habitual-Mouth Breathing Its Causes, Effects, and Treatment*, 2e (ed. E.S. Werner). Albany, NY: The Voice Press.

3 Hill, M. (1889). On some causes of backwardness and stupidity in children. *Brit. Med. J.* 2: 711–712.

4 Osler, W. (1892). Chronic tonsillitis. In: *The Principles and Practice of Medicine* (ed. W. Osler), 335–339. New York: D. Appleton and Company.

5 Marcus, C. (2006). And miles to go before we sleep. *Sleep Med. Rev.* 10 (2): 79–81.

6 Sheldon, S.H., Ferber, R., and Kryger, M.H. (2005). Epidemiology of sleep disorders during childhood. In: *Principles and Practice of Pediatric Sleep Medicine*, 29. Elsevier Saunders.

7 Owens, J.A. and Mindell, J.A. (2003). Sleep in the pediatric practice. In: *A Clinical Guide to Pediatric Sleep*, 2. Lippincott Williams & Wilkins.

8 Owens, J.A. and Mindell, J.A. (2003). Insomnia. In: *A Clinical Guide to Pediatric Sleep*, 157. Lippincott Williams & Wilkins.

9 Kryger, M., Roth, T., and Dement, W.C. (2017). *Principles and Practice of Sleep Medicine*, 6e, 630–633. Philadelphia, PA: Elsevier (1096).

10 Redline, S., Tishler, P.V., Schluchter, M. et al. (1999). Risk factors for sleep-disordered breathing in children: association with obesity, race, and respiratory problems. *Am. J. Respir. Crit. Care Med.* 159: 1527–1532.

11 Owens, J.A. and Mindell, J.A. (2003). Obstructive sleep apnea and sleep disordered breathing. In: *A Clinical Guide to Pediatric Sleep*, 108. Lippincott Williams & Wilkins.

12 Chervin, R.D., Archbold, K.H., Dillon, J.E. et al. (2002). Associations between symptoms of inattention, hyperactivity, restless legs, and periodic leg movements. *Sleep* 25 (5): 213–218.

13 Walters, A.S., Hickey, K., Maltzman, J. et al. (1996). A questionnaire study of 138 patients with restless legs syndrome: the "Night-Walkers" survey. *Neurology* 46: 92–95.

14 Meltzer, L.J., Plaufcan, M.R., Thomas, J.H., and Mindell, J.A. (2014). Sleep problems and sleep disorders in pediatric primary care: treatment recommendations, persistence, and health care utilization. *J. Clin. Sleep Med.* 10 (4): 421–426.

15 Luc, M.E., Birnberg, J.M., Reddick, D., and Kohrman, M.H. (2006). Characterization of symptoms of sleep disorders in children with headache. *Pediatr. Neurol.* 34 (1): 7–12.

16 American Thoracic Society (ATS). Under "patients" see fact sheets: A–Z. www.thoracic.org.

17 Guilleminault, C., Stoohs, R., Clerk, A. et al. (1993). A cause of excessive daytime sleepiness: the upper airway resistance syndrome. *Chest* 104: 781–787.

18 Abreu, R.R., Rocha, R.L., Lamounier, J.A., and Guerra, A.F.M. (2008). Etiology, clinical manifestations and concurrent findings in mouth-breathing children. *J. Pediatr. (Rio J.)* 84 (6): 529–535.

19 Kim, J., Won, C., and Guilleminault, C. (2007). The clinical manifestation of sleep-disordered breathing in children and adolescent. *Sleep* 30 (Abstract Supplement): 86.

20 Marcus, C.L., Brooks, L.J., Draper, K.A. et al. (2012). Practice guideline: diagnosis and management of childhood obstructive sleep apnea syndrome. *Pediatrics* 130 (3): 576–584.

21 American Academy of Pediatric Dentistry (2020). *Policy on Obstructive Sleep Apnea (OSA). The Reference Manual of Pediatric Dentistry*, 119–121. Chicago, IL: American Academy of Pediatric Dentistry.

22 Redline, S., Amin, R.A., Beebe, D. et al. (2011). The Childhood Adenotonsillectomy Trial (CHAT): rationale, design, and challenges of a randomized controlled trial evaluation a standard surgical procedure in a pediatric population. *Sleep* 34 (11): 1509–1517.

23 Kirk, V., Baughn, J., D'Andrea, L. et al. (2017). American Academy of Sleep Medicine position paper for the use of a home sleep apnea test for the diagnosis of OSA in children. *J. Clin. Sleep Med.* 13 (10): 1199–1203.

24 Tan, H., Kheirandish-Gozal, L., and Gozal, D. (2015). Pediatric home sleep apnea testing slowly getting there! *Chest* 148 (6): 1382–1395.

25 Homero, R., Kheirandish-Gozal, L., Gutiérrez-Tobal, G.C. et al. (2017). Nocturnal oximetry-based evaluation of habiltually snoring children. *Am. J. Respir. Crit. Care Med.* 196 (12): 1591–1598.

26 Gozal, D., Kheirandish-Gozal, L., and Athanasios, K. (2015). Home sleep testing for the diagnosis of pediatric obstructive sleep apnea. *Curr. Opin. Pulmon. Med.* 21 (6): 563–568.

27 Marks, M.B. (1977). *Stigmata of Respiratory Tract Allergies*. Kalamazoo, Michigan: The Upjohn Company. ISBN-0-89501-003-8.

28 Nafiu, O.O., Burke, C., Lee, J. et al. (2010). Neck circumference as a screening measure for identifying children with high body mass index. *Pediatrics* 126 (2): e306–e310.

29 Lumeng, J.C., Somashekar, D., Appugliese, D. et al. (2007). Shorter sleep duration is associated with increased risk for being overweight at ages 9 to 12 years. *Pediatrics* 120 (5): 1020–1029.

30 Nixon, G.M., Thompson, J.M.D., Han, D.Y. et al. (2008). Short sleep duration in middle childhood: risk factors and consequences. *Sleep* 31 (1): 71–78.

31 Ahlqvist-Rastad, J., Hutcrantz, E., and Melander, H. (1992). Body growth in relation to tonsillar enlargement and tonsillectomy. *Int. J. Otorhinolaryngol.* 24: 55–61.

32 Bonuck, K., Parikh, S., and Bassila, M. (2006). Growth failure and sleep disordered breathing: A review of the literature. *Int. J. Pediatr. Otorhinolaryngol.* 70 (5): 769–778.

33 American Academy of Sleep Medicine (2014). *The International Classification of Sleep Disorders (ICSD3)*, 3e. Darien, IL: American Academy of Sleep Medicine.

34 Ebert, C.S. and Drake, A.F. (2004). The impact of sleep-disordered breathing on cognition and behavior in children: a review and meta-synthesis of the literature. *Otolaryngol. Head Neck Surg.* 131: 814–826.

35 Weaver, M.D., Barger, L.K., Malone, S.K. et al. (2018). Dose-dependent association between sleep duration and unsafe behaviors among US high school students. *JAMA Pediatr.* 172: 1187–1189.

36 Kang, E.K. and Kim, S.S. (2021). Behavioral insomnia in infants and young children. *Clin. Exp. Pediatr.* 64 (3): 111–116.

37 Buxton, O.M.C.A.-M., Spilsbury, J.C., Bos, T. et al. (2015). Sleep in the modern family:protective family routines for child and adolescent sleep. *Sleep Health* 1: 15–27. [PubMed:26779564].

38 Konofal, E., Corteses, S., Marchand, M. et al. (2007). Impact of restless legs syndrome and iron deficiency on attention-deficit/hyperactivity disorder in children. *Sleep Med.* 8 (7–8): 711–715.

39 Lavigne, G.J. and Montplaisir, J.Y. (1994). Restless legs syndrome and sleep bruxism: prevalence and association among Canadians. *Sleep* 17 (8): 739–743.

40 Zhang, M., Inocente, C.O., Villanueva, C. et al. (2020). Narcolepsy with cataplexy: does age at diagnosis change the clinical picture? *CNS Neurosci. Ther.* 26: 1092–1102.

41 Morse, A.M. (2019). Narcolepsy in children and adults: a guide to improved recognition. *Diagn. Manag. Med. Sci.* 7: 106. https://doi.org/10.3390/medsci7120106.

42 Darrow, D.H. and Siemens, C. (2002). Indications for tonsillectomy and adenoidectomy. *Laryngoscope* 112 (8 Pt 2): 6–10.

43 Bhattacharjee, R., Kheirandish-Gozal, L., Spruyt, K. et al. (2010). Adenotonsillectomy outcomes in treatment of obstructive sleep apnea in children a multicenter retrospective study. *Am. J. Respir. Crit. Care Med.* 182: 676–683.

44 Fehrm J, Nerfeldt P, Browaldh N, Friberg D. Effectiveness of adenotonsillectomy vs watchful waiting in young children with mild to moderate obstructive sleep apnea. *JAMA Otolaryngol. Head Neck Surg.* 2020;146(7):647–654. doi:https://doi.org/10.1001/jamaoto.2020.0869

45 Irving, S. (1913). Persistent mouth breathing following adenoidectomies. *Boston Med. Surg. J.* 168: 230–231.

46 Friedman, M., Tanyeri, H., Lim, J.W. et al. (2000). Effect of improved nasal breathing on obstructive sleep apnea. *Otolaryngol. Head Neck Surg.* 122 (1): 71–74.

47 Guo, Y., Zhang, X., Liu, F. et al. (2021). Relationship between poorly controlled asthma and sleep-related breathing disorders in children with asthma: a two-center study. *Can. Respir. J.* 28: 8850382. https://doi.org/10.1155/2021/8850382. eCollection 2021.

48 Yang L, Fu J and Zhou Y. Research progress in atopic march. *Front. Immunol.* 2020;11:1907. doi: https://doi.org/10.3389/fimmu.2020.01907

49 Goldbart AD, Greenberg-Dotan S, Tai A. Montelukast for children with obstructive sleep apnea: a double –blind, placebo-controlled study. *Pediatrics* 2012;130(3):e575–e580; DOI: https://doi.org/10.1542/peds.2012-0310

50 Kheirandish-Gozal, L., Bandla, H., and Gozal, D. (2016). Montelukast for children with obsgtructive sleep apnea: results of a double-blind, randomized placebe-controlled trial. *Ann. Am. Thorac. Soc.* 13 (10): 1736–1741.

51 Cistulli, P.A., Palmisano, R.G., and Poole, M.D. (1998). Treatment of obstructive sleep apnea syndrome by rapid maxillary expansion. *Sleep* 21 (8): 831–835.

52 Pirelli, P., Saponara, M., and Guilleminault, C. (2004). Rapid maxillary expansion in children with obstructive sleep apnea syndrome. *Sleep* 27 (4): 761–766.

53 Nelson, S. and Kulnis, R. (2001). Snoring and sleep disturbance among children from an orthodontic setting. *Sleep Breath.* 5 (2): 63–70.

54 Chervin, R.D., Ruzicka, D.L., Archbold, K.H., and Dillon, J.E. (2005). Snoring predicts hyperactivity four years later. *Sleep* 28 (7): 885–890.

55 Cassoff, J., Wiebe, S.T., and Gruber, R. (2012). Sleep patterns and the risk for ADHD: a review. *Nat. Sci. Sleep* 4: 73–80.

56 Sheldon, S.H., Ferber, R., and Kryger, M.H. (2005). Attention Deficit, Hyperactivity, and Sleep Disorders. In: *Principles and Practice of Pediatric Sleep Medicine*, 163. Elsevier Saunders.

57 Xu G, Strathearn L, Liu B, Yang B, Bao W. Twenty-year trends in diagnosed attention-deficit/hyperactivity disorder among us children and adolescents, 1997–2016. *JAMA Netw. Open.* 2018;1(4):e181471. doi:https://doi.org/10.1001/jamanetworkopen.2018.1471

58 Mitchell, R.B. and Kelly, J. (2007). Behavioral changes in children with mild sleep-disordered breathing of obstructive sleep apnea after adenotonsillectomy. *Laryngoscope* 117 (9): 1685–1688.

59 Chervin, R.D., Ruzicka, D.L., Giordani, B.J. et al. (2006). Sleep-disordered breathing, behavior, and cognition in children before and after adenotonsillectomy. *Pediatrics* 117 (4): e769–e778.

60 Stabouli, S., Kotsis, V., and Zakopoulos, N. (2007). Ambulatory blood pressure monitoring and target organ damage in pediatrics. *J. Hyperten.* 25 (10): 1979–1986.

61 Fernandez-Mendoza, J., He, F., Calhoun, S.L. et al. (2021). Association of pediatric obstructive sleep apnea with elevated blood pressure and orthostatic hypertension in adolescence. *JAMA Cardiol. Online* 23: https://doi.org/10.1001/jamacardio.2021.2003.

62 Owens, J.A. (2014). Policy statement: school times for adolescents. *Pediatrics* 134 (3): 642–649.

63 Lufi, D., Tzischinsky, O., and Hadar, S. (2011). Delaying school start time by one hour: some effects on attention levels in adolescents. *J. Clin. Sleep Med.* 7 (2): 137–143.

64 Meltzer, L.J., Wahlstrom, K.L., Plog, A.E., and Strand, M.J. (2021). Changing school start times: impact on sleep in primary and secondary school students. *Sleep* 44: 1–14.

65 Hale L, Kirschen GW, LeBourgeois MK, Gradisar M, et al. Youth screen media habits and sleep: sleep-friendly screen-behavior recommendations for clinicians, educators, and parents. *Child Adolesc. Psychiatr. Clin. N. Am.* 2018;27(2):229–245. doi:https://doi.org/10.1016/j.chc.2017.11.014

66 LeBourgeois MK, Hale L, Chang A, Akacem LD, Montgomery-Downs HE, Buxton OM. Digital media and sleep in childhood and adolescence. *Pediatrics* 2017;140;S92. doi:https://doi.org/10.1542/peds.2016-1758J

67 Erichsen, D., Godoy, C., Gränse, F. et al. (2012). Screening for sleep disorders in pediatric primary care: are we there yet? *Clin. Pediatr.* 51 (12): 1125–1129.

第9章

牙科医生在睡眠医学中的作用

一、概念概述

在过去的几十年里，牙科医生在睡眠医学中的作用一直在不断发展和扩大，这主要集中在睡眠呼吸障碍（SRBD）和口腔矫治器（OA）的使用上，口腔矫治器作为治疗方式之一。美国牙科协会（ADA）发表了关于牙科医生角色和口腔矫治器使用的政策声明[1]。此外，许多其他口腔相关团体和专业也讨论了牙科医生的作用，他们有兴趣提高对睡眠障碍（主要是睡眠呼吸障碍）的认识和理解。重要的是，这凸显了牙科医生在医疗状况管理中的角色。

（一）牙科医生在睡眠医学中的历史作用

在早期，牙科医生的角色主要与睡眠医学有关，重点是 SRBD 的管理，主要是打鼾和睡眠呼吸暂停。牙科医生主要依靠内科医生、睡眠医学专家或睡眠中心的转诊进行治疗，在患者无法忍受持续气道正压通气（CPAP）或手术失败的情况下使用 OA。在某些情况下，即使睡眠呼吸暂停已经被排除，打鼾仍然存在，被称为良性打鼾或原发性打鼾，OA 也可能被推荐。表9-1 列出了牙科医生参与睡眠医学相关的历史时间线。

（二）牙科医生在睡眠医学中的作用

尽管过去 50 年里睡眠医学领域取得了显著的进步，但人们已经认识到，睡眠障碍在许多国家仍然是一个未解决的公共卫生问题。以美国为例，据估计，有 5 000 万～7 000 万美国人患有慢性睡眠障碍[3]。约 1/3 的美国成年人每天睡眠时间不足，也就是每晚不足 7h[4]。在儿童和青少年中也发现了类似的睡眠障碍患病率。有充分的证据表明，未得到治疗的睡眠障碍和长期睡眠不足与一系列健康问题有关，包括高血压、肥胖、2 型糖尿病、冠状动脉疾病、卒中、慢性疼痛、抑郁，甚至死亡。为了减轻这一巨大的公共卫生负担，不仅要提高普通人群对睡眠相关健康问题的认识，而且要增加所有医学专业中睡眠医学专业人员的数量。有人提出，对除医生以外的人员进行培训，将帮助高危人群获得更多的护理机会[5]。

根据医学研究所[3]，至少有 13 个不同的医疗专业在一定程度上参与睡眠障碍的诊断和管理：麻醉学、心脏病学、牙科学、内分泌学、免疫学、神经病学、护理学、营养学、耳鼻喉科学、儿科学、精神病学、心理学和肺病学。这证实了牙科医生在对有睡眠障碍风险的患者进行多学科治疗中的重要作用。

表 9-1　牙科医生在睡眠医学领域中的历史演变

年份	发生的事件
1990 以前	有报道称使用了口腔装置，最早的报道是使用舌固定装置和防鼾护器
1990	8 位牙科医生对使用口腔矫治器的初步讨论
1991—1992	SDDS 成立
1992	在凤凰城举行的第一次 SDDS 年会，25 人参加
1995	第 1 版《口腔矫治器使用规范参数》出版
1997	《睡眠与呼吸》成为 SDDS 的官方期刊
1998	SDDS 建立了牙科医生睡眠认证计划
2000	SDDS 更名为 ADSM
2002	ADSM 会员超过 300 名
2004	认证项目被 ABDSM 所取代
2006	ADSM 成为 AADSM
2008 至今	加州大学洛杉矶分校牙科学院开始了首个牙科睡眠医学迷你住院医师培养项目
2013	AADSM 提供董事会审查课程
2014	《牙科睡眠医学杂志》出刊
2015	发表 OA 治疗阻塞性睡眠呼吸暂停临床实践指南

SDDS. 睡眠障碍牙科协会；ADSM. 牙科睡眠医学学会；ABDSM. 美国牙科睡眠医学委员会；AADSM. 美国牙科睡眠医学学会；OA. 口腔矫治器。

部分引自 Rogers 等[2]。

　　牙科医生在睡眠医学中的参与体现在多个层面。这需要每个牙科医生对睡眠和一些常见的睡眠障碍有基本的了解。主要包括失眠、SRBD 和夜磨牙症。当存在睡眠障碍风险时，获取病史是第一步。完成这一步并确定患者可能有睡眠障碍的风险，这与大多数牙科医生目前在实践中筛查其他与健康相关的疾病（如高血压、糖尿病和心血管疾病）时所做的工作相似，这些疾病也都与常见的睡眠障碍相关。鉴于大多数患者未被诊断出睡眠障碍，因此，仅仅认识到可能存在睡眠障碍本身就是为许多患者提供的一项重要服务。

　　牙科医生在筛查睡眠障碍方面具有独特的地位，相较于其他大多数医疗保健提供者，患者更倾向于定期地去看牙科医生。因此，无论患者何时参与到医疗保健系统，都应该被视为一个机会，不仅要识别有睡眠障碍风险的患者，而且要提高意识，告知患者睡眠和健康之间的关系。此外，牙科医生常规检查口面部结构，并有能力评估颅面和口咽部解剖结构的异常。如果已确定患者有睡眠障碍的风险，牙科医生应协助将患者转诊到合适的专科进行治疗。作为多学科团队的一部分，牙科医生也可能在睡眠障碍的管理中发挥重要作用，通过提供口腔矫治器治疗（OAT）来管理 SRBD 和夜磨牙症。

　　为了定义牙科医生在睡眠医学中的作用，在过去的几十年里，人们提出了几种定义。然而，仍难找到一个被普遍接受的描述。2016 年，牙科睡眠医学的定义得到了更新[6]：

　　研究睡眠相关问题的口腔颌面部原因和后果的学科。

　　这是基于 Lavigne 等在 1999 年发表的文献[7]。值得注意的是，牙科睡眠医学现在包含以下疾病：口面部疼痛、口腔湿润障碍（包括口干和唾液分泌过多）、胃 - 食管反流障碍

（GERD）、睡眠呼吸障碍 SRBD（包括打鼾和 OSA）和下颌运动障碍（包括运动障碍、肌紧张性障碍和夜磨牙症）[8]。这拓宽了之前界定的牙科睡眠医学定义的范围[9]：牙科睡眠医学专注于 SRBD 的管理，包括打鼾和 OSA，口腔矫治器治疗（OAT）和上呼吸道手术。

（三）牙科院校的睡眠医学教育

2015 年发布的临床指南建议[10]：口腔矫治器应由合格的牙科人员安装，这些人员在口腔健康、颞下颌关节、牙齿咬合和相关口腔结构的全面护理方面受过培训且具有丰富经验。

迄今为止，对于一名合格的牙科医生应该接受什么样的培训，并没有一个普遍的共识。为了更好地对牙科专业人员进行睡眠医学教育，世界各地成立了一些科学协会。此外，还有许多专门研究睡眠医学的文献和同行评议期刊，其中有一些专门研究 SRBD（表 9-2）。

表 9-2　"合格牙科医生"的资格，至少包括以下一项

- 由非营利组织颁发的牙科睡眠医学证书
- 被非营利组织认可的牙科睡眠医学诊所的牙科主任
- 过去 2 年内，至少完成 25h 经认可的牙科睡眠医学继续教育课程[如美国牙科协会认可的继续教育项目（ADA CERP）或一般牙科协会认可的继续教育项目（AGD PACE）]，由专注于牙科睡眠医学的非营利组织或获认可的牙科学院提供

改编自 Ramar 等[10]。

这些是解决牙科专业中关于睡眠呼吸障碍的教育需求很好的举措。但很多举措并没有解决许多牙科医生可能经常遇到的其他睡眠障碍。将教育仅限于睡眠呼吸障碍是不可取的。睡眠医学的教育需要涵盖可能出现的其他常见睡眠障碍，如失眠、不宁腿综合征、周期性肢体运动障碍和发作性睡病。如果牙科睡眠医学的新定义被采纳，那么对成长和发展有一个基本的了解可能是有益的。

在睡眠医学领域，迫切需要受过良好教育的牙科医生，他们有能力识别、促进诊断和管理睡眠障碍，包括夜磨牙症、口面部疼痛和睡眠相关疾病、胃食管反流及其对牙齿结构的影响，以及睡眠呼吸障碍[8]。在大多数牙科院校的课程中，与睡眠医学和睡眠障碍相关教育所花的时间已被证明不足以培训牙科医生[11-14]。

尽管在牙科教育中引入睡眠医学的想法已经酝酿了 15 年以上，但课程中投入的时间各不相同（表 9-3）。

表 9-3　牙科教育中睡眠医学教育学时总结

年份（参考）	国家	包括睡眠医学教育在内的牙科院校的比例	平均（范围）/h
2003[11]	美国和加拿大	42	2.5（1~8）
2009[15]	美国	75	3.9（1~15）
2011[16]	澳大利亚和新西兰	85	4.5（2~8）
2014[17]	中东地区	23	1.2（1~5）

在 2003 年对美国和加拿大的口腔院校进行的一项调查中[11]，只有 42% 的受访牙科院校为 SRBD 管理提供了 OAT 的教育，平均投入时间为 2.5h。2012 年，在美国进行了一项类

似的调查,结果显示,75.5%的口腔院校涵盖了睡眠呼吸障碍和夜磨牙症的专题内容,平均时长约为3.92h[15]。同样,在澳大利亚和新西兰,2011年的博士生前阶段关于睡眠医学教育学时数为4.5h,其中包括与睡眠呼吸障碍和夜磨牙症相关的教学内容[16]。相比之下,在整个中东地区的牙科院校,2014年的平均时间为1.2h。在美国,口面部疼痛[18,19]、口腔修复学[20]和颌面外科学[21]的高级教育项目已将睡眠医学纳入其认证标准,并在不同程度上给予了关注。

这些结果表明,尽管提供睡眠医学教育的牙科院校数量似乎有增加的趋势,但在博士阶段前的实际教学学时数仍然处于最低水平。此外,所涉及的主题仅侧重于SRBD和OAT的使用。

(四)与医生建立关系

与睡眠医学医师、睡眠中心和初级保健医师之间应被视为一种双向关系。即使有支持证据表明OAT可能是一种有效的管理方式,但仍然存在对OA利用不足的情况。克服这些障碍是应该要考虑的主要目标。要实现这一目标,最具影响力的方法是让牙科诊所培养更多的医疗保健思维。这意味着牙科医生要更多地从医疗模式的角度进行诊疗,并就患者的整体健康和医疗状况与其他医生进行探讨。

有人提出,提高OA利用率的最佳途径是让牙科医生和内科医生以所谓的"一站式诊疗模式"进行日常接诊[22]。这将加强牙科医生和内科医生之间的合作。由于种种原因,这种模式最好在医疗机构而非私人诊所实施。其中最主要的障碍是,大多数提供OA治疗的牙科医生都是将其作为主要临床实践的辅助手段。

建立这些关系需要从牙科诊所开始。首先要认识到患者可能面临健康或医疗状况的风险。这是通过充分的筛查、使用适当的问卷或提出正确的问题,以及识别可能表明特定健康或疾病风险的各种体征和症状来完成的。因为它与SRBD有更具体的关系,所以有一些非常普遍的问题和问卷可以用来筛选可能的风险。健康相关疾病的存在可能表明存在未识别或未诊断的睡眠呼吸暂停。除了这些医疗状况,使用药物治疗高血压、情绪障碍、心脏病、2型糖尿病和失眠可能预示着SRBD的风险。

(五)关键的下一步

此时,可以联系患者的主治医生,讨论检查结果,以及作为医务人员能够为患者的护理提供哪些支持和管理措施。这种交流可能会让主治医生意识到,作为一名执业牙科医生,他不仅是一名医疗保健提供者,还需要对患者的整体健康状况有所了解。反过来,这种双向关系有望发展,因为医生会意识到牙科医生对这一领域的兴趣,以及对进一步检查和可供选择的治疗方案的需求,并有可能在将来进行转诊。

在任何谈话之后,用一份简短的报告来记录谈话内容可能会有帮助。通过这种方式,可以记录讨论情况及审查的结果和提出的建议。此外,用于营销的任何项目都可能包括在内。总的来说,这应该被认为是一个机会,让医生了解口腔科能为患者提供什么样的最佳护理。

需要注意的是,约80%的睡眠呼吸暂停的患者尚未被诊断[23]。此外,在已确诊的患者中,许多人并未遵循治疗方案(通常是持续正压通气)进行治疗,导致其病情得不到有效控制。提供OAT作为替代方案是我们的首要目标。

改善与医师关系的步骤

这可能看起来无关紧要,但展示令人满意的结果是发展甚至加强与医疗界的双向关系的最佳方法。这可以通过以下几种方式来实现:

(1)患者的症状得到改善,打鼾减少或消除,醒来时感觉更放松、更清醒,白天晚些时候不那么累,精力更充沛,情绪更好。

(2)患者向医生报告治疗的成功结果。

(3)随访测试表明,呼吸暂停和氧浓度得到了改善。

此外,牙科医生应开始累积疗效数据。这并不需要太多,也很容易做到。然后可以将这些数据结合起来,进一步说明对诊所中的许多患者的治疗有效性,从而进一步证明 OAT 的有效性。以下是一些可能有帮助的结果数据样本。

(1)Epworth 睡眠量表评分改善。

(2)血压改善或降低。

(3)生活质量提高。

(4)睡眠低通气指数 AHI/RDI 降低,氧减饱和度下降指数(oxygen desaturation index, ODI)改善。

(5)体重减轻和/或腰围缩小(如果适用)。

了解其他可能影响结果的睡眠障碍同样至关重要。这些症状包括残余失眠、嗜睡症、不宁腿综合征、周期性肢体运动障碍、夜磨牙症,以及胃食管反流病和情绪障碍。

此外,掌握与 OA 相关的最新文献是至关重要的。关于 OAT 的最新临床指南已有近10 年的历史。从那以后,大量证明 OAT 影响的文章陆续发表。证据正在积累,因为它涉及 OAT 的潜在好处和牙科医生的作用。深入了解与气道、睡眠呼吸障碍、睡眠呼吸暂停、打鼾及其他睡眠障碍相关的医学文献,将有助于提升牙科医生的专业度。

二、结论

随着时代的进步,牙科医生的作用正在且将持续发展。选择将睡眠障碍(尤其是睡眠呼吸障碍)的治疗作为其诊疗活动的一部分的牙科医生,将有可能对其服务对象的生活产生重大影响。教育、培训和经验是实现这一目标的最佳途径。

患者护理的一个新兴方向是个性化医疗的概念。这涉及 P4 的概念:预测、预防、个性化和参与[24]。牙科医生也可以将其纳入睡眠呼吸障碍的管理中。通过 OAT 的个性化护理,帮助患者发现与 SRBD 有关的并发症,这也可以通过选择不同的 OAT 来解决患者的不同的表型或特征来实现[25]。

参考文献

1 The Role of Dentistry in the Treatment of Sleep Related Breathing Disorders. Sleep-related breathing disorder treatment outlined in new policy. https://www.cdc.gov/mmwr/volumes/65/wr/pdfs/mm6506.pdf (accessed 22 August 2020).

2 Rogers, R.R., Remmers, J., Lowe, A.A. et al. (2014). History of dental sleep medicine. *J. Dent. Sleep Med.* 1 (1): 67–74.

3 Institute of Medicine (US) Committee on Sleep Medicine and Research (2006).

Sleep Disorders and Sleep Deprivation: An Unmet Public Health Problem (ed. H.R. Colten and B.M. Altevogt). Washington, DC: National Academies Press https://www.ncbi.nlm.nih.gov/books/NBK19963/.

4 CDC (2014). Prevalence of healthy sleep duration among adults – United States. https://www.cdc.gov/mmwr/volumes/65/wr/pdfs/mm6506.pdf.

5 Phillips, B., Gozal, D., and Malhotra, A. (2015). What is the future of sleep medicine in the United States? *Am. J. Respir. Crit. Care Med.* 192 (8): 915–916.

6 Lobbezoo, F., Aarab, G., Wetselaar, P. et al. (2016). A new definition of dental sleep medicine. *J. Oral Rehabil.* 43 (10): 786–790.

7 Lavigne, G.J., Goulet, J.P., Zuconni, M. et al. (1999). Sleep disorders and the dental patient: a review of diagnosis, pathophysiology and management. *Oral Surg. Oral Med. Oral Pathol. Oral Radiol. Endod.* 88: 257–272.

8 Lobbezoo, F., Lavigne, G.J., Kato, T. et al. (2020). The face of dental sleep medicine in the 21st century. *J. Oral Rehab.* 47: 1579–1589. https://doi.org/10.1111/joor.13075.

9 Essick, G.K. (2019). Commentary on "a new definition of dental sleep medicine". *J. Dent. Sleep Med.* 6 (1): e7064.

10 Ramar, K., Dort, L.C., Katz, S.G. et al. (2015). Clinical practice guideline for the treatment of obstructive sleep apnea and snoring with oral appliance therapy: an update for 2015. *J. Clin. Sleep Med.* 11 (7): 773–827.

11 Ivanhoe, J.R., Frazier, K.B., Parr, G.R., and Haywood, V.B. (2003). The teaching and treatment of upper airway sleep disorders in North American dental schools. *J. Prosthet. Dent.* 89 (3): 292–296.

12 Almeida, F.R. (2011). Dental sleep medicine in education, practice and research. *Sleep Breath.* 15 (2): 155–156.

13 Bian, H. and Smith, C.L. (2006). Development of a questionnaire to assess dentists' knowledge, opinion, education resources, physician cooperation, and clinical practice regarding obstructive sleep apnea (OSAQ-D). *Sleep Breath.* 10 (2): 76–82.

14 Karimi N, Mehta N, Pagni SE, Antonellu E, Doherty EH, Correa LP. The current state of dental sleep medicine practice in academic institutions: a questionnaire-based study. *J. Dent. Sleep Med.* 2019;6(4). doi:https://doi.org/10.15331/jdsm.7098.

15 Simmons, M.S. and Pullinger, A. (2012). Education in sleep disorders in US dental schools DDS programs. *Sleep Breath.* 16 (2): 383–392.

16 Balasubramaniam, R., Pullinger, A., and Simmons, M. (2014). Sleep medicine education at dental schools in Australia and New Zealand. *J. Dent. Sleep Med.* 1 (1): 9–16.

17 Talaat, W., AlRozzi, B., and Kawas, S.A. (2016). Sleep medicine education and knowledge among undergraduate dental students in Middle East universities. *Cranio J. Craniomandib. Pract.* 34 (3): 163–168.

18 Moreno-Hay, I., Hernández, I., Mulet, M. et al. (2020). Sleep medicine education in US and Canadian orofacial pain residency programs: survey outcomes. *J. Am. Dent. Assoc.* 5: 962–968.

19 Commission of Dental Accreditation (2020). Accreditation Standards for Advanced Dental Education Programs in Orofacial Pain. https://www.ada.org/~/media/CODA/Files/Orofacial_Pain_Standards.pdf?la=en (accessed 17 September 2020).

20 Commission of Dental Accreditation (2020). Accreditation Standards for Advanced Specialty Education Programs in Prosthodontics. https://www.ada.org/~/media/CODA/Files/2018_prostho.pdf?la=en (accessed 17 September 2020).

21 Commission of Dental Accreditation (2020). Accreditation Standards for 16 Advanced Dental Education 17 Programs in Oral and 18 Maxillofacial Surgery. https://www.ada.org/~/media/

CODA/Files/oms.pdf?la=en (accessed 17 September 2020).

22 Sharma, S., Essick, G., Schwartz, D., and Aronsky, A.J. (2013). Sleep medicine care under one roof: a proposed model for integrating dentistry and medicine. *J. Clin. Sleep* 9 (8): 827–833.

23 American Academy of Sleep Medicine (2016). *In an Age of Constant Activity, the Solution to Improving the Nation's Health May Lie in Helping it Sleep Better*. Darien, IL: Frost & Sullivan.

24 Lim, D.C., Sutehrland, K., Cistulli, P.A., and Pack, A.I. (2017). P4 medicine approach to obstructive sleep apnoea. *Respirology* 22: 849–860.

25 Cistulli, P.A. and Sutherland, K. (2019). Phenotyping obstructive sleep apnoea – bringing precision to oral appliance therapy. *J. Oral Rehabil.* 46 (12): 1185–1191.

第10章
其他重要的睡眠障碍

一、概念概述

牙科医生和诊所内其他相关工作人员将利用口腔矫治器（OA）重新定位下颌骨来对SRBD进行管理。然而，许多患者可能不是只有一种睡眠障碍，还可能患有其他相关的睡眠障碍，这将进一步影响他们的睡眠和生活质量。在这些情况下，牙科医生可能不会参与这些疾病的最终管理或治疗，为了更全面地管理患者，牙科医生应该了解其他常见的睡眠障碍。如果发现存在除 SRBD 以外的睡眠障碍，那么对患者进行适当转诊，是牙科医生参与睡眠医学的一个重要部分。

当提供口腔矫治器治疗（OAT）时，如果治疗结果不像预期的那样令人满意，可能存在其他睡眠障碍的原因。经过后续检测，可以确定睡眠低通气指数（AHI）、呼吸紊乱指数（RDI）或血氧水平已经得到了充分改善，而患者仍存在症状。在这种情况下，需要考虑评估患者是否有其他的睡眠障碍。因此，我们需要参考一些更常见的睡眠障碍。所有这些都是基于《国际睡眠障碍分类（第 3 版）》（ICSD-3）[1]中对睡眠障碍的定义和描述。

（一）失眠

许多经历过与 SRBD 相关的睡眠中断的人可能会有失眠。这在临床上可能表现睡眠发作性失眠（难以入睡）或睡眠维持性失眠（难以持续睡眠）。在患者经历了良好的 OAT 的情况下，可能会出现某种程度的睡眠维持性失眠，但它不会那么频繁出现。

失眠患者的睡眠直方图或称睡眠阶段与健康者不同，与 SRBD 患者非常相似。会出现 N_3 阶段或深度睡眠减少，觉醒状态增加，N_2 睡眠的分布会更加不规律，在快速眼动（REM）睡眠中经常出现变化及睡眠总量减少的情况。清晨醒来可能很常见。

以上发现使我们认识到同时存在睡眠呼吸暂停与失眠的患病率非常高[2]。在这些情况下，失眠可能是最早被发现的症状。由于失眠与 SRBD 同时发生的概率很高，因此提出了"复合性失眠"这一术语[3]。为了描述这种关系，"共性失眠和睡眠呼吸暂停"一词被提出[4]。有共同的症状就提示睡眠呼吸暂停的风险可能是共病[5]，这表明需要进行睡眠研究（图 10-1）。

如果患者存在失眠，可以考虑以下几点。首先是获取病史，使用失眠严重程度指数等问卷[6]（见附录 C）。确定是否存在其他健康相关问题，如焦虑或抑郁、不宁腿综合征（RLS）或睡眠周期性肢体运动障碍（PLM）、床上或卧室中是否有宠物、同床者是否有睡眠障碍，如打鼾或 PLM，这可能会造成干扰，以及是否有孩子打断或干扰睡眠[7]。

阻塞性睡眠呼吸暂停	两者都适用	失眠
打鼾	情绪异常	觉醒增加
睡眠时呼吸暂停	白天犯困，精力不足	对睡眠不足感到焦虑
睡眠时出现喘息现象	注意力难以集中，事故风险增加	全身疲劳
症状干扰同床伴侣	记忆力缺损	难以入睡
	睡眠并不令人神清气爽	
	难以入睡	
	担心睡眠质量	

图 10-1　阻塞性睡眠呼吸暂停和失眠症状和体征的比较
改编自 Luyster 等[2]

（二）嗜睡

　　这种睡眠障碍通常不被重视，可能也不会被考虑到，因为症状上看起来像其他病症，而且呈现方式往往细微不明显。其中两种症状，白天过度嗜睡（EDS）和睡眠中断或睡眠碎片化，有时似乎能表明 SRBD 的存在[8]。目前，这种疾病被分为 1 型嗜睡症（发作性睡病伴猝倒）和 2 型嗜睡症（发作性睡病不伴猝倒）。

　　目前，嗜睡被认为是自身免疫性或非进行性神经退行性疾病[9]。嗜睡症的常见症状被称为发作性睡病，定义见表 10-1。许多症状表现很轻微，因此很容易被忽视。

表 10-1　嗜睡症的常见症状

症状	症状描述
昏倒	突然出现肌肉松弛，面部、颈部肌肉无力，可能会导致瘫痪，与强烈的情感体验有关
入睡时的幻觉	在睡眠与清醒之间，有着生动如梦般的体验
白天过度嗜睡	感觉劳累—疲惫—烦躁，可能有困倦的情绪变化
睡眠麻痹	无法移动，尤其是在睡眠与清醒状态转换时
睡眠中断	频繁醒来

（三）中枢性嗜睡症

　　基于 ICSD-3，嗜睡可能提示与多种睡眠障碍相关。例如，这可能是发作性睡病的症状之一。最近有人提出将特发性嗜睡症（idiopathic hypersomnia，IH）视为 3 型嗜睡症[10]。在这种情况下，嗜睡是主要症状，但不存在猝倒。

　　更重要的是，IH 可能与各种医疗状况有关，也可能与药物或其他物质的使用有关，甚至与牙科医生的治疗有关。此外，还有可能是原因不明的 IH[11]。另一种嗜睡的可能是那些长期卧床的患者。他们可能会在床上躺 10h 或更久，通常伴有慢性疾病。关注的领域可能是慢性疼痛、抑郁或焦虑。

（四）昼夜节律紊乱

这种类型的紊乱通常与改变睡眠-觉醒周期的行为有关。牙科医生通常不会涉及这些情况，但无论如何，可以帮助患者简单地认识这些疾病。表10-2列出了更容易遇到的疾病及其常见特征。

表10-2　常见的昼夜节律性睡眠障碍

睡眠障碍	睡眠障碍的特征
睡眠阶段延迟	被认为是符合社会规范的睡眠-觉醒时间，通常会推迟2h或更多，尤其是在青少年或年轻人中，他们倾向于晚睡
超前睡眠阶段	睡眠开始提前2h或更长时间，会导致更早醒来
时差反应	与跨越多个时区相关的睡眠-觉醒周期紊乱，向东旅行通常比向西旅行更糟糕，会导致白天的损伤
倒班工作	可能会出现失眠和嗜睡的情况，注意力和反应能力也会受到影响，睡眠时间可能会减少4h左右，夜班和轮班可能是最糟糕的情况

（五）异态睡眠

这些情况可能发生在快速眼动（REM）或非快速眼动（NREM）睡眠期间，会破坏一个人的睡眠质量。异态睡眠是不正常的，主要表现为是睡眠期间发生的不良活动（如运动或行为）或情绪，有时会在夜里发出砰砰声响。它们可能在睡眠中的任何时候发生，可能与觉醒有关，也可能在入睡时发生（表10-3）。

表10-3　快速眼动（REM）睡眠和非快速眼动（NREM）睡眠中常见的睡眠障碍

REM相关异态睡眠	特征
梦魇	这种症状在儿童中更为常见，通常会随着时间的推移而消失。患者可以清楚地描述事件的经过，可能与创伤或心理社会压力有关
REM睡眠行为障碍	睡眠时出现异常行为，可能会导致自身受伤或伤害到同床伴侣，这可能是引起医疗关注的原因
	可能与药物有关或与嗜睡症有关，可能是未来神经退行性疾病的征兆
睡眠遗尿	在儿童中更为常见，可能与SRBD有关

NREM相关异态睡眠	特征
梦游	一种与睡眠无关的唤醒障碍，在床上以外的其他场合也会出现其他行为（症状）
夜惊	伴有尖叫或哭喊，对外界刺激没有反应，如果醒来可能会感到困惑，似乎迷失方向，如果试图限制个人行动可能会变得暴力
	可能有语无伦次的言辞，很难安慰这个人
觉醒混淆	一种唤醒性行为和精神意识的紊乱的表现，在床上时表现出混乱，与行走无关

（六）睡眠相关运动障碍

最常见的运动障碍是不宁腿综合征（RLS），也称为Willis-Ekbom病，周期性肢体运动障碍(PLMD),以及牙科医生特别关注的夜磨牙症(SB)。RLS 和 PLMD 通常被认为是相似的,因为它们都涉及手臂和腿部的运动,尤其是腿部。RLS 的诊断是基于临床表现,而PLMD 则是通过多导睡眠图(PSG)进行诊断的。SB 主要发生在 N₂ 睡眠期间,通常与节律性咀嚼肌活动(RMMA)有关。RMMA 表现为下颌肌肉的收缩,并随着时间的推移而重复。这些肌肉收缩可以是重复性的,称为相位性的,或者紧咬时表现为强直性的。从医学角度来看,SB 最好在 PSG 期间诊断,因为有肌电图记录及事件的音频和视频记录。当观察到下颌疼痛、头痛和牙齿磨损等症状时,临床可以怀疑 SB(表 10-4)。

表 10-4　运动障碍(RLS、PLMD 和 SB)的描述

疾病	特征
不宁腿综合征(RLS)	在开始睡觉之前(通常)在白天晚些时候想动腿,可能会有不寻常的感觉,扰乱入睡的能力,难以保持静止,与低铁和铁蛋白水平有关,有家族史,与多动症有一定的联系
	诊断基于临床报告
周期性肢体运动障碍(PLMD)	夸张的肢体运动(更多在腿部),发生在睡眠中,与睡眠中断和疲劳有关
	在睡眠研究中被诊断出,主要发生在 N₂ 睡眠期间,可能与睡眠呼吸障碍有关
夜磨牙(SB)	对于真正的诊断,最好是有视频和音频记录的 PSG,主要发生在 N₂ 睡眠期间,有牙齿磨损、颌肌疼痛、牙痛和头痛的典型症状,与节律性咀嚼肌活动相关

附录 10-1 和 10-2

这一组可能影响和干扰睡眠的各种情况。附录 10-1 主要涉及内科学和神经系统疾病,这些疾病可能更常见于其他睡眠障碍。最常见的睡眠障碍见表 10-5。

表 10-5　与附录 10-1 有关的内科和神经系统疾病

睡眠相关疾病	特征
睡眠相关性头痛	可能在睡眠或醒来时发生。需要进一步的调查,怀疑偏头痛、丛集性头痛、慢性阵发性偏头痛和睡眠性头痛
睡眠相关性 GERD	可能与觉醒和睡眠障碍有关。是否与哮喘、咳嗽、失眠、嗜睡和生活质量差有关
睡眠相关性癫痫	可能仅在睡眠时出现,并可能表现为白天疲劳或困倦。可能需要多导睡眠图检查以进行充分的诊断

附录 10-2 侧重于酒精、阿片类药物、大麻、尼古丁等物质,以及可能影响或诱发睡眠障碍的一些药物。例如,酒精或阿片类药物可能直接影响一个人的睡眠,特别是 SRBD。

二、结论

除了 SRBD 之外,其他睡眠障碍也可能存在于某些个体中。对于任何参与管理 SRBD 的人来说,最好了解其他可能的睡眠障碍的存在,因为这些可能会影响 OAT 相关的整体改善情况。如果怀疑有其他睡眠障碍,最好的做法是将患者转诊,进行更明确的检查和可能的治疗。

参考文献

1 American Academy of Sleep Medicine (2014). *The International Classification of Sleep Disorders (ICSD3)*, 3e. Darien, IL: American Academy of Sleep Medicine.

2 Luyster, F.S., Buysse, D.J., and Stollo, P.J. (2010). Comorbid insomnia and obstructive sleep apnea: challenges for clinical practice and research. *J. Clin. Sleep Med.* 6 (2): 196–204.

3 Krakow, B., Ulibarri, V.A., Romero, E.A., and McIver, N.D. (2013). A two-year prospective study on the frequency and co-occurrence of insomnia and sleep-disordered breathing symptoms in a primary care population. *Sleep Med.* 14: 814–823.

4 Sweetman, A., Lack, L., and Bastien, C. (2019). Co-morbid insomnia and sleep apnea (COMISA): prevalence, consequences, methodological considerations, and recently randomized controlled trials. *Brain Sci.* 9: 371.

5 Benetó, A., Gomez-Siurana, E., and Rubio-Sanchez, P. (2009). Comorbidity between sleep apnea and insomnia. *Sleep Med. Rev.* 13: 287–293.

6 Morin, C.M., Bellevill, G., Bélanger, L., and Ivers, H. (2011). The Insomnia Severity Index: psychometric indictors to detect insomnia cases and evaluate treatment response. *Sleep* 34 (5): 601–608.

7 Ong, J.C. and Crawford, M.R. (2013). Insomnia and obstructive sleep apnea. *Sleep Med. Clin.* 8 (3): 389–398.

8 Peacock, J. and Benca, R.M. (2010). Narcolepsy: clinical features, co-morbidities & treatment. *Ind. J. Med. Res.* 131: 338–349.

9 Mahoney, C.E., Cogswell, A., Koralnik, I.J., and Scammell, T.E. (2019). The neurobiological basis of narcolepsy. *Nat. Rev. Neurosci.* 20 (2): 83–93.

10 Akram U. Letter to the Editor: a patient's view on reclassifying idiopathic hypersomnia to narcolepsy type-3. *Sleep* 2020:1–2. doi:https://doi.org/10.1093/sleep/zsaa134.

11 Ali, M., Auger, R.R., Slocumb, N.L., and Morgenthlaer, T.L. (2009). Idiopathic hypersomnia: clinical features and response to treatment. *J. Clin. Sleep Med.* 5 (6): 562–568.

第11章

牙科睡眠医学实践

一、概念概述

在过去的几十年里，牙科医生有机会通过参与疾病的筛查和在某些情况下参与这些疾病的管理来更多地参与卫生保健工作。这在睡眠医学中尤其明显，主要强调睡眠呼吸障碍（SRBD）和口腔矫治器治疗（OAT）的使用。这一过程从睡眠障碍的筛查开始，直到认为进行了合适的管理。将牙科睡眠医学纳入牙科临床实践，需要持续不断地开展教育，以培养一种最终专注于医学疾病管理的技能。

牙科睡眠医学的扩展观点表明，它现在已经超越了OAT对SRBD的管理[1]。牙科睡眠医学现在涵盖了口面部疼痛与睡眠之间的关系，夜磨牙症（SB）与其他相关睡眠障碍之间的关系，牙科医生在评估和管理SB中的作用，以及他们在SRBD，特别是OAT在阻塞性睡眠呼吸暂停（OSA）管理中的作用[2]。

（一）加入成为一员

根据美国牙科协会（ADA）的规定，牙科医生有义务参与识别可能存在SRBD风险的患者，尤其是OSA的患者[3]。识别患者首先要筛查哪些患者可能有风险。可以观察到的临床症状和体征，在现有的健康调查表中添加一些基本问题，以评估SRBD的风险。基于这些发现，使用问卷（见第12章）将有助于进一步评估风险。此时，可以确定牙科医生选择的介入程度（表11-1）。

表11-1　牙科医生对OAT有限和全面参与的比较

有限的参与	全面参与
获得睡眠医学的基本教育	接受睡眠医学方面的高等教育
筛查SRBD患者	筛查SRBD患者
进行问卷调查并向患者告知调查结果	进行问卷调查并向患者告知调查结果
转诊接受额外的检查、检查和适当的治疗	进行进一步的检查/测试
	与睡眠专家和医生同事密切合作提供OAT，管理SRBD和沟通不良反应并向患者医生发送报告
	接受OAT的转诊

1. 有限的参与

许多牙科医生可能忙于临床工作，因此他们选择只在有限的范围内参与。在这种情况下，一旦根据病史、临床表征或问卷结果确定患者存在风险，就会进行转诊，以便进行更明确的评估、可能的检测和必要的治疗。牙科医生可能在这一层面开始参与，然后发展为更为全面的参与。

2. 综合参与

在这种情况下，牙科医生的工作与有限参与时相同，并且遵循美国牙科协会（ADA）关于 OAT 的指南[4]，更多地参与到 SRBD 的管理中。在这种情况下，医生通常在睡眠医学方面受过高等教育，重点是 SRBD 和 OAT。在某些情况下，牙科医生实际上可能已将睡眠问题纳入诊疗范围，或者至少投入很大一部分时间用于管理 SRBD 和 OAT。

（二）参与的步骤

考虑到可能患有 SRBD，特别是睡眠呼吸暂停的人数，牙科医生帮助促进 SRBD 的识别、诊断和可能的治疗的能力从未像现在这样重要。据报道，约有 80% 的美国成年人（2 350 万人）存在 OSA 的风险[5]。因此，牙科医生处于一个独特而理想的位置，可以帮助那些面临 OSA 风险的人。这包括以下内容：

- 通过问卷调查、回顾病史和临床评估来识别患者是否存在 SRBD 或 OSA 的风险。
- 向患者解释研究结果，并讨论最佳诊疗方案。
- 如果已确定风险，下一步是将患者转诊并接受适当的检查，以确认诊断并制订相应管理计划。

1. 教育

参与其中最有效的方式就是教育。有很多时长不一的课程。最好的是关注教育的学时数及课程的全面性。如果可能的话，参加大学提供的继续教育课程是最理想的，特别是那些有连续性的课程。参加与商业相关的课程可能不是最理想的；但是，参加有商业性的课程更容易被接受。

至于教育的学时数，有人建议睡眠医学方面至少需满足 25h 的继续教育课程，方有资格提供 OAT[6]。

如果牙科医生只是想在有限的基础上参与相关治疗，那么通常入门课程就足够了。这门课程应该涉及睡眠医学的整个学科，重点关于 SRBD 和 OAT。从各种来源获得的继续教育课程也是有价值的，因为这将提供关于睡眠医学、牙科睡眠医学和 OAT 的不同观点。

OAT 使用的继续教育课程应该能够应对以下特殊情况。这些情况包括：咬合改变、口面部疼痛（下颌或面部疼痛）、颞下颌关节紊乱，以及任何可能发生的牙齿变化[7]。

2. 员工合作

随着牙科医生越来越多地参与继续教育，睡眠和睡眠药物的基础知识需要与办公室工作人员分享。这将使工作人员更易于将牙科睡眠医学运用于临床接诊，并能够与患者就此进行交谈。必须记住的是，参与其中并不是牙科的常规做法。它更偏向于医学领域，这是一种由内科医生诊断的疾病，牙科医生不是主导者。

与工作人员相关的另一个方面可能是，根据参与程度，指派一个人作为牙科睡眠医学协调员或促进者。这个人将成为办公室中与牙科睡眠医学相关的患者护理的关键人物。因此，他们将在实践中处理与牙科睡眠医学相关的所有过程，并直接与牙科医生和工作人员互动。教育工作人员,特别是牙科保健师,告诉他们应该注意哪些情况,哪些可能表明有 SRBD 的风险,这将提高患者的意识,并促进 OAT。

3. 建立舒适度,提高能力

经验和持续的学习是不可替代的。这要从筛选过程开始。一旦有人被确定有 SRBD 的风险,那么解释和进一步的调查,会提高舒适度。随着时间的推移,牙科医生会对牙科睡眠医学和 OAT 的管理,以及相关程序和处理不良反应的方法更加熟悉。可以从使用一种舒适的设备开始,而不是使用许多不同的设备进行试验。开始时,把重点放在记录患者的管理上,而不是试图转诊。随着时间的推移,越来越多的人使用 OAT,这方面的能力将得到提高。

4. 市场营销

在实践中,营销可以通过许多不同的方式和媒介来实现。我们现在生活在数字时代,因此这种形式的营销是必不可少的。也可以使用宣传册和说明书。口腔矫治器示例便于进一步讨论口腔矫治器治疗的功效。

最具影响力的营销仍然是口碑营销。确保办公室团队在这方面受过良好的培训是非常宝贵的。有可以传播给患者的教育材料,以及在接待处有相关的信息材料,可能会激发患者更多的意识和好奇心。

与患者的内科医生沟通实际上是另一种营销形式。它致力于实现最佳结果,并加强了专业关系。这包括告知医生可能有 OSA 风险的患者,及患者 OAT 的进展。这种类型的报告是必不可少的,因为 SRBD 和 OSA 涉及的 OAT 可能影响患者健康和医疗状况的管理。

5. 远程医疗

远程医疗是口腔医疗的一个新概念。用于管理睡眠障碍的远程医疗已经显著发展,并将继续发展,特别是随着与其应用相关的技术的持续发展[8]。远程医疗依赖于与患者进行具有视听能力的实时互动沟通,称为同步通信。另一种形式是异步通信,它不是实时的,可能会受到距离的影响。这被视为电子消息传递,需要通过安全的网络进行。这适用于非紧急的情况。在牙科睡眠医学和 OAT 中,使用电话或短信和传真可能不那么适用。但在适当的情况下也可以加以利用;然而,它的作用可能最适用于持续的护理或随访,而不是最初的评估,或口腔矫治器的制作和交付阶段。

(三)计费和保险流程

一旦参与到牙科睡眠医学的实践中,另一个重要的方面是费用结构,计费和保险考虑。由于 OAT 是一种医学治疗,OAT 可以向患者的医疗保险公司收费。OAT 通常被视为耐用医疗设备,其代码为 E0486。通常牙科医生并不熟悉这个流程,与牙科保险流程相比有所不同。下面是一些让牙科医生更适应这个过程的基本建议。

- 在寻找与牙科睡眠医学相关的课程时,一定要涉及保险的讨论。
- 考虑使用可以代表你处理医疗索赔的结算公司。
- 确定这是否是办公室内部可能做的事情,并了解相关流程。

适应 OAT 需要一些时间,但不应成为提供此服务的障碍。

二、结论

口腔医生在不断扩展和动态的牙科睡眠医学学科中扮演的角色,可以是有益的和令人兴奋的。无论牙科医生选择何种途径，了解睡眠、睡眠障碍、牙科医生所起的作用及 OAT，对许多未确诊的患者，以及正在寻求治疗现有 SRBD 或 OSA 的患者都有很大的好处。此外，这需要持续关注最新的技术、计费编码和导致牙科睡眠医学最佳实践的循证文献。

参考文献

1　Lobbezoo, F., Aarab, G., Wetselaar, P. et al. (2016). A new definition of dental sleep medicine. *J. Oral Rehabil.* 43 (10): 786–790.

2　Lobbezoo, F., Lavigne, G.J., Kato, T. et al. (2020). The face of dental sleep medicine in the 21st century. *J. Oral Rehabil.* 47: 1–11. https://doi.org/10.1111/joor.13075.

3　From Council on Dental Practice: *The Role of Dentistry in the Treatment of Sleep Related Breathing Disorders*. Adopted by the American Dental Association House of Delegates 2017. Adopted 2017 (2017:269).

4　Evidence Brief (2017). *Oral Appliances for Sleep-Related Breathing Disorders*. American Dental Association.

5　American Academy of Sleep Medicine (2016). *In an Age of Constant Activity, the Solution to Improving the Nation's Health May Lie in Helping it Sleep Better*. Darien, IL: Frost & Sullivan.

6　Ramar, K., Dort, L.C., Katz, S.G. et al. (2015). Clinical practice guideline for the treatment of obstructive sleep apnea and snoring with oral appliance therapy: an update for 2015. *J. Clin. Sleep Med.* 11 (7): 773–827.

7　Kushida, C.A., Morgenthaler, T.L., Littner, M.R. et al. (2006). Practice parameters for the treatment of snoring and obstructive sleep apnea with oral appliances: an update for 2005. *Sleep* 29 (2): 240–243.

8　Singh, J., Badr, M.S., Diebert, W. et al. (2015). American Academy of Sleep Medicine (AASM) position paper for the use of telemedicine for the diagnosis and treatment of sleep disorders. *J. Clin. Sleep Med.* 11 (10): 1187–1198.

第三篇

睡眠呼吸障碍的评估

　　本篇将回顾用于评估有 SRBD 风险的患者的各种方法。筛查和识别可能有 SRBD 风险的人是非常重要的第一步，牙科医生还可以筛查许多其他的睡眠障碍，而且筛查对象不仅限于成年人。我们将回顾确定性测试的各种方法，并讨论与临床评估相关的各个方面，以及目前影像学的作用。

第12章

睡眠障碍的筛查

一、概念概述

筛查过程被定义为一种确定个人可能处于某种状况、疾病或紊乱风险的方法。在许多情况下，这可能是一个没有症状的人。在牙科环境中，这类似于通过简单地测量某人的血压来筛查高血压的行为。这是常规操作，用于获取生命体征，而不考虑先前存在的任何体征或症状。对于睡眠障碍，特别是睡眠呼吸障碍，首先应增加几个简单的问题，这些问题可能表明有必要进行更深入的筛查。必须了解的是，筛查的行为不同于检查，通常不包括多导睡眠图（PSG）或 HSAT 等检查。当筛查确定可能存在睡眠障碍的风险时，应进行进一步检测。

许多问卷的重点是针对主要发生在成年人身上的 SRBD。也有适用于儿童和青少年人群的问卷。此外，还有一些问卷有助于确定其他睡眠障碍的风险。牙科医生主要关注的是 SRBD，并且在某些特定情况下可以用来确定失眠的存在。

二、基本的问题

在考虑采用问卷调查来确定一个人是否有睡眠障碍的风险之前，应在现有的健康和病史的基础上增加 5 个基本问题。这 5 个问题如下：

- 有人告诉过你有打鼾吗？你意识到自己打鼾吗？
- 你一觉醒来时感到疲倦吗？或者你白天经常感到疲倦吗？
- 早上会头痛吗？
- 你是否难以集中注意力或感到困倦，尤其是久坐的时候？
- 你有没有被告知睡觉时出现呼吸停止？

对于这其中任何一个问题的肯定回答通常表明可能存在睡眠障碍。在这一点上，使用标准问卷进一步确定患者是否有发生睡眠障碍的风险是合适的。

利用非常简单的问卷来确定风险是最终目标。已经提出了一个 GOAL 问卷[性别（gender）、肥胖（obesity）、年龄（age）和大声打鼾（loud snoring）]，可以在临床诊疗中使用，并且已经得到了高度特异性的验证。GOAL 问卷关注男性性别、身体质量指数≥30kg/m²、年龄≥50 岁和大声打鼾[1]。回答仅为简单的"是"或"否"，随着回答"是"的数量增加，睡眠呼吸暂停的风险，以及潜在的严重性也增加。如果 GOAL 问卷的调查结果表明 SRBD 的潜在风险，那么使用其他众所周知且经过更好验证的问卷来进一步支持 GOAL 的调查结果可能是合适的。

三、筛查问卷

有许多不同的问卷可供使用。这里讨论的是最常用、患者易于使用且经过充分验证的问卷。最终目标是使这一过程尽可能简单，并对患者和提供者友好。

（一）Epworth 嗜睡量表

Epworth 嗜睡量表（ESS）是大多数睡眠中心、睡眠医学专家、睡眠医学领域的许多内科医生和牙科医生使用的标准问卷[2]。基本概念是，当总分接近 9 分时，睡眠障碍的风险很大，最常见的是 SRBD，更有可能是 OSA[3]。一旦总分大于 9 分，患 SRBD 的风险就会增加。评分升高并不是 OSA 的决定性结果，也不表示严重程度。ESS 的结果也需要考虑到包括病史和临床发现的其他因素，这些因素可能进一步证实风险。

ESS 的第二部分评估患者在睡眠中的行为，更具体地说，是评估与 OSA 相关的一些公认因素。这项研究着眼于打鼾及其严重程度，以及与打鼾有关的情况，这些情况表明患 OSA 的风险增加，比如醒来时喘不过气，或者在睡眠中感到窒息。如果打鼾是唯一被认可的行为或状况，且 ESS 嗜睡量表总分低于 9 分，那么患 OSA 的风险可能更低，但情况并非总是如此，应进一步评估。

ESS 嗜睡量表的另一个特点是可以作为一种评估手段，在治疗开始前和治疗进行中，通过它来跟踪患者相对于正在进行的治疗的进展情况。开始时，ESS 嗜睡量表评分可能大于 9 分，随着治疗的进展，评分可能降至 9 分以下，表明病情可能有所改善。

参见附录 C 中 "Epworth 嗜睡量表"。

（二）STOP-Bang 问卷

起初，这是由首字母缩略词 STOP 指定的 4 个问题[4]，即打鼾（snore）、疲倦（tired）、观察（observed）、血压（pressure）的问卷。

- 你打鼾很大声吗？
- 是否经常感到疲倦—疲劳—困倦？
- 是否睡觉时被观察到停止呼吸？
- 是否正在接受治疗或患有高血压？

目的是在进行全身麻醉之前，利用这种方法来筛查患者是否有 OSA 的风险。STOP 问卷被认为是非常可靠的，具有高度的敏感性，特别是对于那些有中度或重度 OSA 风险的人。

研究发现还有其他因素会提高该问卷的敏感性，这就产生了 Bang 部分。首字母缩略词 Bang［身体质量指数（BMI）、年龄（age）、颈围（neck circumference）、性别（gender）］涉及以下增加 OSA 风险的因素。

- 身体质量指数 BMI 超过 $30kg/m^2$。
- 年龄超过 50 岁。
- 颈围大于 15.75 英寸（约 40cm）。
- 性别为男性。

STOP-Bang 问卷已经得到了很好的验证，并且随着中度至重度睡眠呼吸暂停风险的增加，问卷变得越来越敏感[5]。有人提出，对于得分在 3～6 分的患者，将该问卷与脉搏血氧仪结合使用，可能有助于进一步确定 OSA 的风险[6]。

参见附录 C 中的"STOP-Bang 问卷"。

（三）柏林问卷

柏林问卷是 1996 年在德国柏林举行的初级保健睡眠会议上制订的。它由 10 个问题组成，是确定一个人是否有 OSA 风险的准确方法[7]。该问卷分为三类，评估打鼾的存在及其意义、打鼾频率和呼吸暂停的可能性，嗜睡或疲劳，以及肥胖或高血压的病史。这种问卷较少使用，有人担心它能否在临床环境中充分确定睡眠呼吸暂停的风险[8]。

参见附录 C 中的"柏林问卷"。

（四）总结

决定使用哪种问卷通常只是基于个人偏好。ESS 历来是睡眠诊所和大多数睡眠医学医生最常引用的问卷。然而，这可能不是最有效的方法。在一项基于 meta 分析的比较研究中，确定 STOP-Bang 问卷无论是对于轻度、中度还是重度 OSA，都是最准确的检测方法[9]。该建议认为，STOP-Bang 问卷适用于在临床环境中和无法随时进行睡眠测试的情况下，用于确定是否存在 OSA。基于这些研究结果，牙科诊所可能会优先考虑使用 STOP-Bang 问卷作为有价值的筛查工具，以优化患者的护理。

四、其他类型的筛查

有时，在一些特殊情况下，筛查可能是有益的。这可能发生在有 SRBD 风险的情况下，失眠或其他类型的睡眠障碍可能会影响一个人的生活健康和生活质量。

（一）鼻气道筛查

由于许多原因，鼻腔气道通畅至关重要。鼻阻力增加可增加呼吸驱动力，导致打鼾并加重睡眠呼吸障碍[10]。鼻呼吸还能改善睡眠期间的氧气水平[11]。此外，改善鼻子呼吸的能力可以增强对 SRBD 的治疗效果。因此，从主观和临床两方面对鼻气道进行评估非常重要。鼻塞症状评估（NOSE 量表）是一种主观评价在过去 1 个月内，鼻塞和鼻呼吸困难如何影响患者的生活质量和睡眠的方法[12]。还有一种视觉模拟量表，进一步确定患者对通过鼻子呼吸有多困难的看法。

参见附录 C。

（二）Pittsburgh 睡眠质量指数（PSQI）

PSQI 是一种主观测量睡眠质量和睡眠模式的问卷[13]。它最初是为老年人设计的，其回答基于近 1 个月的感知。它并不只针对一种睡眠障碍，而是旨在测量可能受到任何影响睡眠质量的不同睡眠障碍。牙科医生使用 PSQI 可能最适用于与 SRBD 无关的睡眠不良，如失眠、睡眠运动障碍或不明原因的嗜睡。因此，这不是大多数临床实践中常规使用的东西。它可能用于有心理或精神障碍的患者，如可能与睡眠问题相关的焦虑，以及正在经历可能影响睡眠的疼痛的患者。

参见附录 C 中 PSQI。

（三）妊娠期睡眠呼吸暂停的风险筛查

最近，越来越多的人对在妊娠期间筛查可能的 OSA 感兴趣。已经提出了一种简单的筛选方法，称为 BATE[14]。这包括身体质量指数（BMI）、年龄（age）和舌体肥厚（tongue enlargement）。舌体肥厚是通过静息状态时张大嘴巴观察舌来评估的。如果舌覆盖了牙齿的咬合面，或者超出牙齿或支撑牙齿的牙槽嵴，那么就被认为是舌体增厚。妊娠期间 OSA 的发生率估计为 8%～20%，据报道在妊娠晚期为 24.1%。当在妊娠早期发现 BATE 时，妊娠晚期发生 OSA 的风险变得显著（图 12-1）。

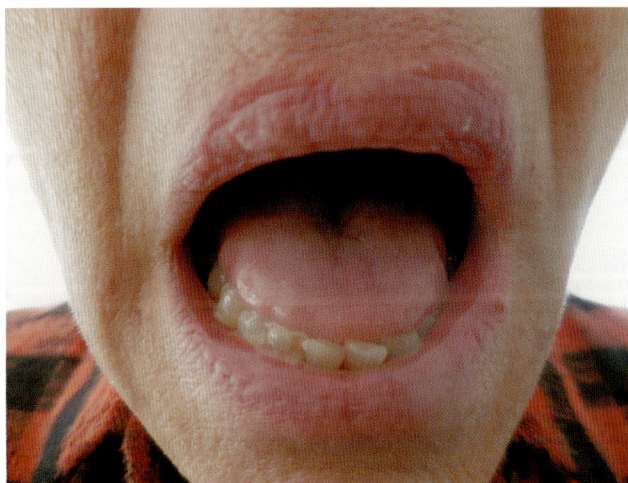

图 12-1　扩大的舌覆盖下后牙

（四）失眠筛查

对于某些患者，在怀疑失眠时也可考虑进行失眠筛查。这不是牙科医生会常规做的事情，但在某些怀疑失眠的情况下，进行问卷调查可能会有帮助。失眠症严重程度指数（insomnia severity index，ISI）可用于初始评估，非常简单，也可用于评估治疗效果[15]。它使用了 7 个不同的问题，并提供多种语言版本，易于理解，可以快速完成，是可靠的。

如果 ISI 上的回答表明失眠可能是一个问题，并且怀疑存在焦虑甚至抑郁，那么使用另外两份问卷可能会有所帮助。它们是：Beck 焦虑指数（BAI）[16]和 Beck 抑郁量表（BDI）[17]，可以在线访问。BAI 和 BDI 是单页文档，经过充分验证，易于患者完成，牙科医生解释起来也同样简单。使用这些问卷的缺点是，许多从业人员并不习惯使用这些问卷。无论如何，注意这些问题是很重要的，尤其是当睡眠问题也可能与疼痛相关时。

参见附录 C 中的失眠症严重程度指数（ISI）。

五、生活质量调查

对生活质量进行评估在睡眠医学中并不常见，但它越来越被认为是评估患者对睡眠障碍管理满意度的一个重要方面。在治疗开始前和治疗过程中定期进行评估，有助于了解患者对整体治疗的评价,且有助于从患者的角度了解他们对正在接受的治疗的看法。虽然这不是一个常规的过程,但可以用来证实正在取得的进展。研究表明,口腔矫形器治疗可以改善生活质量,同时睡眠低通气指数(AHI)和一些炎症标志物,如 C 反应蛋白和肿瘤坏死因子 α(TNF-α)也可以得到改善[18]。

一个经常被引用的生活质量调查问卷是睡眠功能结果问卷(Functional Outcomes of Sleep Questionnaire, FOSQ),包括 30 个项目,以及简化版的 FOSQ-10 问卷[19]。该量表可用于临床实践和研究。这两个版本的目的都是测量白天嗜睡对各种日常活动和日常生活功能方面的影响。研究发现简化版(FOSQ-10)与较长版本相比同样有效。

已有多种可用的测量问卷,但尚未发现这些问卷是专门针对 SRBD 患者的[20]。研究发现,男性和女性的生活质量存在差异,主要关注的是白天是否有睡意。所使用的生活质量调查工具没有显著的相关性,并且每个工具都有不同的关注领域。有两种相关的生活质量调查问卷可考虑用于口腔矫治器治疗,即 SF-36 和简化版的 SF-12[21]。这些问卷适用于多种临床情况。如果对使用生活质量调查问卷感兴趣,建议使用牙科睡眠医学和口腔矫治器治疗(OAT)特有的问卷。

参见附录 C。

(一)儿童和青少年问卷

对儿童和青少年的睡眠障碍筛查更具挑战性,因为这通常需要父母的参与。在某些情况下,与父母相比,孩子对问题的看法可能有所不同。在这一年龄组中,与关注睡眠呼吸暂停相比,需要考虑一般睡眠调查问卷。如前所述,在这组患者的现有的健康史中添加一些基本问题是个好主意。在考虑使用问卷调查之前,除了临床发现之外,询问一些基本问题也是可取的。一些最基本的问题可能如下:

- 您的孩子晚上用嘴呼吸和打鼾吗?
- 您有没有注意到孩子睡觉时呼吸会有停顿?
- 孩子醒来是否感到疲倦或白天很困?
- 孩子是否有行为或学习问题?
- 孩子是否难以集中注意力或坐着不动?

根据这方面的经验,还可以利用其他的问题。对上述许多问题的肯定回答无疑会引出其他问题,并可能需要填写一份更正式的问卷。

(二)BEARS 调查问卷

一个非常基本的问卷被称为 BEARS 问卷[22]。这个年龄段的孩子可能会有睡眠问题,主要涉及以下 5 个方面:

- B 代表睡觉时间(bedtime)。
- E 代表白天过度嗜睡(excessive daytime sleepiness)。
- A 代表觉醒(awakening)。
- R 代表睡眠的规律性和持续时间(regularity and duration of sleep)。
- S 代表打鼾(snoring)。

只要简单地询问这些因素中的任何一个,然后得到肯定的回答,就表明孩子有睡眠障碍的风险。

　　由于存在许多不同的调查问卷,没有一种问卷能够足够涵盖方方面面的内容。我们提出了一个通用问题样本,代表了这个年龄段最常遇到的问题。这些问题旨在考察睡眠的各个方面及其他可能与睡眠有关的重要行为,值得考虑(表 12-1)。

表 12-1　儿童和青少年睡眠问卷

勾选适用于每个重要领域的复选框

当孩子睡着时,你注意到:

□打鼾情况:□轻微　　□大声　　□费力或呼吸困难　　□主要是口呼吸　　□观察到呼吸停顿
□运动过度或睡眠不安　　□鼻塞　　□下肢或上肢的抽搐　　□大多是仰着睡

习惯—主要是在白天:

□吮吸手指　　□困倦或疲惫　　□容易分心　　□似乎过于活跃　　□主要是用嘴呼吸
□低能量水平

行为观察:

□易怒或情绪波动　　□难以集中注意力　　□学业上困难　　□在学校疲惫困倦

睡眠相关问题:

□每周尿床 1 次以上　　□需要很长时间才能入睡　　□说梦话　　□存在磨牙现象
□醒来时感到疲倦/没有休息好　　□因头痛而醒来　　□整夜睡不着觉　　□早上很难醒来
□做噩梦　　□醒来时口干

孩子有以下方面的问题吗:

□体重超重　　□发育(不在正常水平)　　□呼吸障碍(哮喘)　　□进食缓慢或吞咽困难
□胃酸倒流或胃灼热　　□语言问题,难以理解

　　密歇根大学开发的其中一份儿童睡眠问卷(Pediatric Sleep Questionnaire, PSQ)也可以作为参考[23]。它不仅用于评估 SRBD 的风险,还用于评估行为和嗜睡等其他方面的问题。它是一个更详细的问卷,主要用于临床研究。PSQ 的构建为获取病史时可以考虑的不同问题提供了基础。

(三)其他可以考虑的问卷

　　● I'M SLEEPY 儿科睡眠问卷[24]:有两个版本,一个供家长使用,一个供孩子使用。该问卷对睡眠障碍有很高的敏感性(82%),但特异性适中,约 50%。

　　● 儿科日间嗜睡量表(PDSS)[25]:包含 8 个主要与睡眠质量和白天活动相关的问题。该量表是为 6~8 年级 11~15 岁的学生开发的。

　　● 克利夫兰青少年嗜睡问卷[26]顾名思义,它更多是针对年龄较大的儿童或青少年患者,通常是 11~17 岁的青少年患者。

　　● OSA-18 生活质量调查问卷[27]:主要适用于可能存在睡眠呼吸障碍,特别是睡眠呼吸暂停风险的患者。这些问题通常由家长回答,并评估约 4 周的睡眠状况。它也可用于评估治疗后的睡眠状况。其中一个方面是使用视觉模拟量表,通过面部图片来确定孩子的生活质量,但这种方法并不总是被采用。

　　● Epworth 儿童和青少年嗜睡量表(ESS-chad)[28]:是原始 Epworth 嗜睡量表的变体,与

用于成年人的 ESS 量表相一致。该量表已被证明对 12～18 岁的青少年是可靠的，主要用于评估白天的嗜睡情况。

六、结论

对于患者来说，筛查睡眠障碍应该是一项简单的任务，不需要花费太多的时间和精力。患者的回答也应充分，以便牙科医生可以向患者介绍睡眠障碍的潜在风险，并作为是否需要进一步评估和可能进行测试的依据。该调查问卷不能作为 SRBD 或任何其他睡眠障碍的诊断依据，它仅能指示存在风险，并建议进一步调查，咨询患者的医生或睡眠医学专家并进行可能的测试。当存在健康和医学相关的问题时，进一步的调查就变得更加必要。这将带来更完善和更全面的医疗保健。

参考文献

1 Duarte, R., Magalhães-da-Silveira, F.J., Oliveira-e-Sá, T.S. et al. (2020). Obstructive sleep apnea screening with a 4-item instrument, named GOAL Questionnaire: development, validation and comparative study with no-anea, STOP-Bang, and NoSAS. *Nat. Sci. Sleep* 12: 57–67.

2 Johns, M.W. (1991). A new method for measuring daytime sleepiness: the Epworth Sleepiness Scale. *Sleep* 14 (6): 540–545.

3 McNicholas, W.T. and Phillipson, E.A. (2002). *Breathing Disorders in Sleep*, 22. W. B. Saunders.

4 Chung, F., Yegneswaran, B., Liao, P. et al. (2008). STOP questionnaire. *Anesthesiology* 108: 812–821.

5 Nagappa, M., Liao, P. et al. (2015). Validation of the STOP-Bang questionnaire as a screening tool for obstructive sleep apnea among different populations: a systematic review and meta-analysis. *PLOS ONE* 14: 1–21.

6 Christensen, E., Franklin, K.A., Carin, S. et al. (2018). Can STOP-Bang and pulse oximetry detect and exclude obstructive sleep apnea? *Anesth. Analg.* 127: 736–743. (ahead of print).

7 Netzer, N.C., Stoohs, R.A. et al. (1999). Using the Berlin questionnaire to identify patients at risk for the sleep apnea syndrome. *Ann. Int. Med.* 131 (7): 485–491.

8 Khaledi-Paveh, B., Khazaie, H., Nasouri, M. et al. (2016). Evaluation of Berlin questionnaire validity for sleep apnea risk in sleep clinic populations. *Basic Clin. Neurosci.* 7 (1): 43–48.

9 Chiu, H., Chen, P., Chuang, L. et al. (2017). Diagnostic accuracy of the Berlin questionnaire, STOP-BANG, STOP, and Epworth Sleepiness Scale in detecting obstructive sleep apnea: a bivariate meta-analysis. *Sleep Med. Rev.* 36: 57–70.

10 Pevernagie, D.A., De Meyer, M.M.M., and Claeys, S. (2005). Sleep, breathing and the nose. *Sleep Med. Rev.* 9: 437–451.

11 Lundberg, J.O.N., Settergren, G. et al. (1996). Inhalation of nasally derived nitric oxide modulates pulmonary function in humans. *Acta Physiol. Scand.* 158: 343–347.

12 Stewart, M.G., Witsell, D.L. et al. (2004). Development and validation of the nasal obstruction symptom evaluation (NOSE) scale. *Otolaryngol. Head Neck Surg.* 130 (2): 157–163.

13 Buysse, D.J., Reynolds, C.F. et al. (1989). The Pittsburgh sleep quality index: a new instrument for psychiatric practice and research. *Psychiatry Res.* 28 (2): 193–213.

14 Izci-Balserak, B., Zhu, B., Gurubhagavatula, I. et al. (2019). A screening algorithm for obstructive sleep apnea in pregnancy. *Ann. Am. Thorac. Soc.* 16 (10): 1286–1294.

15 Morin, C.M., Bellevill, G., Bélanger, L., and Ivers, H. (2011). The Insomnia Severity Index: psychometric indictors to detect insomnia cases and evaluate treatment response. *Sleep* 34 (5):

601–608.

16 Beck, A.T., Epstein, N., Brown, G., and Steer, R.A. (1998). An inventory for measuring clinical anxiety: psychometric properties. *J. Consul. Clin. Psych.* 56: 893–897.

17 Beck, A.T., Steer, R.A., and Garbin, M.G. (1988). Psychometric properties of the Beck Depression Inventory: twenty-five years of evaluation. *Clin. Psychol. Rev.* 8 (1): 77–100.

18 Fernández-Julián, E., Pérez-Carbonell, T., Marco, R. et al. (2018). Impact of an oral appliance on obstructive sleep apnea severity, quality of life, and biomarkers. *Laryngoscope* 128 (7): 1720–1726.

19 Chasens, E.R., Ratcliff, S.J., and Weaver, T.E. (2009). Development of the FOSQ-10: a short version of the functional outcomes of sleep questionnaire. *Sleep* 32 (7): 915–919.

20 Silva, G.E., Goodwin, J.L., Vana, K.D., and Quan, S.F. (2016). Obstructive sleep apnea and quality of life: comparison of the SAQLI, FOSQ, and SF-36 questionnaires. *Southwest J. Pulmon. Crit. Care* 13 (3): 137–149.

21 Jenkins, C., Layte, R., Jenkinson, D. et al. (1997). A shorter form health survey: can the SF-12 replicate results from the SF-36 in longitudinal studies? *J. Publ. Health Med.* 19 (2): 179–186.

22 Owens, J.A. and Dalzell, V. (2005). Use of the 'BEARS' sleep screening tool in a pediatric residents' continuity clinic: a pilot study. *Sleep Med.* 6: 63–69.

23 Chervin, R.D., Hedger, K., Dillon, J.E., and Pituch, K.J. Pediatric Sleep Questionnaire (PSQ): validity and reliability of scales for sleep-disordered breathing, snoring, sleepiness, and behavioral problems. *Sleep Med.* 1: 21–32.

24 Kadmon, G., Chung, S.A., and Shapiro, C.M. (2014). I'M SLEEPY: a short pediatric sleep apnea questionnaire. *Int. J. Pediatr. Otorhinolaryngol.* 78 (12): 2116–2120.

25 Drake, C., Nickel, C. et al. (2003). The Pediatric Daytime Sleepiness Scale (PDSS): sleep habits and school outcomes in middle-school children. *Sleep* 26 (4): 455–458.

26 Spilsbury, J.C., Drotar, D., Rosen, C.L., and Redline, S. (2007). The Cleveland Adolescent Sleepiness Questionnaire: a new measure to assess excessive daytime sleepiness in adolescents. *J. Clin. Sleep Med.* 3 (6): 603–612.

27 Carvalbo, V. and Madeiro, A.J. (2006). Quality of life in children with sleep-disordered breathing: evaluation by OSA-18. *Rev. Bras. Otorrinolaringol.* 72 (6): 747–756.

28 Janssen, K.C., Phillipson, S. et al. (2017). Validation of the Epworth Sleepiness Scale for children and adolescents using Rasch analysis. *Sleep Med.* 33: 30–35.

第13章
牙科医生的临床评估

一、概念概述

如今的牙科医生比以往任何时候都更需要认识到患者的相关健康和医疗问题,而不仅仅是他们的牙齿和口腔健康状况。这始于几十年前,人们在牙科保健初次就诊或定期复诊时测量血压,从而识别出高血压。当血压升高时,患者被建议联系他们的内科医生,并进行更全面的检查。这样一来,发现了许多有高血压风险的人,否则他们很可能患上高血压而并不自知。

最近,人们发现牙周病和心血管疾病之间存在关联,并正在采取更积极的措施来治疗牙周病,以降低心血管疾病发展的潜在风险。这一点尤为重要,因为牙周病可能预示着睡眠呼吸暂停的更大风险[1]。口腔癌筛查是牙科医生在初次就诊和随访时进行的另一项工作。其他例子包括糖尿病、白血病和自身免疫性疾病,如干燥综合征相关的口腔疾病的识别。

睡眠障碍,特别是阻塞性睡眠呼吸暂停(OSA)也不例外。睡眠障碍不仅在普通人群中普遍存在,而且还可能对个人健康和社会产生重大影响。睡眠障碍可能损害一个人的生活质量和与学习、驾驶和操作任何机器相关的日常表现,增加工作场所事故的风险,并影响人际关系。

牙科医生在识别 OSA 和 SRBD 风险的患者(如打鼾)方面的作用现已得到确认。牙科医生与内科医生一样具备识别睡眠呼吸暂停风险患者的能力[2]。然而,一项研究发现,牙科医生识别 OSA 风险患者的能力普遍不足,并且对使用口腔矫治器(OA)治疗 SRBD 也知之甚少[3]。在这项研究中发现,仅有约 16% 的牙科医生在牙科院校接受过这些内容的培训,40% 的牙科医生对使用 OA 来治疗 OSA 知之甚少。该研究表明需要进行更多与 OSA 相关的教育,并将 OA 作为治疗 OSA 患者的一种选择。

二、牙科医生看到的可能预示睡眠呼吸障碍的风险

牙科医生和牙科保健师定期为表现出睡眠呼吸暂停综合征症状的患者提供诊疗服务,如打鼾或睡眠呼吸暂停。然而,除非医疗专业人员具备相关知识并意识到这些症状可能预示存在 SRBD 风险,否则这些迹象往往难以被识别。许多由牙科医生和牙科保健师所识别的潜在 SRBD 风险指征实际上是常见的临床发现。在许多情况下,这些指征仅根据其自身特性进行评估,而未能与其他健康问题(尤其是睡眠呼吸障碍)建立关联。

一旦发现上述任一情况,必须采取进一步措施以评估是否存在打鼾或睡眠呼吸暂停的

风险。随着信息的逐步获取和积极反馈的增加,接下来的步骤是向患者通报所发现的问题,并与其协商制订正式诊断及管理计划所需采取的适当措施。

许多口腔内和口腔外疾病与可能有 SRBD 风险的患者有关,如 OSA 或打鼾,需要更深入的考虑。使用筛查问卷,表明睡眠障碍的风险,特别是 SRBD。这些阳性发现加上对临床症状的观察,可能导致需要进行更广泛的临床评估或可能需要的额外测试(表 13-1)。

表 13-1　提示睡眠呼吸障碍潜在风险的条件:睡眠呼吸暂停和打鼾

观察到的情况	这可能意味着
牙齿磨损	预示着睡眠磨牙的风险
舌的锯齿状边缘(皱褶)	增加睡眠呼吸暂停风险[4]
舌肥厚	上气道阻塞的可能性增加
舌苔	胃食管反流病的风险
舌的中线凹槽呈 "V" 形	口呼吸习惯的标志
悬雍垂增大、肿胀或拉长	打鼾或睡眠呼吸暂停的风险增加
扁桃体增大	气道阻塞和睡眠呼吸障碍的发生率更高
气道狭窄	打鼾或出现呼吸暂停的风险更大
牙龈萎缩(牙齿脱落)	睡眠磨牙或紧咬牙的可能性更大
舌阻碍了对气道的观察(Malampati 评分或 FTP 评分)	阻塞越严重,睡眠呼吸暂停和打鼾的风险就越高
慢性口呼吸(唇部密封不良)	鼻气道阻塞,更容易打鼾

除常见的临床发现外,改编自本章中引用的参考文献。

三、睡眠呼吸障碍的临床评价

一旦确定患者有 SRBD 的风险,或通过检测诊断为 OSA,下一步就是对头部、颈部和气道进行临床检查。在大多数情况下,有关患者牙科和医疗状况的大量临床信息和文件(包括病史)都已收集完毕,尤其是在患者有病历记录的情况下。临床评估将用文件来补充现有记录,这些文件旨在寻找可能存在的 SRBD 风险,特别是 OSA。该评估可以被视为一种辅助,类似于可能用于更详细的牙周评估的评估。

评估患者是否存在 SRBD 或 OSA 风险的步骤需要考虑到每个可能面临的风险(表 13-2)。

SRBD 临床评估应包含许多组成部分,旨在补充患者的现有的记录。这应包括以下内容:SRBD 史、病史回顾、当前用药回顾、颞下颌紊乱(TMD)评估、口腔气道评估、鼻气道评估和主观气道测试。可以开发一种简化的表格,使牙科医生或口腔护士能够以简单、有效和一致的方式收集相关数据。

(一)病史

收集病史信息被认为是记忆性的,也就是患者回忆起的病史。SRBD 病史旨在获得与病史相关的结果,这些结果可能表明存在睡眠障碍,更具体地说,是 SRBD,可能当前存在或以前被诊断过,并作为确定患者主要问题的一种手段。可以考虑以下几点:

表 13-2　评估有睡眠呼吸障碍和睡眠呼吸暂停风险的患者的步骤

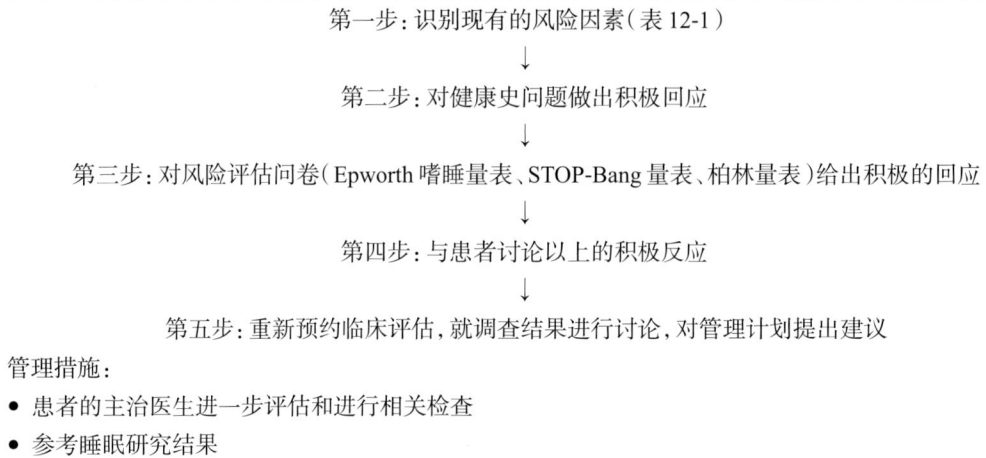

第一步：识别现有的风险因素（表 12-1）

↓

第二步：对健康史问题做出积极回应

↓

第三步：对风险评估问卷（Epworth 嗜睡量表、STOP-Bang 量表、柏林量表）给出积极的回应

↓

第四步：与患者讨论以上的积极反应

↓

第五步：重新预约临床评估，就调查结果进行讨论，对管理计划提出建议

管理措施：
- 患者的主治医生进一步评估和进行相关检查
- 参考睡眠研究结果

引自 Treatment Sequencing：Handout at the UCLA School of Dentistry-Sleep Medicine Education for the Dentist.

- 打鼾的情况
- 睡眠呼吸暂停—疑似—既往诊断
- 低能量水平
- 白天嗜睡/疲倦
- 经常从睡眠中惊醒
- 难以入睡或保持睡眠状态
- 难以集中注意力
- 既往或目前正在使用 PAP 治疗
- 既往因睡眠呼吸障碍接受过气道手术
- 情绪波动/烦躁易怒
- 感到焦虑或抑郁
- 头痛
- 磨牙症（磨牙或紧咬牙）

（二）病史回顾

患者的病史可能表明存在潜在的睡眠问题。许多预先存在的医疗状况可能表明 SRBD 的风险增加，特别是阻塞性睡眠呼吸暂停。研究表明，这可能也适用于其他睡眠障碍，如失眠[5]。一些比较常见的疾病如下：

- 高血压
- 心血管疾病（尤其是房颤）
- 头痛（尤其是晨间）
- 呼吸系统疾病（尤其是哮喘）
- 2 型糖尿病
- 胃食管反流病或胃酸反流
- 甲状腺功能减退和甲状腺功能亢进
- 过敏

（三）当前药物的综述

患者目前正在使用的药物也应进行审核。可能有一些正在使用的药物是用于治疗与睡眠障碍有关的某些疾病。此外，许多药物可能会对患者的睡眠产生影响。这需要作为病史的一部分加以考虑，并应尽可能全面地进行评估。

（四）SRBD 评价

与 SRBD 患者评估相关的特定领域应该是全面而彻底的。检查中应涉及下列类别，并在附录 D 中记录这些样本的格式。

（五）颞下颌紊乱

重要的是要了解患者的状态，因为它与过去或现在的颞下颌紊乱疾病（TMD）或颞下颌关节（TMJ）疾病有关。TMD 有两个组成部分：头部和颈部的肌肉，以及颞下颌关节。很多时候，这已被作为新患者初始检查的一部分进行了评估。然而，还需要考虑另外两项检查。首先，许多患有颞下颌关节疾病的患者也可能存在潜在的睡眠障碍[6]。如果正在考虑夹板治疗，并且存在 SRBD，特别是 OSA，那么下颌复位矫治器或口腔矫治器有可能解决这两个问题。其次，如果患者目前正在使用夹板并被诊断为 OSA，那么可以使用下颌复位器来代替夹板。

如果存在颞下颌关节紊乱，重要的是将其记录下来，以便在将来的某个时候为 OSA 制作口腔矫治器时考虑到这个因素。除了记录任何有关颞下颌关节的发现，如关节声音或关节压痛，活动范围也应该被记录。

1. 颞下颌关节评估

这部分评估应描述并记录关节弹响和关节压痛的情况。此外，还应记录下颌骨的活动范围。触诊关节时应施加约 1 磅的压力[7]。并评估以下内容：

- 既往治疗或既往夹板或矫治器治疗的情况。
- 关节囊及椎间盘周围组织的疼痛。
- 关节鸣音（咔嗒声、捻发声、破碎声）。
- 关节活动度（开口型、开口度、侧方移动）。

2. 头颈部肌肉压痛

应对头颈部肌肉进行评估，以确定触诊时是否有压痛或疼痛。在这种情况下，触诊时应施加约 2 磅的力[7]。很多时候，头部和颈部的肌肉可能是颞下颌关节和头痛的疼痛症状来源。如果疼痛确实存在，那么了解这些肌肉对于确定疼痛的来源至关重要。发现有压痛的肌肉应记录以供参考。头颈部的肌肉可能与远处的位置有关，这一点需要考虑（表 20-1）。

如果发现头颈部的许多或大部分肌肉有压痛，那么患者可以从家庭锻炼的计划中受益。特别是当他们有颈部疼痛、口面部疼痛或头痛的病史时，应考虑进行一个疗程的物理治疗。

（六）牙列和口腔气道评估

记录患者目前的牙齿状况非常重要。包括牙齿及支撑结构和所有的口腔内结构。一个主要的因素是咬合，因为人们担心与使用口腔矫治器相关的咬合变化。使用垫片评估咬合是否有足够后牙接触。这是特别重要的，尤其是如果使用口腔矫治器并使患者的咬合发生改变。建议用口内照记录患者的牙齿状态,特别是咬合情况和任何肉眼可见的病理或异常发现(图 13-1)。

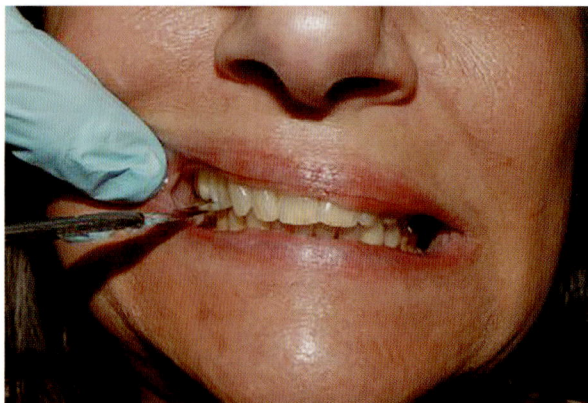

图 13-1 口内垫片的使用

1. 牙齿和口腔评估

- 咬合分类:Ⅰ类、Ⅱ类或Ⅲ类,包含第 1 或 2 分类。
- 深覆𬌗。
- 牙齿磨损(轻度、中度或重度)。
- 牙周状况(无明显的牙龈炎、牙龈退缩、牙齿松动和脱落)。
- 腭部(狭窄、高耸且有咬合不齐的情况)。
- 唇部密封(唇部肌肉紧张,唇部密封不良,嘴唇干燥/皲裂)。

2. 唇部密封的重要性

保持唇部密封和鼻呼吸的能力对口腔矫治器的成功至关重要。缺乏唇形密封和由此产生的张口呼吸模式或习惯也表明个人可能难以通过鼻腔舒适地呼吸。可能存在过敏或鼻气道阻塞。口呼吸和有限的鼻呼吸都可能导致吸气压力增加,以及由于气道受损而导致的打鼾和睡眠呼吸暂停(图 13-2)。

识别一个人有口呼吸习惯相当简单。当他以放松的姿势舒服地坐着时,嘴唇应该舒服

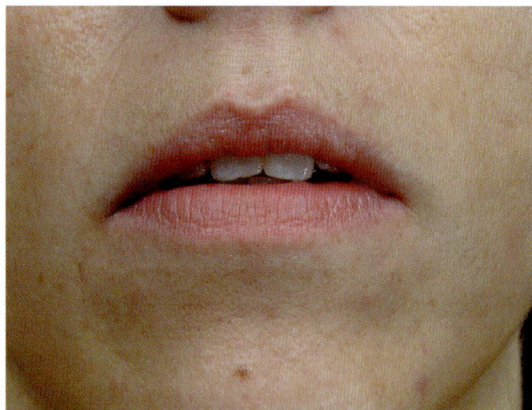

图 13-2 有口呼吸习惯的外观

地并在一起，没有任何紧张的迹象。如果嘴唇没有接触并且分开，这种慢性张口呼吸模式的迹象，通常被称为专性张口呼吸。当这个人试图闭上嘴唇时，嘴唇会显得紧张。此外，下颌可能会显得紧绷或起皱纹，这通常是颏肌活动增加的迹象（图13-3）。

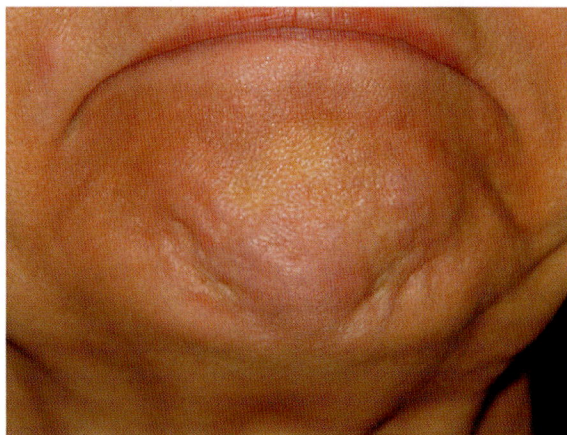

图13-3 强迫或绷紧嘴唇的口呼吸习惯

3. 舌

评估舌的第一步是看舌的形状、大小、舌苔，以及是否存在中央深"V"形凹陷。然后评估舌的位置，称为 Mallampati 评分，是将舌根与软腭联系起来，口咽的可视化程度被认为是评估睡眠呼吸障碍（尤其是睡眠呼吸暂停）风险的一个很好的指标。麻醉师最初使用 Mallampati 评分来评估插管难度[8]。在这种情况下，为了评估 SRBD 的风险，需要观察口张开时，舌处于休息位的状态，而不是麻醉师常用的舌伸出方法。这里所描述的评估由 Michael Friedman 博士修订，被称为 Friedman 舌位。它与 Mallampati 的评分非常相似，略有修改。在这两种情况下，体位分级从 I 级（最大限度可视化软腭、悬雍垂和口咽）到 IV 级（无法可视化软腭、悬雍垂和口咽）（图13-4）。

随着舌对口咽气道和软腭的阻塞程度增加，睡眠呼吸障碍的风险也随之增加。最近的研究表明，随着评分从 I 分进展到 IV 分，睡眠呼吸暂停的潜在严重程度也会加重[9]。此外，Malampati 评分每增加 1 分，患有睡眠呼吸暂停的概率增加 1 倍，并且 AHI 每小时会增加 5 次以上（表13-3）。

应通过以下内容观察评估舌的状况：

- 出现肿大。
- 舌苔厚，尤其是舌后 1/3，表明可能有胃食管反流。
- 舌边缘呈扇形（锯齿状）。
- 舌中间有裂痕。
- 舌系带限制舌运动。
- Mallampati 评分（0 分、I 分、II 分、III 分或 IV 分）。
- 中线沟（V 形沟表示有口呼吸习惯的风险）（图13-5）。

4. 气道评估

- 悬雍垂（外观正常，肿胀或伸长，或已被手术切除）。
- 软腭（正常，看起来增生肿胀，向下倾斜进入口咽部）。

（Ⅰ）

（Ⅱ）

（Ⅲ）

（Ⅳ）

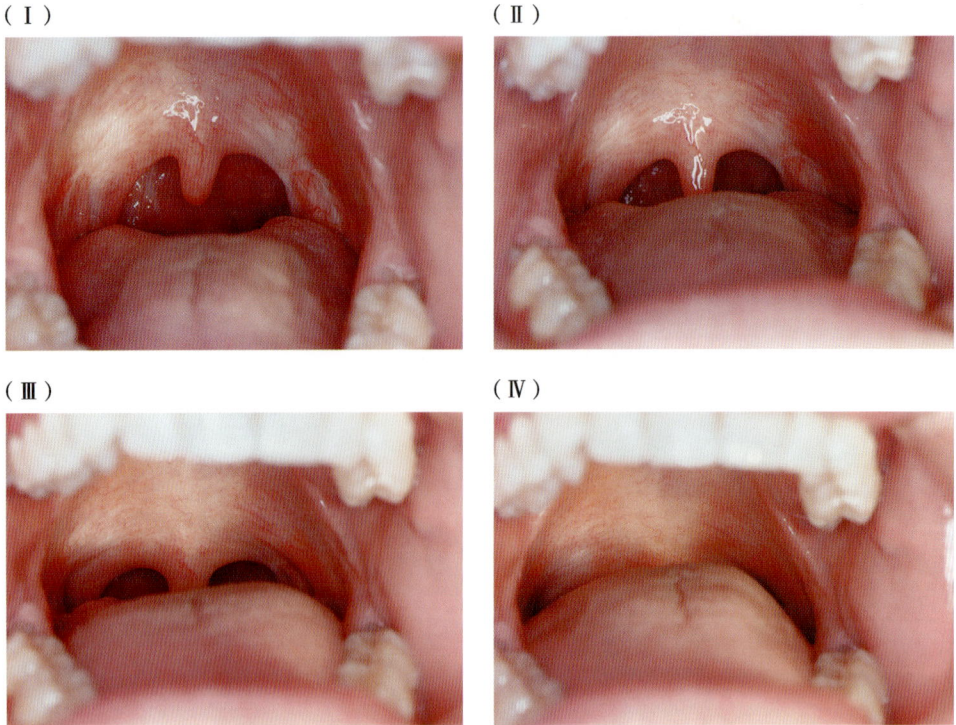

图 13-4 气道分级评分（Mallampati 评分）Ⅰ～Ⅳ

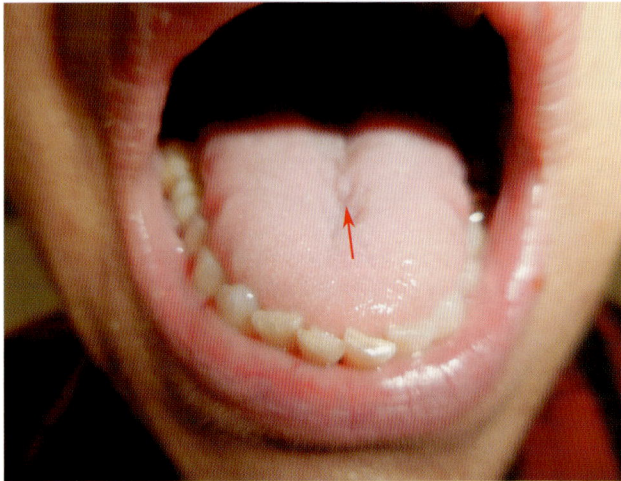

图 13-5 红箭所示的中线沟

- 咽反射（正常、减弱、消失和增强）。
- 扁桃体分级（0、1+、2+、3+、4+）。
- 口咽/腭咽弓宽度（足够宽度，狭窄＞50%）。

5. 悬雍垂

悬雍垂的出现也可能表明存在睡眠呼吸暂停和/或打鼾的风险。悬雍垂可能会显得增生、肿胀、拉长，甚至瘀伤。这是由打鼾及阻塞相关的机械创伤导致的，并且与气道狭窄或阻塞引起的咽内负压有关（图 13-6）。

表 13-3 气道分级评分（Mallampati 评分）对 OSA 和 AHI 的影响示例

Mallampati 得分	OSA 的优势比	AHI 的可能性
I	1	5
II	2.5	≥10
III	5	≥15
IV	7.5	≥20

引自 Nuckton 等[9]。

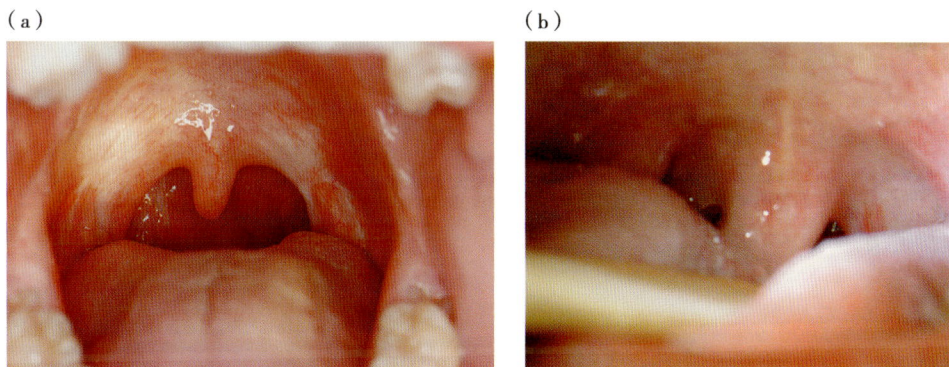

图 13-6 （a）正常的悬雍垂；（b）肿胀/增大的悬雍垂

6. 软腭

软腭也应被评估。主要是软腭的坡度或长度。软腭向口咽间隙倾斜越多，对气道阻塞的潜在影响就越大。此外，软腭向下倾斜的越多，气道分级评分可能就越高。根据这项评估，这可能会导致患 OSA 的风险比实际更严重。与悬雍垂一样，软腭可能因与 SRBD 相关的机械创伤而肿胀。

7. 咽反射

很多时候，打鼾或患有 OSA 患者的呕吐反射会受到神经反应变化的影响。很多时候这种反应不太明显，甚至可能不存在。尽管呕吐反射可能并不总是存在，但建议进行筛查。如果在常规口腔检查过程中怀疑存在这种情况，则应考虑打鼾或 OSA 的可能性。

8. 扁桃体

在许多情况下，扁桃体被认为是打鼾或睡眠呼吸暂停的原因。对于儿童和青少年来说尤其如此。对于成年人也可能如此，但程度相对较轻。通常情况下，当一个人进入青春期时，扁桃体的大小会减小到 1+ 级或 0 级。在某些情况下，这种情况不会发生，此时扁桃体可能会影响气道。尽管如此，应常规对扁桃体进行评估。

扁桃体的标准分级系统将扁桃体分为 0～IV 级，0 级表示扁桃体不存在或不可见，IV 级表示扁桃体严重增大[10]，通常被称为"接吻"扁桃体（图 13-7）。

扁桃体增大会导致气道阻塞，并增加口呼吸的倾向。这可能会损害气道并导致 SRBD。

9. 口咽/腭咽宽度

通过评估腭咽弓来观察口咽部的宽度有助于确定 SRBD 和 OA 的成功率[11]。该区域越宽，OA 的成功率就越高。如果狭窄超过 50%，OSA 的风险就会增加（图 13-8）。

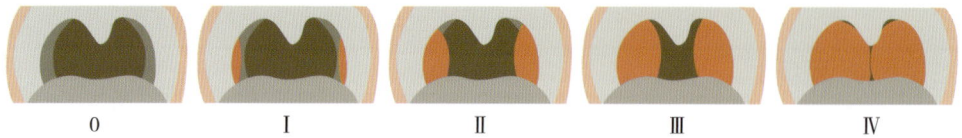

图 13-7　扁桃体分级

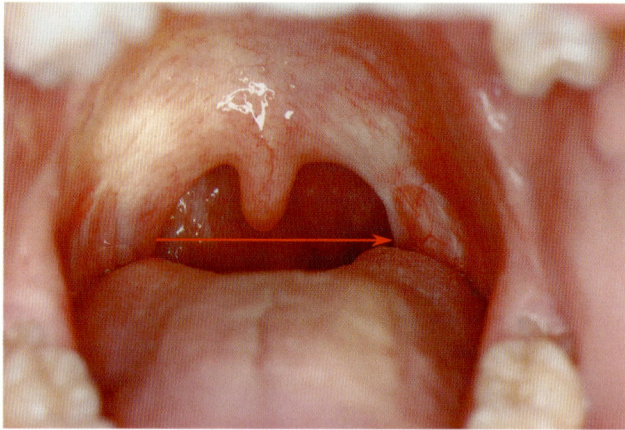

图 13-8　口咽宽度（红箭）和腭咽弓

（七）鼻气道评估

尽管许多患者可能习惯用口呼吸，但鼻呼吸是首选的呼吸方式。很多时候，慢性口呼吸与鼻气道阻塞有关。进行鼻气道筛查以评估鼻气道的状况是牙科医生的职责范围。

为了帮助确定患者是否感知到鼻气道问题，使用称为鼻塞症状评估（NOSE）的量表，有助于确定在过去的 1 个月里是否存在问题[12]（参见附录 C）。除了仪器本身之外，还使用视觉模拟量表来评估鼻呼吸的平均难度。这将有助于确定是否需要进一步评估或转诊至耳鼻喉科医生。这也有助于评估旨在改善鼻气道的治疗是否成功。

鼻气道很重要，因为它有 3 个主要功能，基本上充当机体的化油器。通过鼻腔，空气被加热到 32℃ 左右，并湿润到 80% 水平，这两者均有助于肺吸收氧气[13]。这为肺部的第二阶段升温和加湿做好了准备，从而提高了氧气的吸收量。同时，通过鼻腔的空气也会被过滤。

研究发现，鼻气道具有特定的微生物群和炎症特征，主要存在于患有严重 OSA 患者中[14]。经过 3 个月的持续气道正压通气（CPAP）治疗后，鼻腔微生物菌群无变化。这引起了人们的关注，即反流进入鼻咽部可能导致 OSA 或与其相关。

1. 鼻气道解剖学

鼻气道的重要解剖结构始于鼻子的外部，即鼻翼边缘或外鼻瓣，以及分隔两个鼻孔的鼻小柱（图 13-9）。

对鼻内部的评估揭示了可能限制鼻腔气流的结构。要观察鼻内部的解剖结构，使用鼻镜是有帮助的。另一种方法是让患者头向后仰，然后用手指轻轻抬起鼻尖，直视鼻子内部（图 13-10）。

（a）

鼻值

下鼻甲

隔膜

鼻小柱

鼻翼缘
（鼻外瓣）

（b）

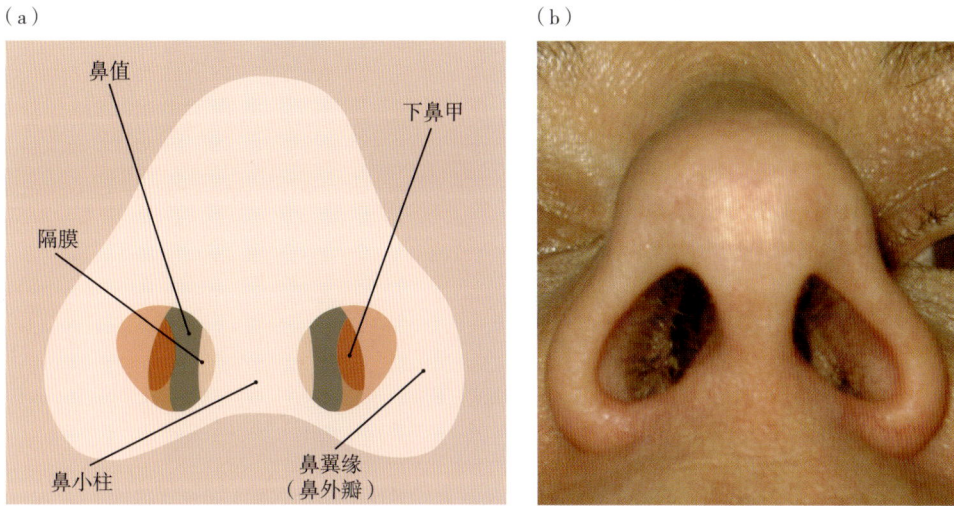

图13-9 （a，b）鼻解剖

这些技术可以改善鼻气道的可视化。为了充分地观察到鼻子内部，需要明亮的光源。这可以通过使用明亮的手电筒或鼻腔照明器来完成（图13-11）。

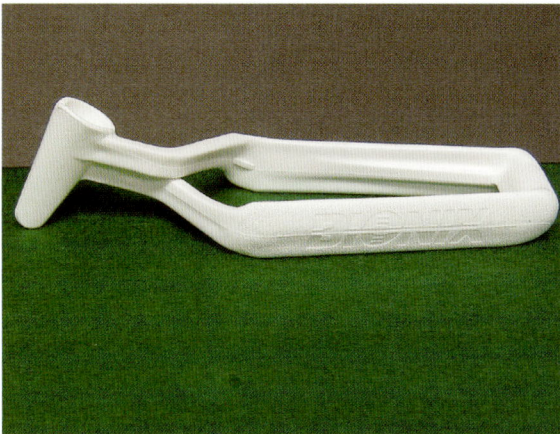

图13-10 鼻镜

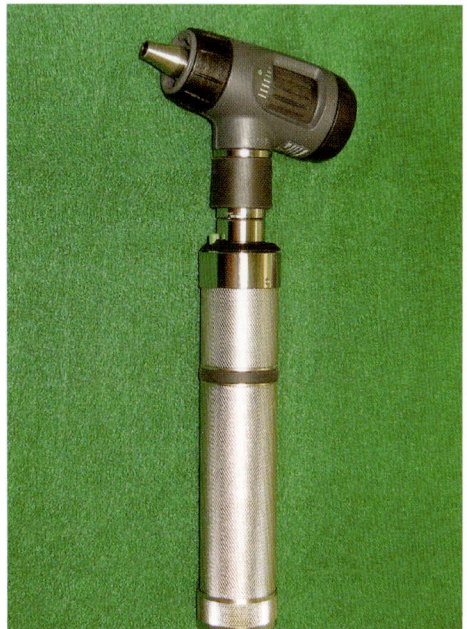

图13-11 鼻腔照明

鼻子实际上是两个独立的组成部分。更靠前的部分，通常从外部观察，即鼻甲所在的部分，是真正的鼻。更靠后并继续进入口咽的区域是鼻咽。鼻咽是腺样体所在的地方，也是咽鼓管的开口处（图13-12）。

使用鼻镜可以更好地观察以下结构（图13-13）。

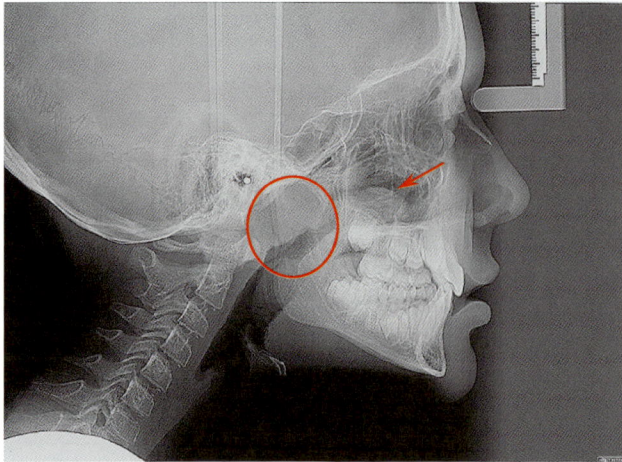

图 13-12　鼻气道横截面(红箭)和鼻咽部横截面(红色圆圈)(注意腺样体)

（a）　　　　　　　　　　（b）

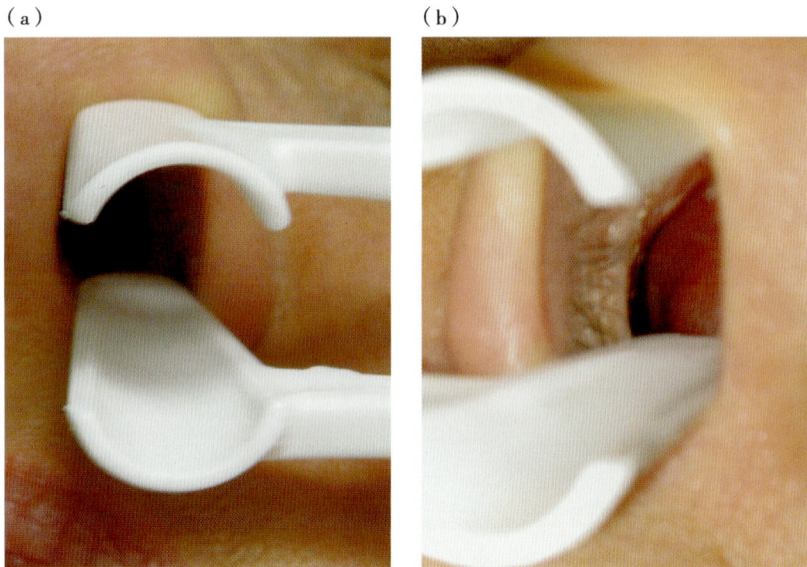

图 13-13　（a,b）鼻内视图。鼻镜定位为垂直打开

（1）鼻甲,特别是位于鼻气道外侧面的下鼻甲。

（2）鼻中隔,位于鼻部的中线处,将鼻子分为两个部分。

（3）通过对鼻瓣区的评估,以确定其宽度和打开程度。这不是一个解剖结构,而是由鼻中隔和鼻甲划分的区域。

鼻瓣膜区通过鼻子调节鼻气流。这个值会受到许多不同情况的影响,如过敏、下鼻甲炎症和鼻中隔偏曲。然而,气流也会受到鼻气道中其他病变(如鼻息肉)的影响。

鼻瓣膜开口的微小变化即可带来显著改善。这就是所谓的 Poiseuille 定律。简单地说,任何尺寸(这里指鼻瓣膜)的变化,将影响到流量的四次方。因此,鼻瓣膜开口微小的改变,会显著改善空气流动。其重要性与以下事实有关:鼻气道阻塞会导致吸气压力增加,从而导致气道塌陷并增加睡眠呼吸暂停的风险[15]。

2. 鼻腔气道测试

鼻气道评估应作为整体评估的常规部分。有 4 种方法可以利用。

（1）卡托方法（卡托试验）：这很容易做到，并将有助于确定是否任何类型的鼻腔扩张可能有助于改善鼻腔呼吸。只需将手指放在鼻翼边缘的下外侧，轻轻向外拉即可。如果鼻呼吸有改善，那么使用鼻扩张器可能会有帮助。这也可能表明有一些鼻塞，可能需要进一步评估（图 13-14）。

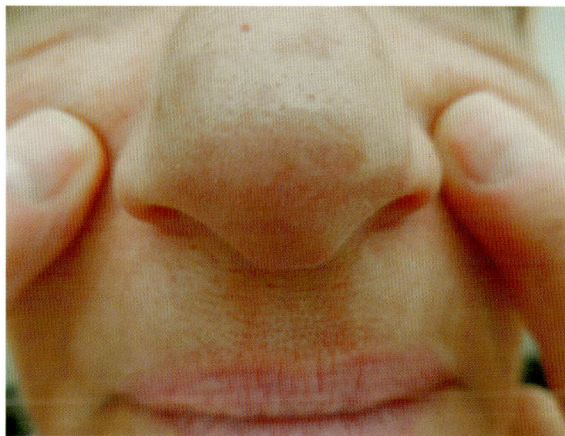

图 13-14　卡托方法（卡托试验）

（2）观察鼻翼塌陷情况：让患者通过鼻腔深呼吸。观察鼻翼边缘是否向内塌陷。这将会损害鼻瓣膜。如果是这种情况，则可能导致鼻呼吸困难（图 13-15）。

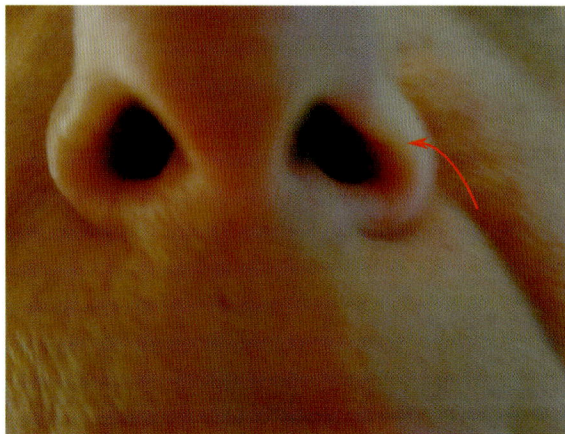

图 13-15　红箭指向部分翼缘塌陷

（3）鼻翼边缘稳定：这很容易用棉签完成。把它轻轻地、舒适地放在鼻前庭（鼻孔）约 1/4 英寸（约 0.64cm）处，并让患者通过鼻子深呼吸，就像上面的步骤（2）一样。如果这样可以减少鼻翼塌陷并改善呼吸，那么再次扩张鼻腔气道可能会有帮助（图 13-16）。

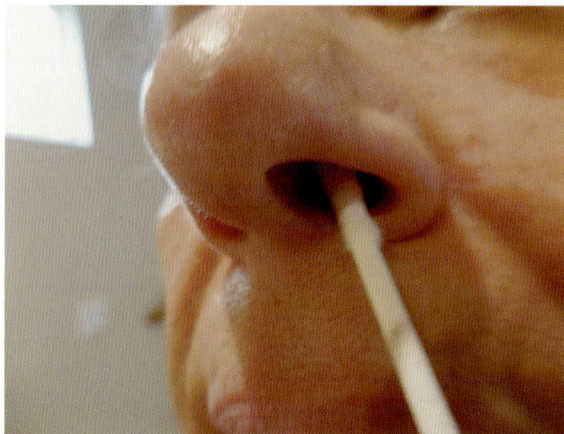

图 13-16 使用棉签稳定鼻翼

（4）压迫或挤压鼻小柱也可能影响通过鼻子呼吸的能力。如图所示，只需使用鼻镜即可完成。如果这有帮助，可以在夜间使用压缩鼻小柱的装置或手术复位（图 13-17）。

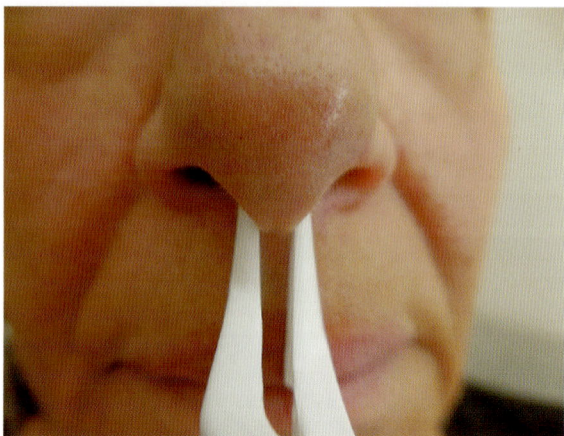

图 13-17 用鼻镜压缩鼻中隔

（八）主观气道测试

作为评估的一部分，建议主观地确定患者在下颌复位后呼吸是否改善或打鼾是否减少。这种测试可以通过使用某种支撑物来快速完成，如咬棒、后牙之间的湿棉卷或使用 George Gauge®。目标是将切牙垂直开放 2～5mm，并让患者将下颌骨移动至边缘对齐的位置（图 13-18）。

在这种重新定位的练习中，建议尽可能保持唇部密封。下颌骨复位后，让患者练习主要通过鼻子呼吸。确定此时他们是否感觉到呼吸有改善。

为了确定重新定位是否影响了打鼾的能力，要求他们在重新定位练习之前发出打鼾声。然后打开下颌骨，并向前推进，再让他们尝试打鼾。随着下颌骨的张开和前移，打鼾的能力会下降，甚至可能消失。

(a) 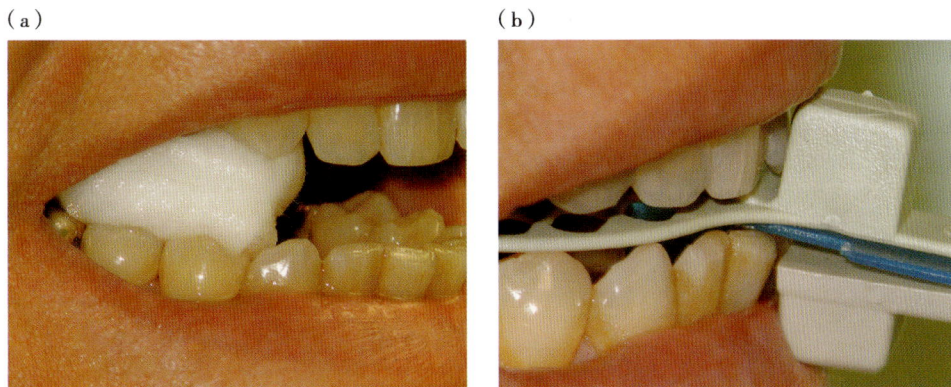 (b)

图 13-18　(a,b) 重新定位的测试方法

如果感觉气道没有改善,或者打鼾没有受到明显影响,那么在同样的练习中,可以尝试下颌不同程度的打开和推进。这有助于在进行咬合间定位时确定下颌复位的最佳起始位置。

(九) 规划管理

一旦完成了评估各部分的所有数据,就可以向患者提出行动计划或管理计划。根据评估结果的范围和从业人员希望参与的程度,可能会有许多选择。总体结果通常包括患者继续接受进一步的检查,如睡眠检查或获得口腔矫治器。无论如何,都应在会诊时探讨各种方案。患者的治疗方案如下:

- 与患者协商讨论治疗方案。
- 将患者转诊进行睡眠检查或找医生进行睡眠检查。
- 如果患者进行了睡眠检查,根据检查结果讨论治疗方案。
- 回顾既往治疗情况,如果有,结果如何。
- 讨论任何可能需要的成像检查,记住全景图像应该是常规的。
- 是否需要转诊,如耳鼻喉科评估。
- 回顾辅助治疗,如肌功能疗法,鼻腔气道冲洗或鼻扩张器。

四、结论

对患者进行牙科护理的评估也应被视为筛查健康相关问题的机会,SRBD 也不例外。一个典型的例子是对可能有患心血管疾病风险的牙周病患者的筛查。也有类似的发现表明有 SRBD 或 OSA 的风险。

一旦认识到 SRBD 的可能性,就可以采取其他措施进一步评估患者。结果可能导致提供服务,如口腔矫治器 (OA),最终可以改善患者的睡眠质量,从而改善他们的生活质量,并改善他们的健康状况。

参考文献

1 Famili, P. (2015). Obstructive sleep apnea and peridodontal disease: review of established

relationships and systematic review of the literature. *J. Dent. Oral Health* 1 (4): 1–4.

2 Schwarting S, Netzer NC. Abstract from Sleep Utah 2006, annual meeting of the APSS. Sleep Apnea Screening for Dentists – Political means and Practical Performance.

3 Bian, H. (2004). Knowledge, opinions, and clinical experience of general practice dentists toward obstructive sleep apnea and oral appliances. *Sleep Breath.* 8 (2): 85–90.

4 Weiss, T.M., Atanasov, S., and Calhoun, K.H. (2005). The association of tongue scalloping with obstructive sleep apnea and related sleep pathology. *Otolaryngol. Head Neck Surg.* 133 (6): 966–971.

5 Wickwire, E.M. and Collup, N.A. (2010). Insomnia and sleep-related breathing disorders. *Chest* 137 (6): 1449–1463.

6 de Leeuw, R. and Klasser, G.D. (ed.) (2018). *Orofacial Pain Guidelines for Assessment, Diagnosis, and Management*, 6e. Quintessence Publishing.

7 Wright, E.F. (2005). *Manual of Temporomandibular Disorders*, 32. Blackwell Publishing.

8 Friedman, M., Tanyeri, H., La Rosa, M. et al. (1999). Clinical predictors of obstructive sleep apnea. *Laryngoscope* 109: 1901–1907.

9 Nuckton, T.J., Glidden, D.V., Browner, W.S., and Claman, D.M. (2006). Physical examination: Malampati score as an independent predictor of obstructive sleep apnea. *Sleep* 29 (7): 903–908.

10 Fairbanks, D.N.F., Mickelson, S.A., and Woodson, B.T. (2003). *Snoring and Obstructive Sleep Apnea*, 3e. Lippincott Williams and Wilkins.

11 Tsai, W.H., Remmers, J.E., Brant, R. et al. (2003). A decision rule for diagnostic testing in obstructive sleep apnea. *Am. J. Respir. Crit. Care Med.* 167: 1427–1432. https://doi.org/10.1164/rccm.200112-110OC.

12 Stewart, M.G., Witsell, D.L., Smith, T.L. et al. (2004). Development and validation of the Nasal Obstruction Symptom Evasluation (NOSE) Scale. *Otolaryngol. Head Neck Surg.* 130: 157–163.

13 Pevernagie, D.A., De Meyer, M.M., and Claeys, S. (2005). Sleep, breathing and the nose. *Sleep Med. Rev.* 9: 437–451.

14 Wu, B.G., Sulaiman, I., Wang, J. et al. (2018). Severe obstructive sleep apnea is associated with alterations in the nasal microbiome and an increase in inflammation. *Am. J. Respir. Crit. Care Med.* 199 (1): 99–109.

15 Friedman, M., Tanyeri, H., Lim, J.W. et al. (2000). Effect of improved nasal breathing on obstructive sleep apnea. *Otolaryngol. Head Neck Surg.* 122: 71–74.

第14章
睡眠呼吸障碍的影像学检查

一、概念概述

气道及相关结构的成像可用于多种目的。影像学检查主要用于了解气道解剖结构和更好地理解睡眠呼吸暂停的病理生理学。

在牙科环境中使用成像来预测个体可能有睡眠呼吸障碍（SRBD）的风险，主要是打鼾或阻塞性睡眠呼吸暂停（OSA）的能力是有限的。随着技术的发展、完善和临床相关性的提高，成像技术的使用可能会在未来带来一些益处。目前影像学研究主要涉及上气道损伤的诊断及气道塌陷的动态学研究。口腔矫治器（OA）治疗 SRBD 的影像学方案尚未建立。因此，标准的治疗方案也尚未建立。

（一）牙科门诊睡眠呼吸障碍的影像学检查

在与 SRBD 相关的牙科环境中利用成像的既定协议尚未制订。由于这种成像通常是在觉醒状态下进行的，这使情况进一步复杂化。在下列情况下可以考虑进行影像学检查。

（1）评估上颌-下颌复合体异常或临床症状或体征提示 SRBD 风险的患者是否存在上气道解剖或病理性收缩。

（2）评估与 SRBD（主要是口腔矫治器）治疗相关的上气道、颅面、牙科和相关结构。

（3）确定下颌骨复位是否会影响上气道的形状和尺寸，主要是正颌外科手术。

牙科医生有很多选择可以考虑，因为这可能与前面列出的三个选项相关（表 14-1）。

表 14-1 与睡眠呼吸障碍和下颌复位相关的成像选项

条件	成像选项
预测睡眠呼吸障碍	头颅侧位 X 线片
阻塞性睡眠呼吸暂停	锥形束 CT
评估颅面和牙齿状况	曲面断层片
相关的结构	头颅侧位 X 线片
	锥形束 CT
确定下颌位置	
重新定位会影响（改变）气道	

汇编和改编自有关影像学及其使用的参考文献。

（二）疾病和下颌重新定位

还有其他成像选项，如磁共振成像（MRI）和计算机断层扫描（CT）。牙科医生在治疗 SRBD 患者时通常不会使用这些检查。MRI 和 CT 可用于颞下颌关节紊乱的情况，需要进一步评估[1]。

耳鼻喉科医生经常使用 CT 来评估鼻旁窦、鼻腔和咽部气道。CT 提供优秀的骨骼分辨率和软组织对比度，但辐射剂量高于牙科 X 线片。

MRI 是一种非电离辐射成像方式，可提供上呼吸道周围软组织的高级细节，可用于在特殊耳鼻喉科病例中增强 CT。这种形式的成像在日常实践中并不常见。它需要在特定的情况下使用，而很少有牙科医生会要求这样做。

（三）全口曲面断层片

全景 X 线片可用于评估牙齿和骨骼结构，如颞下颌关节，并排除如计划使用口腔矫治器可能出现的严重病变。上颌窦和咽部气道在全景 X 线片上可以得到合理的成像。尽管被放大并叠加了周围的结构，但是任何上颌窦的严重病变或腺样体肥大都可以被描绘出来。然而，鼻气道常常明显扭曲，并且无法在三维中观察咽部气道形态（图 14-1）。

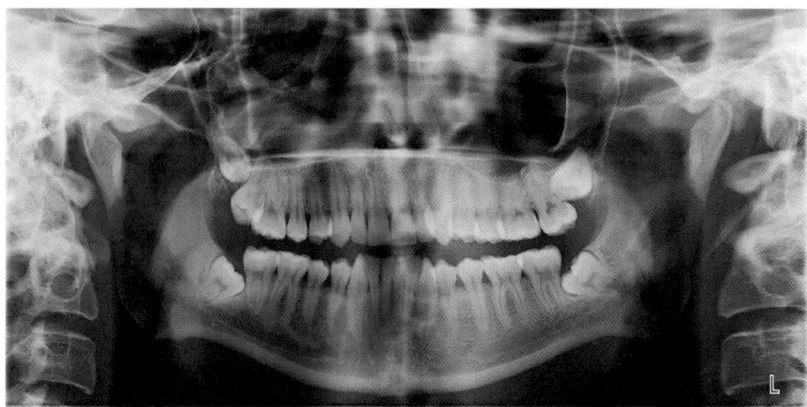

图 14-1 全景 X 线片

这可能是一个令人感兴趣的领域，口腔全景 X 线片具备识别血管斑块的能力，这种斑块被称为颈动脉粥样硬化[2]。动脉粥样硬化可能由打鼾和相关的机械性创伤引起[3]。不论打鼾的频率或强度如何，都有可能导致动脉粥样硬化的发生，并且打鼾越严重，动脉粥样硬化的发生率越高。此外，糖尿病、牙周炎和肥胖患者也可能出现动脉粥样硬化，并且这些疾病均与睡眠呼吸障碍有关[4]。如果观察到这些临床现象，牙科医生应该将相关情况主动告知患者，并将一份简短报告发送给患者的内科医生，以便进行后续评估和可能的治疗。比较重要的是要确定观察到的钙化是真正的颈动脉粥样硬化。因为这些高密度影像也可能是扁桃体结石或出现在舌骨附近的喉部钙化（图 14-2）。

（四）头颅侧位片

多年来，这种拍摄方式被用于评估许多颅面结构，并确定其对气道的影响，因为气道与

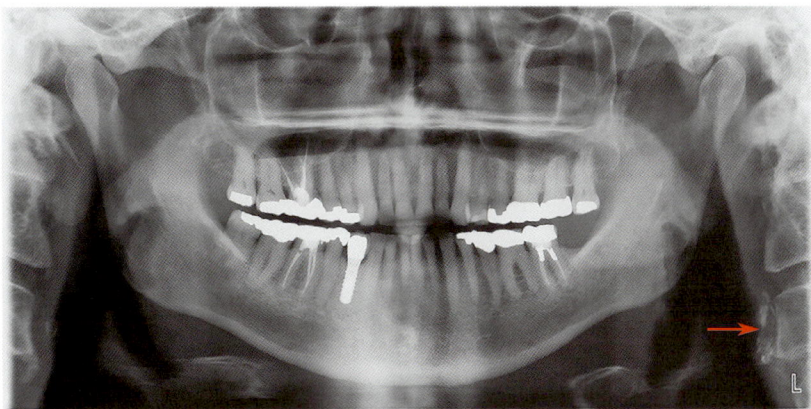

图 14-2　显示有颈动脉粥样硬化的全景 X 线片（红箭指示动脉粥样硬化区域）

SRBD 有关。阻塞性睡眠呼吸暂停低通气综合征的临床指南中并没有特别推荐这种影像学检查作为必选项，但指出如果临床医师认为有必要，可以将其作为一种选择[5]。

目前，头颅侧位片的作用似乎有限。虽然可以使用头颅侧位片从前到后（A-P）观察气道以确定其是否受损。但这只提供了一个二维视图，而非三维可视化视图。尽管如此，与全景 X 线片相比，头颅侧位片还是能更好地显示咽部气道，同时也可以在鼻咽部查看肥大的腺样体（图 14-3）。

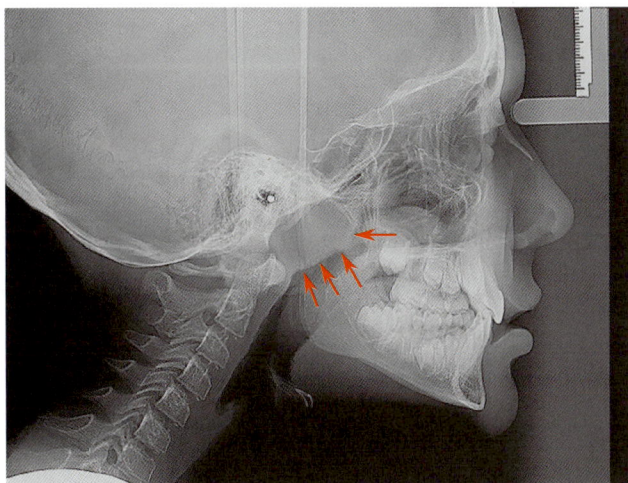

图 14-3　头颅侧位片显示鼻咽部腺样体肥大（红箭所示）

回顾各种通常用于正畸头影测量值以确定他们是否可以预测 SRBD 的风险。一个反复被证明的理论是舌骨位置与 SRBD 的风险有关[6,7]。舌骨相对于下颌骨平面越低，舌骨与下颌骨之间的距离就越大，则罹患 SRBD 的风险就会增加。还有许多其他的方法被提出以可视化这种相关性（图 14-4～图 14-6）。

其他相关因素如下：
- 下颌骨体短。
- 上颌和下颌后缩。

- 深覆𬌗伴面部垂直距离降低。
- 腺样体肥大。

这些因素,特别是腺样体肥大及口呼吸的存在可能导致所谓的腺样体面容。

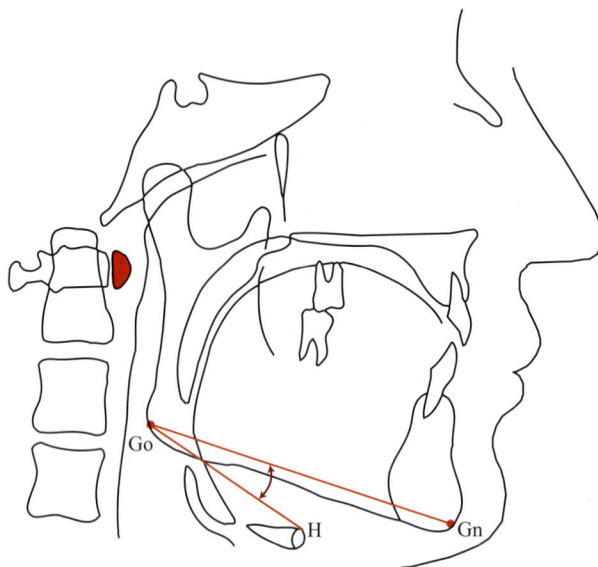

图 14-4 头影测量评估舌骨位置

当下颌平面(Go-Gn)到舌骨上侧面(H)的角度增加时,表明舌骨向下移动,位置靠后[8]

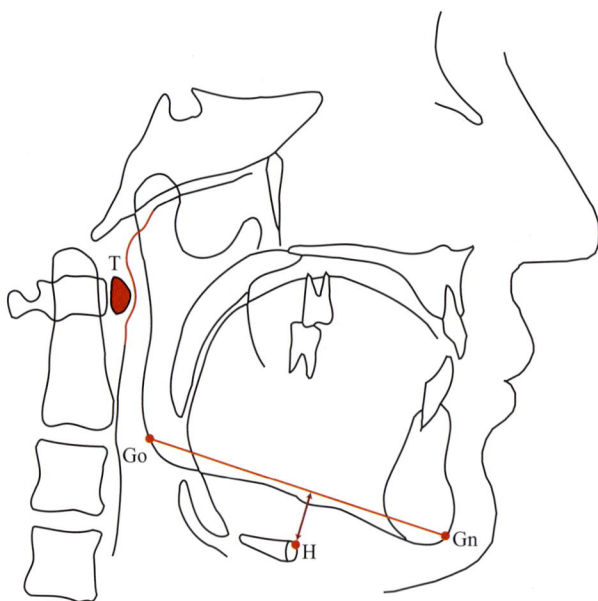

图 14-5 头影测量评估舌骨位置

观察舌骨(H)的位置,相对于下颌骨平面(Go-Gn),舌骨移动到更下方的位置[6,7](引自 Finkelstein 等[8])

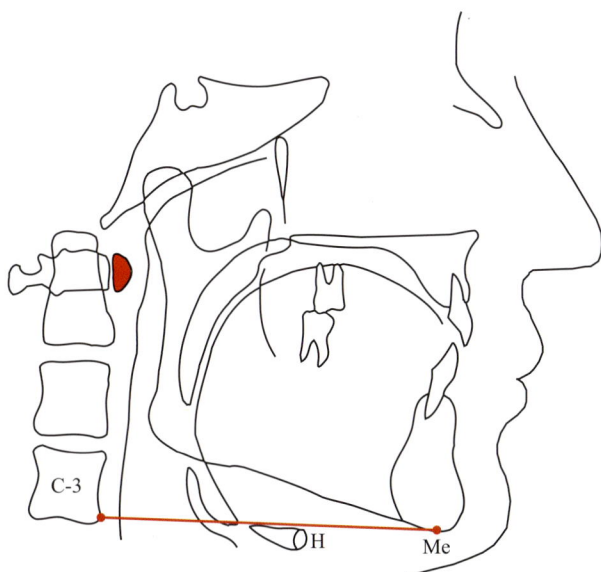

图 14-6　评估舌骨（H）相对于颏下点（Me）和第三颈椎最前
下点位置的头影测量，理想情况下，舌骨应位于该平面或以上
引自 Tsai 等[9]

与咽气道后侧面相邻的颈椎和颈椎病变可能对气道产生相关影响[10]。第一节颈椎的前弓结节（解剖学）、脊柱前纵韧带骨化（生理学）、骨赘[11]或与颈椎相关的小的骨性生长物都可能引起颈椎前凸（病理学）。

这会导致气道（口咽部）从后侧面变窄，并可能伴有吞咽困难、咽喉疼痛、肩部疼痛及头痛等症状（图 14-7）。

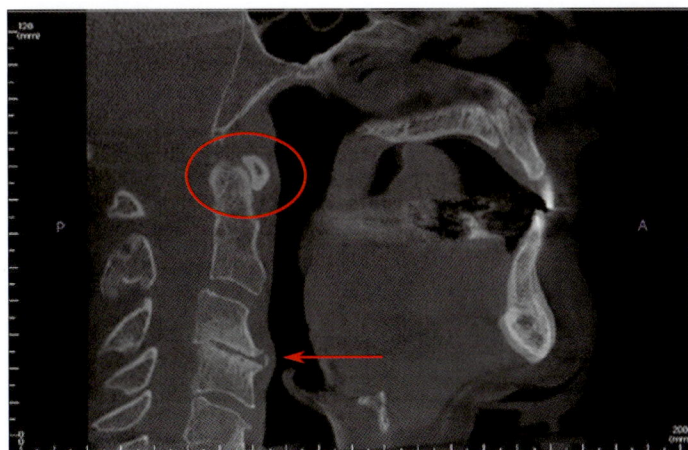

图 14-7　锥形束 CT 图像矢状面切面显示颈椎骨赘（红箭）

此外，头位的改变以及颈椎姿势的改变也可能影响气道的评估[12,13]。这通常是一种双向关系。头部前倾可能表明气道受损，气道受损可能导致头部姿势改变，以保持气道开放。颈椎姿势的改变已被证明会对口腔矫治器（OA）的治疗结果产生负面影响[14]。

（五）锥形束CT断层扫描

这种成像技术简称为CBCT,该技术可用于精细评估上呼吸道和颅面结构,通过在三个正交平面上提供连续切片,CBCT不会出现2D成像中遇到的放大或重叠问题。牙科医生能够看到鼻腔结构、鼻咽部、口咽部和下咽气道(下咽)。通过CBCT成像,上气道可以被渲染成3D图像甚至被打印出来,以便进一步分析或研究。也可以在分析中纳入上颌和下颌牙齿及相关骨性结构,以评估颌骨-气道关系,用于后续的诊断和治疗(图14-8和图14-9)。

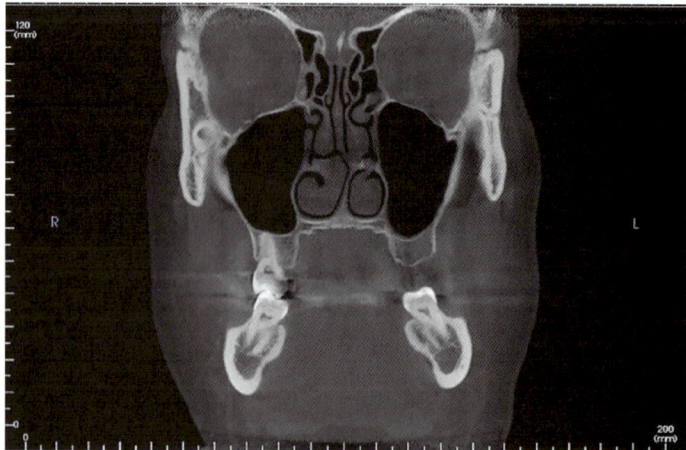

图14-8　锥形束CT图像冠状位切面显示鼻腔气道和鼻窦的细节

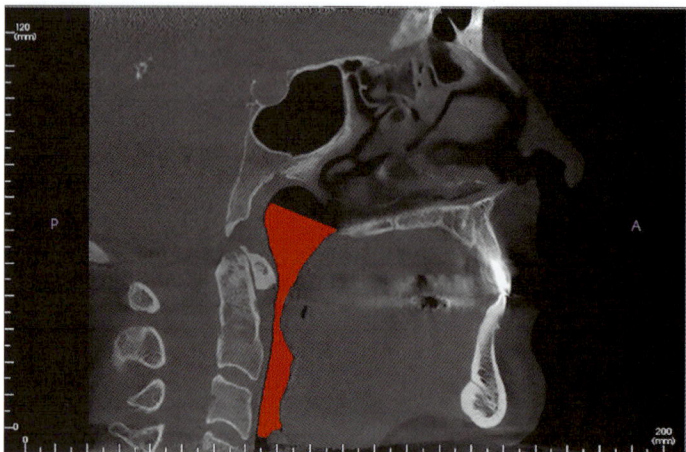

图14-9　锥形束CT图像矢状位切片,红色部分突出显示的是分割后的咽腔气道

CBCT的图像获取也相对容易。受试者以坐姿状态接受最少5s的短时间扫描就可以获得需要的影像学数据。较短的扫描时间减少了扫描区域运动伪影的可能性,并且降低了辐射剂量,但同时也牺牲了部分图像分辨率。特定的软件允许在三个正交平面上观察上气道,利用一些第三方软件还可以提供额外的分析和三维重建功能。从而可以检查气道的体积和形状,以确定解剖形态或病理收缩,比较OSA患者和健康对照者,或者比较OA治疗前后的气道变化。

　　最常用于气道测量的参数是：距离（前 - 后径和内 - 外径）、横截面积（最小或最大）和总容积。

　　常见的鼻腔狭窄可能是由于严重的鼻中隔偏曲、严重的窦腔气化或鼻甲肥大。咽腔气道狭窄可能与鼻咽部腺样体肥大、口咽部腭后或舌后管径缩小，伴或不伴腭扁桃体肥大、下咽舌扁桃体肥大有关。

　　最近的研究表明，与健康对照组相比，OSA 患者和骨性Ⅱ类错𬌗畸形患者的咽腔气道更小，上颌扩弓后鼻腔气道会变大，而通过矫治器或手术扩大下颌弓后咽气道会变大。

　　然而，上述结论可能受制于小样本量和相互矛盾的研究结果甚至是无差异的研究。由于这是一项新技术，其可能的应用范围尚未确定[15-18]。

　　颞下颌关节（TMJ）成像并不是 SRBD 患者的标准影像学检查方法，特别是如果患者准备接受或正在进行 OA 治疗。然而，如果临床出现了颞下颌关节病的病症，或者根据先前的影像学对颞下颌关节的健康有所怀疑，则可能需要进行更高级和更详细的影像学检查，正如美国口腔颌面部疼痛学会在其指南中所指出的那样[1]。如果出现了髁突移位或明确存在关节炎的相对改变，则有必要进行更详细的影像学检查。

　　当下颌骨用 OA 复位时，不需要通过放射学检查单纯评估颞下颌关节的位置。已有研究表明，长期使用下颌复位矫治器不会导致 TMJ 的健康问题[19,20]。此外，TMJ 的功能似乎也没有发生任何改变。

二、结论

　　影像技术在气道问题，特别是针对 SRBD 的应用，有潜力帮助确定这些疾病的发病风险，以及协助诊断和管理，尤其适用于 OA 的应用。对气道成像，特别是在口腔诊所，仅仅是对上气道的复杂动态结构采集的静态图像。这些成像技术并不能取代良好的临床判断，而应该作为诊断、治疗计划的制订及治疗进展中的辅助工具。

　　毫无疑问，随着更多的研究和实验证明了这项技术的实用性，未来影像技术的利用将扮演更加明确的角色。未来，完成影像研究的成本效益及可用性可能对临床医生和患者都具有价值，可作为改善诊断和治疗结果的辅助手段。

　　影像技术的主要问题在于临床医生需要了解这些技术的发展，并且随着它们的发布和验证而保持更新。这种情况只有在矫治器制造商和培训牙科医生的组织也充分了解这些进展，并将这些信息传播给牙科医生时才会发生。越来越多的牙科院校正在将睡眠医学继续教育纳入它们的课程中，由于这些发展，以及与牙科医生参与到睡眠医学有关的其他进步，这很可能是最可靠、最有依据的信息来源。

参考文献

1 de Leeuw, R. and Klasser, G.D. (2018). *Orofacial Pain: Guidelines for Assessment, Diagnosis, and Management*, 6e. Hanover Park, IL: Quintessence Publishing.

2 Friedlander, A.H., Yueh, R., and Littner, M.R. (1998). The prevalence of calcified carotid artery atheromas in patients with obstructive sleep apnea syndrome. *J. Oral Maxillofac. Surg.* 56 (8): 950–954.

3 Lee, S.A., Amis, T.C., Byth, K. et al. (2008). Heavy snoring as a cause of carotid artery atherosclerosis. *Sleep* 31 (9): 1207–1213.

4 Henriques, J.C.G., Kreich, E.M., Baldani, M.H. et al. (2011). Panoramic radiography in the diagnosis of carotid artery atheromas and the associated risk factors. *Open Access Dent. J.* 5: 79–83.

5 Kushida, C.A., Morgenthaler, T.I., Littner, M.R. et al. (2006). Practice parameters for the treatment of snoring and obstructive sleep apnea with oral appliances: an update for 2005. *Sleep* 29 (2): 240–243.

6 Hoekema, A., Hovinga, B., Stegenga, B., and De Bont, L.G. (2003). Craniofacail morphology and obstructive sleep apnea: a cephalometric analysis. *J. Oral Rehabil.* 30 (7): 690–696.

7 Kulnis, R., Nelson, S., Strohl, K., and Hans, M. (2000). Cephalometric assessment of snoring and nonsnoring children. *Chest* 118: 596–603.

8 Finkelstein, Y., Wexler, D., Horowitz, E. et al. (2001). Frontal and lateral cephalometry in patients with sleep-disordered breathing. *Laryngoscope* 111: 634–641.

9 Tsai, H., Ho, C., Lee, P., and Tan, C. (2007). Cephalometric analysis of nonobese snorers either with or without obstructive sleep apnea syndrome. *Angle Ortho.* 77 (6): 1054–1061.

10 Khan, A., Than, K.D., Chen, K.S. et al. (2014). Sleep apnea and cervical spine pathology. *Eur. Spins J.* 23: 641–647.

11 Fuerderer, S., Eysel-Gosepath, K., Schroder, U. et al. (2004). Retro-pharyngeal obstruction in the association with osteophytes of the cervical spine. *J. Bone Joint Surg.* 86-B (6): 837–840.

12 Rocabato, M. (1983). Biomechanical relationship of the cranial, cervical and hyoid regions. *J. Craniomandib. Pract.* 1 (3): 61–66.

13 Gurani, S.F., Cattaneo, P.M., Rafaelsen, S.R. et al. (2020). The effect of altered head and tongue posture on upper airway volume based on a validated upper airway analysis-An MRI pilot study. *Orthod. Craniofac. Res.* 23 (1): 102–109. https://doi.org/10.1111/ocr.12348. Epub 2019 Nov 20. PMID: 31550076.

14 Svanholt, P., Petri, N., Wildschiødtz, G., and Sonnesen, L. (2015). Influence of craniofacial and upper spine morphology on mandibular advancement device treatment outcome in patients with obstructive sleep apnea: a pilot study. *Eur. J. Orthodont.* 37 (4): 391–397.

15 Chaudhry, U., Cohen, J.R., and Al-Samawi, Y. (2020). Use of cone beam computed tomography imaging for airway measurement to predict obstructive sleep apnea. *Cranio* 12: 1–7. https://doi.org/10.1080/08869634.2020.1765602. Epub ahead of print. PMID: 32396453.

16 Alsufyani, N.A., Noga, M.L., Witmans, M. et al. (2017). Upper airway imaging in sleep-disordered breathing: role of cone-beam computed tomography. *Oral Radiol.* 33: 161–169. https://doi.org/10.1007/s11282-017-0280-1.

17 Alsufyani, N.A., Al-Saleh, M.A.Q., and Major, P.W. (2013). CBCT assessment of upper airway changes and treatment outcomes of obstructive sleep apnoea: a systematic review. *Sleep Breath.* 17 (3): 911–923.

18 Ogawa, T., Encisco, R., Shintaku, W.H., and Clark, G.T. (2007). Evaluation of cross-section airway configuration of obstructive sleep apnea. *Oral Surg. Oral Med. Oral Path. Oral Radiol. Endod.* 103 (1): 102–108.

19 de Almeida, F.R., Bittencourt, L.R., de Almeida, C.I.R. et al. (2002). Effects of mandibular posture on obstructive sleep apnea severity and the temporomandibular joint in patients fitted with an oral appliance. *Sleep* 25950: 507–513.

20 Zhou, J., Li, D.H., Zhu, P.F. et al. (2020). Effect of mandibular advancement device on the stomatognathic system in patients with mild-to-moderate obstructive sleep apnoea-hypopnoea syndrome. *J. Oral Rehabil.* 47 (7): 889–901. https://doi.org/10.1111/joor.12982. Epub 2020 Jun 11. PMID: 32306424; PMCID: PMC7318685.

第15章

多导睡眠图

一、概念概述

多导睡眠图（PSG）被认为是一项有人参与的睡眠研究，是可以进行的最全面的睡眠研究分析类型。多导睡眠图这个词指的是多通道（poly）、睡眠期间（somno）和记录（gram）。

参与性研究是指在患者睡眠期间由训练有素的睡眠技术员密切监测和观察。最初，这被认为是评估人类睡眠类型和诊断睡眠障碍（主要是睡眠呼吸暂停）的金标准。在所有情况下，无论是在其他医学领域还是口腔医学领域，对客观测试的需求都是基于疾病或风险的可能性。当患者提出关于他们睡眠的抱怨时，详细的病史和问卷调查有助于确定是否需要进行适当的测试。基于实验室的 PSG 可以囊括所有睡眠期间发生的可测量的生理变化，以确定睡眠分期，并帮助诊断睡眠障碍[1]。

目前，由于多种原因，PSG 的需求和执行频率较低。对 PSG 需求的减少导致了睡眠医学领域的许多变化。最显著的变化是实际进行有人监控睡眠研究的睡眠中心数量减少。作为参与管理这些患者的牙科医生，熟悉 PSG 及其各种组成部分在一定程度上是重要的。

（一）睡眠障碍的测试级别

在测试以确诊睡眠障碍时，可能考虑使用 4 个级别的睡眠监测（表 15-1）。

这一分类系统得到了美国睡眠医学会（AASM）和医疗保险的共同认可。一级研究提供了关于个人睡眠的最详细信息。如果有睡眠呼吸暂停，它提供了关于呼吸事件（呼吸暂停和低通气）的次数和指数（每小时睡眠的事件数）的详细信息，这些决定了其严重程度。该研究还提供了睡眠分期、氧气水平的详细信息及其他可能与疑似睡眠障碍相关的信息，这是通过在睡眠期间测量各种活动的传感器来完成的（表 15-2 和图 15-1）。

通常，PSG 只进行一个晚上。由于睡眠和呼吸事件（呼吸暂停/低通气）的数量可能在不同夜晚间有所变化，单一夜晚的研究可能会低估或高估睡眠呼吸暂停的严重程度[4]。这更多是与诊断轻度或中度睡眠呼吸暂停相关的问题。漏诊中度睡眠呼吸暂停的可能性高达 60%。如果担心这一点，那么一个选择是反复进行 PSG。如果患者有高风险的睡眠呼吸暂停，特别是重度呼吸暂停，以及日间嗜睡或重度日间嗜睡，那么这样做更为明智。

另一个令人关注的领域是个体在进行 PSG 时感到不舒适。这可能是因为测试环境陌生，以及用于测试的导线数量多，使得睡眠更加困难。所有这些因素都可能干扰个体入睡及保持足够长时间的睡眠以获得充分诊断。

表 15-1　睡眠研究的水平

级别	描述	特征
Ⅰ级	PSG 由睡眠测试中心的睡眠技术人员进行 监控 7 个或更多通道 最为全面	测量方法:脑电图、眼电图、心电图(心率)、下颌肌电图、气流、脉搏血氧仪、呼吸力度(2 通道)、肢体肌电图(通常是腿部)、检测打鼾水平、睡眠分期,可以评估气道正压通气水平
Ⅱ级	无人监控的多导睡眠图 监控 7 个或更多通道	与Ⅰ级相同,不能评估气道正压通气水平 更容易出错和丢失数据
Ⅲ级	监控 4 个或更多通道 被称为家庭睡眠测试或家庭睡眠呼吸暂停测试	测量方法:心电图或心率、脉搏血氧仪、气流(1 个或 2 个通道) 有些设备可以测量脑电图,脑电图检测打鼾的程度
Ⅳ级	监控 1～2 个通道 一个通道必须用于血氧测定	通常称为脉搏血氧仪 可测量气流

改编自 Pagel 和 Pandi-Perumal[2]和 Fairbanks 等[3]。

表 15-2　多导睡眠图参数

睡眠分期	眼球运动	肌张力
打鼾	呼吸运作	气流
身体姿态	周期性肢体运动	含氧量
心脏活动		

使用的传感器:打鼾传感器(麦克风)、鼻/口气流、脉搏血氧仪(血氧饱和度)、胸部和腹部的背带用于呼吸运作。

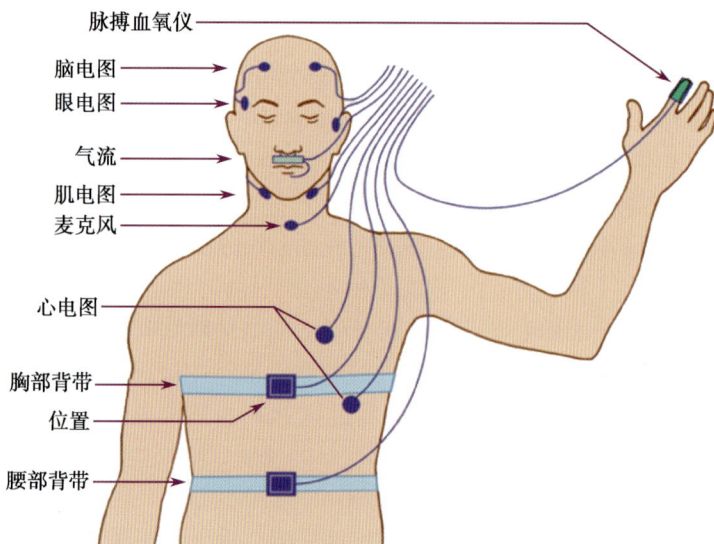

图 15-1　PSG 传感器的放置

（二）多导睡眠图的使用指南

美国睡眠医学会（AASM）已经为 PSG 的特定指征发布了指南。最初是作为一个实践参数发布，在 2017 年修订和更新为指南[5]。当根据患者病史、主观筛查问卷和临床发现的数据结果考虑存在 SRBD 的风险时，主要使用 PSG。PSG 通常是一个 I 级研究，但也可能是一个 II 级研究。这取决于研究时有人监控还是无人监控。II 级研究可能不如 I 级研究详细。

根据 AASM 的临床指南[5]，在以下情况下强烈推荐使用 PSG 检查：严重的心肺疾病、卒中病史、严重的失眠、长期使用阿片类药物，以及清醒或睡眠状态下的低通气。PSG 可能更适用于那些在初步筛查基础上有高风险的健康相关合并症的患者。PSG 可能会被考虑用于其他睡眠障碍的情况包括[6]：①嗜睡症，通常与称为多次睡眠潜伏时间试验（MSLT）的日间研究结合使用；②对传统治疗无反应的异态睡眠；③怀疑夜间癫痫发作；④快速眼动睡眠行为障碍（RBD）；⑤周期性肢体运动障碍（PLMD）；⑥伴有失眠的抑郁症；⑦确定存在睡眠磨牙的症状。

临床指南还指出，PSG 的方案是在夜间进行的。这指的是研究分为两部分进行。晚上的第一部分是诊断测试，如果发现呼吸暂停存在，研究的其余部分是滴定，以确定适当的气道正压（PAP）设备压力，从而充分控制呼吸暂停。

（三）日间睡眠研究

有两种日间睡眠研究模式，它们针对特定的睡眠障碍。这些研究的进行方式与 PSG 类似，即患者接受特定的传感器测试，类似于在夜间研究中使用的传感器。

1. 多次睡眠潜伏时间试验

多次睡眠潜伏时间试验（MSLT），也称为小睡研究，通常用于确定发作性睡病和特发性嗜睡症是否得到了充分的管理[7]。它的目的是确定是否存在嗜睡现象[8]。在这项研究中，安排了 5 次小睡。在这种情况下，患者躺在黑暗的房间的床上，以确定他们多快会入睡。如果患者在 20min 内没有入睡，则测试结束，之后会有 2h 的休息时间，然后重复测试。如果患者在小睡中入睡，他们会在睡眠 15min 后被唤醒。

2. 清醒维持测验

清醒维持测验（MWT）用于确定个体在无刺激的不活动期间是否能够保持清醒[8,9]。这项测试通常适用于被诊断为睡眠呼吸暂停的患者，它包括在日间进行的一系列 4 个试验阶段，在保持清醒超过 1h 后进行。这 4 个试验每个持续 40min，并在睡眠中心进行。如果个体在每个试验中保持清醒超过 8min，那么睡眠障碍特别是睡眠呼吸暂停，应该得到了充分的控制。

清醒维持测验（MWT）通常由联邦航空管理局用来确定被诊断出睡眠呼吸暂停的航空公司飞行员是否确实得到了充分的治疗[10]。它也用于其他涉及公共安全和工伤的职业，如公交车司机、卡车司机和其他类型的公共交通工具驾驶员。这是因为这项测试旨在评估在可能感到困倦的情况下的警觉性（表 15-3）。

表 15-3 多次睡眠潜伏时间试验(MSLT)和清醒维持测验(MWT)的具体情况

多次睡眠潜伏时间试验	清醒维持测验
发作性睡病和特发性嗜睡症的诊断试验	确定 OSA 治疗的效果
测量保持清醒超过 20min 的能力	连续小睡 40min
	在 8min 内入睡

二、结论

PSG 一直被视为测试和诊断睡眠障碍,主要是睡眠呼吸暂停的金标准。在过去的 10 年中,由于各种原因,PSG 的使用减少了,转而倾向于家庭或门诊睡眠测试。尽管如此,PSG 仍然可能在特定指征的情况下继续使用。

参考文献

1 Zee, P.C. and Turek, F.W. (1999). Introduction to sleep and circadian rhythms. In: *Regulation of Sleep and Circadian Rhythms* (ed. F.W. Turek and P.C. Zee), 1–17. New York: Marcel Dekker Inc.

2 Pagel, J.F. and Pandi-Perumal, S.R. (ed.) (2014). *Primary Care Sleep Medicine*, 2e, 48. New York: Springer.

3 Fairbanks, D.N.F., Mickelson, S.A., and Woodson, B.T. (2003). *Snoring and Obstructive Sleep Apnea*, vol. 3, 44. Philadelphia: Lippincott Williams & Wilkins.

4 Stöberl, A.S., Schwarz, E.I., Haile, S.R. et al. (2017). Night-to-night variability of obstructive sleep apnea. *J. Sleep Res.* 26: 782–788.

5 Kapur, V.K., Auckley, D.H., Chowdhuri, S. et al. (2017). Clinical practice guideline for diagnostic testing for adult obstructive sleep apnea: an American Academy of Sleep Medicine Clinical Practice Guideline. *J. Clin. Sleep Med.* 13 (3): 479–504.

6 Kushida, C.A., Littner, M.R., Morgenthaler, T. et al. (2005). Practice parameters for the indications for polysomnography and related procedures: an update for 2005. *Sleep* 28 (4): 499–521.

7 Multiple Sleep Latency Test (MSLT) (2017). Overview and facts. Resource provided by the American Academy of Sleep Medicine (AASM) Sleep Education online Updated 21 December 2017.

8 Littner, M.R., Kushida, C., Wise, M. et al. (2005). Practice parameters for clinical use of the multiple sleep latency test and the maintenance of wakefulness test. *Sleep* 28 (1): 113–121.

9 Arand, D., Bonnet, M., Hurwitz, T. et al. (2005). The clinical use of the multiple sleep latency test and the maintenance of wakefulness test. *Sleep* 28 (1): 123–144.

10 Federal Aviation Administration (FAA). Guide for aviation medical examiners. Special issuances. www.faa.gov (accessed 9 January 2008).

第16章
移动式睡眠监测

一、概念概述

移动式睡眠监测或家庭睡眠测试(HST)设备几乎专门用于确定患有 SRBD 的人是否有 OSA 的风险,并确定其严重程度。这种测试最初被称为中心外测试[1],设备则称为便携式监测器。自 21 世纪初期以来,尤其在过去 10 年中,这类设备的使用得到了极大的发展,未来还将进一步深入探索。在此期间,HST 成为这些设备的主要名称。此外,这些设备还能评估氧饱和度水平,这导致了对这些设备的命名修订,因为重点是 SRBD 和 OSA,所以这些设备现在被称为 HSAT。

HSAT 设备种类繁多,随着技术的发展,其复杂性不断提高。由于它们是无人看管的,且与多导睡眠图(PSG)相比能提供的数据有限,因此被认为是Ⅲ级研究。标准要求至少有 4 个不同的导联提供所需数据,以便对可疑的 SRBD 进行量化,从而做出诊断。它们通常提供呼吸数据,以确定呼吸暂停和低通气的次数,以及通过血氧定量法确定呼吸暂停低通气指数(AHI)和氧饱和度。它们可能还会确定睡眠姿势,某些情况下还可以指示快速眼动(REM)和非快速眼动(NREM)睡眠的存在。

(一)Ⅲ级家庭睡眠呼吸暂停测试

HSAT 设备的使用比过去更加广泛,但它们不是 PSG 的替代品,而是另一种选择。因此,这些设备涉及并测量的睡眠参数较少,如图 16-1 所示。美国医疗保险在 2008 年裁定,HSAT 是一种允许的测试方法,并制定了在进行此测试之前需要遵循的指南[2]。随后,许多其他保险公司也将其纳入政策。由于测试的便利性和较低的成本,HSAT 已成为评估 SRBD,尤其是 OSA 的一线方法。2007 年,HSAT 的使用指南得到了更清晰的定义[3](表 16-1)。

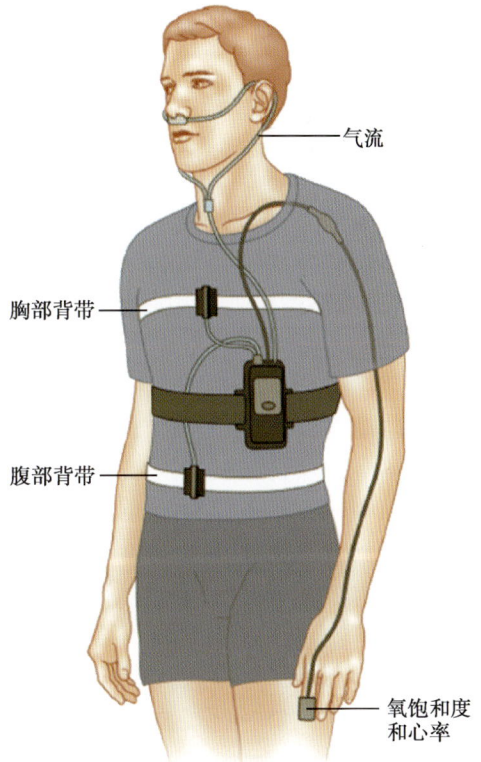

气流

胸部背带

腹部背带

氧饱和度
和心率

图 16-1 使用中的 HSAT

表 16-1　家庭睡眠呼吸暂停测试设备使用指南

（1）应与睡眠医学专科医生的睡眠评估联合进行
（2）当有中到重度阻塞性睡眠呼吸暂停高风险的情况下可以作为多导睡眠图的替代物
（3）有明显的伴发性疾病时不建议使用
（4）主要用于阻塞性睡眠呼吸暂停诊断，不用于其他睡眠障碍的诊断
（5）对于无法进行多导睡眠图检测的患者是一个好选择

　　HSAT 被认为是一种合理的方法，可以评估替代管理方案的疗效，例如手术、减重及口腔矫治器治疗（OAT），特别是在进行测定时。使用便携监测设备已被证明是测定口腔矫治器（OA）的有效手段[4]。最终，这可能有助于降低成本，并带来更有效的治疗结果。

　　在初次使用 HSAT 进行诊断时，如果尚未发现 OSA，但症状依然存在，应根据检测流程让患者进一步进行 PSG[5]。同时，还应注意 HSAT 并非用于筛查无症状人群，而是用于评估已通过筛查确定存在 SRBD，尤其是 OSA 患者的风险[3]。

1. HSAT 的优势

HSAT 有许多优势[6]。

- 检测成本低。
- 患者更舒适。
- 测试获取更便捷。
- 可以在个人家中进行测试。

2. HSAT 的缺点

HSAT 也存在一些缺点[6]。

- 通常无法确定睡眠结构/睡眠阶段。
- 不能区分其他睡眠障碍。
- 无法确定真正的入睡时间。
- 测试无人看管，可能出现技术故障。
- 测试结果可能不够准确。

　　许多 HSAT 设备可供选择，定期会发布各种 HSAT 设备的清单[7]。任何考虑使用 HSAT 的人都应该熟悉其使用标准和设备的具体情况。

（二）牙科医生对 HSAT 的应用

　　越来越多从事睡眠医学的牙科医生开始使用 HSAT 来筛查他们认为可能有 SRBD，尤其是睡眠呼吸暂停的患者。此外，从事睡眠医学，尤其是使用口腔矫治器治疗（OAT）的牙科医生，利用 HSAT 作为随访手段，以确定 OA 的成功与否及对 OSA 的影响。这两个用途应分别对待。建议牙科医生在使用 HSAT 时，应该先了解所在地区相关的法律和法规。某些地区的法律规定牙科医生可以直接使用 HSAT，或者对牙科医生针对需要进行睡眠试验的患者的转诊能力存在要求。某些情况下这类测试只能由内科医生开具。

　　在进行诊断时，HSAT 应在医生的监督和协作下使用[8]。理想情况下，测试应由专门进行睡眠研究的机构执行，测试完成后应由睡眠医学专家解读数据，并做出诊断。越来越多的机构提供此类服务，这些机构配备了睡眠医学专家，他们会审核测试数据，做出诊断，并提出治疗方案。远程医疗是一个正在发展的领域，旨在使睡眠医学服务的提供更加实用，

同时复制面对面的诊疗体验[9]。诊断完成后，除非确定持续气道正压通气（CPAP）是最佳的 OSA 管理方法，否则患者可能会被转回牙科医生处进行口腔矫治器治疗（OAT）。

随访测试

对正在使用 OA 的患者进行持续性管理时，可以利用 HSAT 进行测定的同时明确 OA 的效果，这样的做法是合理的，也得到了美国睡眠医学会（AASM）的支持[3]。如果 HSAT 显示症状有所改善，可以进行随访测试。当症状仅有少量或无改善时，HSAT 也可以用于评估 OSA 的情况。此时最需要考虑的是随访测试的管理。购买 HSAT 设备可能会给诊所带来额外的成本，设备价格通常超过 3 000 美元。此外，由于法律限制，牙科医生不能为此类测试向保险公司收费，因此建议牙科医生与睡眠医学专家或提供 HSAT 服务的机构合作。

（三）Ⅳ级研究

这类研究主要是使用血氧计，通常称为脉搏血氧监测仪。它使用手指探头来测量氧饱和度，简单且方便。

这可能是牙科医生用于随访测试的更优选择。该方法使用简单、方便且患者感到舒适，能够提供多个夜晚的数据，且具备成本效益。设备的价格相对较低，患者的接受度很高，测试不需要医生监督。

最理想的血氧监测仪是那些被认为是高分辨率的仪器，表明它们在取样和测试中更可靠且更精确。这已被证明是进行 OAT 检测的重要工具[10]。血氧监测的一个关键特性是能够确定氧减饱和度下降指数（ODI），即血氧水平每小时下降 4% 或更多的次数。临床症状的改善与血氧监测结果的改善相结合，可以提高 OAT 的治疗效果[11,12]。

ODI 是一个非常有趣且重要的指标。有报道指出，它与呼吸暂停低通气指数（AHI）非常相似[13,14]。研究结果支持将其用于随访测试。ODI 的特异度、敏感度及阳性预测值都非常高。此外，ODI 还显示出在多个夜晚具有良好的可靠性[15]。这对于帮助确定患者何时应转诊给睡眠医学专家或他们的内科医生进行更明确的随访测试非常有用。随着时间的推移，对该方法的更多研究将最终改善患者的护理和治疗效果。

一项报道表明，结合脉搏血氧监测与问卷调查，特别是 STOP-Bang 问卷，可能是诊断 OSA 准确且有效的方法[16]。这种组合比单独使用问卷更能准确地诊断轻度 OSA，特别是用于住院患者。同时，它在确定严重 OSA 的存在方面也非常准确，尤其是在门诊患者中。这表明该方法有望提高 OSA 的诊断能力，并最终可能带来更好的治疗效果。

二、结论

HSAT 的Ⅲ级和Ⅳ级测试的使用和接受度正在迅速发展，越来越多的睡眠医学专家、内科医生，以及牙科医生也跟提供服务的检测机构一样开始使用这种测试。此外，远程医疗的发展也使 HSAT 的使用更加普及，这种方式能够提供更好的检测机会，同时能够增加可能存在睡眠呼吸障碍，尤其是 OSA 风险人群的检测或诊断。Ⅲ级和Ⅳ级设备的使用极大改善了 OA 治疗的效果。

参考文献

1 Collop, N.A., Tracy, S.L., Kapur, V. et al. (2011). Obstructive sleep apnea devices for out-of-center (OOC) testing: technology evaluation. *J. Clin. Sleep Med.* 7 (5): 531–548.

2 Trikalinos, T.A., Ip, S., Raman, G. et al. (2007). *Home Diagnosis of Obstructive Sleep Apnea–Hypopnea Syndrome*. Department of Health and Human Services, Agency for Healthcare Research and Quality www.cms.gov/Medicare/Coverage/DeterminationProcess/dowloads/id48TA.pdf.

3 Collop, N.A., Anderson, W.M., Boehlecke, B. et al. (2007). Clinical guidelines for the use of unattended portable monitors in the diagnosis of obstructive sleep apnea in adult patients. Portable Monitoring Task Force of the American Academy of Sleep Medicine. *J. Clin. Sleep Med.* 3: 737–747.

4 Levendowski, D.J., Morgan, T.D., Patrickus, J.E. et al. (2007). In-home evaluation of efficacy and titration of a mandibular advancement device for obstructive sleep apnea. *Sleep Breath.* 11: 139–147.

5 Kapur, V.K., Auckley, D.H., Chowdhuri, S. et al. (2017). Clinical practice guideline for diagnostic testing for adult obstructive sleep apnea: an American Academy of Sleep Medicine clinical practice guideline. *J. Clin. Sleep Med.* 13 (3): 479–504.

6 Littner, M.R. (2011). *Home Portable Monitoring for Obstructive Sleep Apnea*. Sleep Medicine Clinics 6(3). Philadelphia, PA: Saunders.

7 Annual Product Guide (2020). Home sleep test (HST) devices. *Sleep Rev.* 21 (6): 12–15.

8 Love, A.L. and Kuna, S.T. (2015). Home sleep testing and sleep apnea: a review for dentists. *J. Dent. Sleep Med.* 2 (2): 45–52.

9 Singh, J., Badr, M.S., Diebert, W. et al. (2015). American Academy of Sleep Medicine (AASM) position paper for the use of telemedicine for the diagnosis and treatment of sleep disorders. *J. Clin. Sleep Med.* 11 (10): 1187–1198.

10 Prehn, R.S. (2015). *Using Overnight Pulse Oximetry to Manage Oral Appliance Therapy (OAT) During Treatment for Obstructive Sleep Apnea (OSA). White Paper.* Nonin Medical, Inc.

11 Metz, J.E., Attarian, H.P., Harriosn, M.C. et al. (2019). High-resolution pulse oximetry and titration of a mandibular advancement device for obstructive sleep apnea. *Front. Neurol.* 10: Article 757.

12 Fleury, B., Rakotonanahary, D., Petelle, B. et al. (2004). Mandibular advancement titration for obstructive sleep apnea: optimization of the procedure by combining clinical and oximetric parameters. *Chest* 125: 1761–1767.

13 Fabius, T.M., Benistant, J.R., Bekkedam, L. et al. (2019). Validation of the oxygen desaturation index in the diagnostic workup of obstructive sleep apnea. *Sleep Breath.* 23 (1): 57–63.

14 Chung, F., Liao, P., Elsaid, H. et al. (2012). Oxygen desaturation index from nocturnal oximetry: a sensitive and specific tool to detect sleep-disordered breathing in surgical patients. *Anesth. Analg.* 114: 993–1000.

15 Fietze, I., Dingli, K., Diefenbach, K. et al. (2004). Night-to-night variation of the oxygen desaturation index in sleep apnoea syndrome. *Eur. Respir. J.* 24: 967–993.

16 Mashaqi, S., Staebler, D., and Mehra, R. (2020). Combined nocturnal pulse oximetry and questionnaire-based obstructive sleep apnea screening – a cohort study. *Sleep Med.* 72: 157–163.

第四篇

与睡眠有关的呼吸障碍的口腔矫治器治疗

牙科医生对SRBD治疗的贡献与使用重新定位下颌骨的口腔矫治器(OA)有关。对于有轻度至中度睡眠呼吸暂停、打鼾和严重睡眠呼吸暂停且不能耐受或其他治疗方案失败的患者,OA是一种合理的选择。

提供OA来管理SRBD只是第一步。在本篇中,将回顾OA的制造和滴定过程,以及如何处理各种常见的不良影响。

第17章
口腔矫治器疗法治疗睡眠呼吸障碍

一、概念概述

自 20 世纪 30 年代初以来，就有使用口腔矫治器（OA）治疗 SRBD 以改善气道和呼吸的报道[1]。口腔矫治器治疗（OAT）作为管理 SRBD 的非手术方案，在 20 世纪 70 年代后期至80 年代首次得到认可。约在同一时期，人们逐渐意识到睡眠是一个与健康和医疗后果相关联的实体，而不仅仅是在实验室中的研究对象。在那个年代，管理 SRBD 和 OSA 的主要手段是手术。

美国睡眠医学会（AASM）于 1995 年发布了首个专门针对如何使用 OAT 治疗 SRBD、OSA 及打鼾，及其有效性检测的实践标准[2]。目前的证据表明，这是人们开始认识到 OA 是轻度 OSA、在没有 OSA 的情况下的打鼾，以及使用其他疗法失败或不依从的患者的首选方案。10 年后，2006 年 2 月根据最新证据发布了更新的实践标准[3]，OA 作为医疗器械得到了更广泛的认可和接受。更新版本表明，OA 现在是轻度至中度 OSA 患者的一种选择，相较于使用 PAP 治疗，他们更喜欢这种治疗方法。此外，OA 可用于无法耐受 PAP 治疗、手术失败或良性打鼾（不伴呼吸暂停）的严重 OSA 患者。

2015 年，一项临床实践指南发布，根据 2006 年以来的最新证据，进一步更新了 OAT 对OSA 和打鼾的作用[4]。本指南的关键要素是：①应开具 OAT 处方，而不是在没有 OSA 的情况下就不治疗打鼾；②OAT 应由接受过至少 25h 牙科睡眠医学继续教育的合格的牙科医生提供；③应为那些不能耐受 PAP 治疗的人开具 OAT；④合格的牙科医生应监测患者的治疗进展，以及 OAT 可能产生的任何负面影响；⑤睡眠专家应进行所有后续测试并确认测试结果；⑥合格的牙科医生和睡眠医生应持续进行随访。

OA 已由美国食品药品管理局（FDA）审查，并被列为Ⅱ类医疗器械[5]。该文件指出，这些设备被视为适用于治疗 OSA 的医疗设备，需要特殊控制。

因此，向公众销售 OA 用于治疗（也被称为管理）OSA 和打鼾，需要获得 510（k）或上市前通知许可。美国牙科协会（ADA）也发布了关于 SRBD 和 OAT 的指南，讨论了牙科医生在其中的作用[6,7]。有这两份文件支持，牙科医生需要对患者进行 SRBD 筛查，并接受与 OAT 相关的充分培训。可见，牙科医生是最适合提供 OAT 医疗保健服务的医务人员。

（一）口腔矫治器简史

在 20 世纪初期，Pierre Robin 首次使用重新定位下颌骨的装置 OA 来解决下颌后缩[8]。

使用该装置对气道也有积极的二次作用。在 20 世纪 50 年代，OA 主要用于刺激和引导下颌骨生长。这些装置用于引导下颌骨前移复位，旨在刺激下颌骨的生长，主要从骨骼的角度纠正错𬌗畸形。预期用途本质上应被视作正畸和整形，通常称为功能性矫治器。在大多数情况下，人们并没有意识到它们在改善睡眠时气道的作用。

在 20 世纪 60～70 年代，有更多证据显示，OA 对下颌骨的生长有影响。正是在这段时间里，人们也认识到这些矫治器对气道的影响。特别是 Woodside 和 Linder-Aronson 的研究成果，他们展示了下颌骨复位矫治器对下颌骨和气道的影响[9]。研究显示了气道受损和阻塞对下颌骨及颅面复合体生长的影响。因此，气道受损的解决和呼吸的改善有可能影响生长发育，尤其是对于正在发育中的个体而言。

最早被认可的矫治器之一被称为舌固定装置，由 Charles Samelson 博士开发，他是一名被诊断出患有睡眠呼吸暂停的医生，试图解决自己的睡眠呼吸障碍[10-12]。该矫治器旨在睡眠期间将舌向前拉，以防止肌肉组织放松时，舌体后坠回气道并靠在咽后壁上，从而提高气道的直径（图 17-1）。

20 世纪 80 年代出现了其他矫治器，并且在 20 世纪 90 年代，新一代的 OA 都旨在重新定位或前移下颌骨。所有这些矫治器都被称为前导复位矫治器或下颌骨复位矫治器。这些 20 世纪 80 年代推出的矫治器，大多是一体式设计，称为整体式，类似于功能矫治器。在这种设计中，上颌和下颌两个部分连接在一起为一体。这种设计在使用时不允许下颌骨发生任何移动。此外，如果下颌骨的位置需要改变，几乎不可能在不重新制作的情况下修改矫治器（图 17-2）。

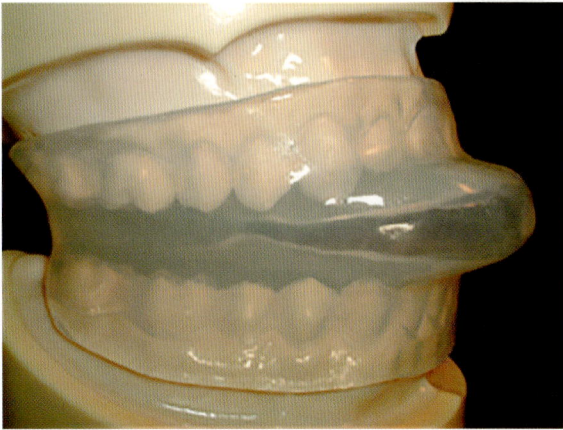

图 17-1　最初的舌固定装置

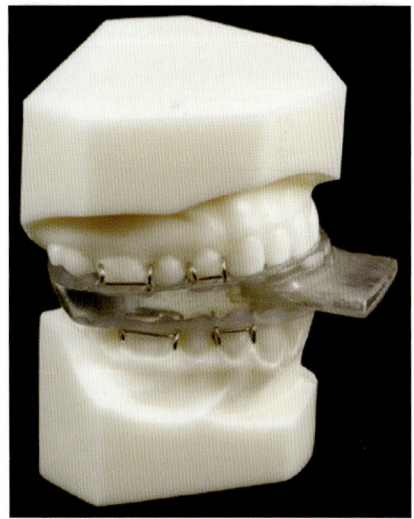

图 17-2　NAPA 口腔矫治器

从 20 世纪 90 年代到现在，OA 大多作为单独的上颌和下颌组件制造，这些组件可以以某种特定的方式连接在一起，这是它们的独特设计方式，有助于其发挥作用，以及如何滴定 OA 以达到最佳效果。这也允许在使用过程中不同程度地自由移动下颌骨，以提高舒适性（表 17-1）。

目前，OAT 有各种名称，都是基于它们的功能。表 17-2 中列出了查询到的一些名称。这些名称可能特指设备或制造商。如果能商定使用同一个名称，那将会很有帮助。

表 17-1　与口腔矫治器治疗相关的基本病史

日期	历史意义
1934 年	Pierre Robin 报道使用口腔矫治器重新定位下颌骨
20 世纪 70 年代	治疗阻塞性睡眠呼吸暂停和打鼾的手术
1979 年	前移下颌骨打开气道的外科手术
1982 年	Cartwright 和 Sammelson 报道了舌固定装置
20 世纪 80 年代	各种各样的 OA 供使用
1982—1984 年	CPAP 疗法在澳大利亚推广
20 世纪 90 年代—21 世纪	更多的 OA 采用分体式设计，增加下颌的活动能力
1995 年	OA 的第一个实践指南
2006 年	更新了关于 OA 的实践指南
2008 年	首个综合全面的 CE 课程
	美国加州大学洛杉矶分校牙科医生睡眠医学迷你住院医师项目
2010—2020 年	越来越多的证据表明 OAT 在治疗中的作用
2015 年	OAT 临床实践指南
2017 年	美国牙科协会（ADA）发布了关于牙科医生的作用和 OAT 使用指南

表 17-2　OAT 的不同命名

• 下颌前移装置（MAD）	• 口腔阻塞性睡眠呼吸暂停装置
• 下颌再定位装置（MRD）	• 口腔睡眠矫治器（OSA）
• 下颌前移咬合板（MAS）	• 口腔矫治器（OA）
• 口腔气道扩张器	

（二）口腔矫治器治疗的适应证和禁忌证

美国睡眠医学会（AASM）于 2006 年发布的实践标准概述了 OA 使用的适应证和禁忌证[3]。此外，2015 年的临床指南[4]也涉及这些领域。应该记住，这些是指南，因此在主要目标是改善气道和 SRBD 的消退，特别是 OSA 正常化的这些特定情况下可能需要提出质疑。2006 年临床实践参数的一个关键要素是（表 17-3）：

口腔矫治器应由合格的牙科人员提供，这些人员在口腔健康、颞下颌关节、牙齿咬合和相关口腔结构的整体护理方面接受过培训且富有经验。

表 17-3　口腔矫治器治疗适应证

原发性打鼾	手术失败
轻度至中度阻塞性睡眠呼吸暂停	替代疗法
气道正压通气量不足	

口腔矫治器应由合格的牙科人员提供，这些人员在口腔健康、颞下颌关节、牙齿咬合和相关口腔结构的整体护理方面接受过培训且富有经验。

颞下颌关节（TMJ）功能障碍是颞下颌关节紊乱（TMD）的一部分，通常被夸大为 OA 禁忌证。牙科医生在开始治疗之前能够识别颞下颌关节功能障碍存在，并可以针对性地解决问题很重要。在许多情况下，颞下颌关节功能障碍并不是真正的关节内部紊乱，而更可能是涉及关节的软组织或头颈部的肌肉组织的问题。很多时候，包括咀嚼肌在内的头颈部的肌肉，触诊时有压痛，可能将疼痛牵涉至颞下颌关节区域。Travell 和 Simons[13] 很好地记录了这种情况。肌肉组织向远处牵涉痛通常与扳机点有关。牵涉痛可能被描述为头痛和颈部疼痛的症状（表 20-1）。很多时候，牵涉痛本质上是软组织的病症，可以通过运动、物理疗法，以及通过使用肌肉松弛药物来缓解。

不良的口腔状况也应考虑。可以使用更个性化的矫治器设计方案，通常只需要包含卡环或其他设计。然而，当存在与牙齿松动和牙周支持不足相关的牙周病时，应格外小心并采取多学科共同管理的方案。

（三）口腔矫治器的基本功能

口腔矫治器的基本功能是将下颌骨重新定位到一个打开咬合或是垂直向升高的位置，这与下颌骨的前移或前突有关。口腔矫治器的确切机制和下颌骨复位对气道的影响尚不完全清楚。众所周知，下颌骨的重新定位影响支撑气道和舌的肌肉。此外，下颌骨重新定位的动作旨在防止舌后坠至口咽气道，并稳定支撑气道的肌肉组织，从而减少气道缩窄的机会。有研究已经证明，睡眠呼吸暂停患者在睡眠期间的气道比没有呼吸暂停的个体更狭窄[14]。影像学检查证实，气道的改善在头侧位影像上更加明显，这在 OSA 患者的管理中发挥了重要作用[15]。

口腔矫治器对气道的整体影响是由它对舌和咽部相关的肌肉组织的影响所造成的。George 证明，当下颌张开时，舌根上的腭舌肌会影响气道的改善[16]。下颌骨重新定位对与舌和咽部相关的肌肉组织有积极的影响。随着下颌骨的重新定位，咽部和舌的肌肉组织得到稳定，从而防止这些结构在打鼾时咽部塌陷、变窄和阻塞，或者由于肌肉松弛导致 OSA。

下颌骨的重新定位对腭咽区域产生积极的影响，从而提高了患者的鼻呼吸能力[17]。这很可能与对腭咽肌的影响有关，软腭上会产生持续增加的张力，并且随着下颌骨重新定位，舌根向前移动，离开软腭的下表面，使其能下降并打开鼻咽区域。

通过这种作用，有可能改善鼻呼吸并减少软腭对咽后壁的阻塞，最终可以提高口腔矫治器的治疗效果。口腔矫治器对阻塞性睡眠呼吸暂停或打鼾患者气道的总体效果，通过插图，对比 OSA 的气道和使用下颌再定位矫治器后的气道，改善效果得到了最好的证明（图 17-3 和图 17-4）。

（四）口腔矫治器的设计特点

为了使口腔矫治器达到最佳效果并减少不利影响，重要的是要考虑矫治器的质量。口腔矫治器想获得成功，有许多重要的特征。这些特征不一定在所有器械中都必须有，但在选择口腔矫治器时，需要根据患者的特点和相关条件，以及提供服务的临床医生的标准进行考虑。为了达到最佳的效果，建议口腔矫治器具备以下特点：

1. 可调节
- 方便调整，可以适应牙齿状态的变化。
- 可以（一次或多次）修改以形成新的矫治器。

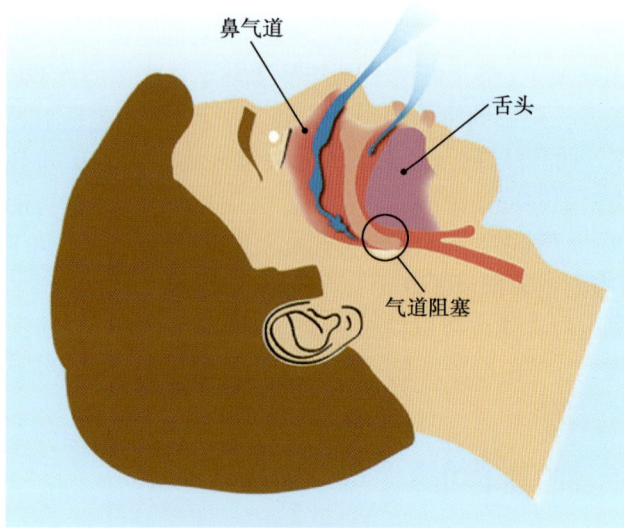

图 17-3　与 OSA 相关的气道阻塞

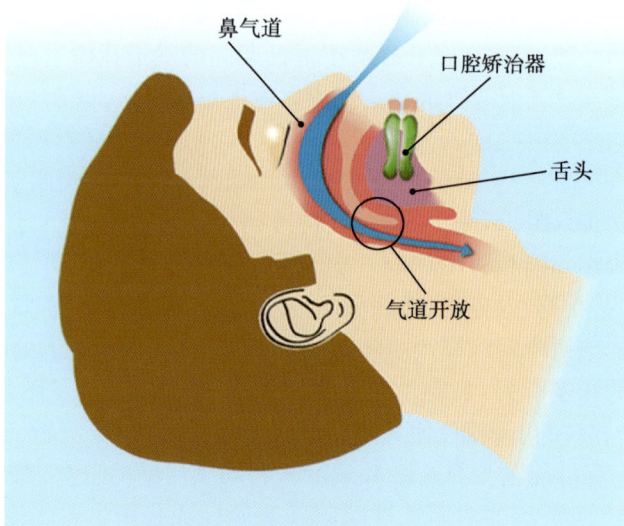

图 17-4　下颌骨复位后气道打开

- 能够调整或修改矫治器以提高固位或配合度。

2. 磨牙区的支撑作用
- 解决夜磨牙症状(兼作咬合板/夜用保护牙套),以及睡眠呼吸障碍。
- 充分支撑颞下颌关节。

3. 滴定(亦称校正)
矫治器的校正旨在通过调整前移程度或打开/增加垂直距离来提高效果。

4. 全牙列覆盖
- 需要覆盖所有的牙齿,以防止移动或不必要的过度萌出。
- 覆盖最后磨牙的远中牙尖,使咬合打开,防止牙尖接触。

- 保持牙齿在治疗前的位置。

5. 下颌骨的活动

- 在睡眠中允许下颌骨自由运动,即在所有患者中普遍存在的节律性咀嚼肌活动(RMMA)。
- 改善睡眠时口腔矫治器的舒适度,特别是夜磨牙症。
- 允许正常功能,如吞咽和舔唇。

6. 唇封闭性和鼻气道通畅

- 舒适的唇密封,限制睡眠时口呼吸。
- 开放鼻气道以提高氧气水平,可能需要鼻气道的辅助治疗。

7. 最大的舌体空间

- 允许舌有最大的空间,进一步防止舌后坠到口咽。
- 减少口腔矫治器对舌体空间的占用,特别是前牙到舌体之间,以避免舌在更后的位置。

(五)口腔矫治器的有效性和现状

自2006年关于OAT的实践参数和综述论文发表以来,已经有大量基于证据的文章证实了口腔矫治器和OAT的有效性。这基于对过去10年的文献回顾,也是制订标准的基础。2007年的一篇论文总结了许多已经发表的关于口腔矫治器的有效性的研究[18]。这些文献中的数据有助于确定当时口腔矫治器的有效性。这些数据也有助于支持口腔矫治器的应用,但仍然难以预测单个患者的结果。一种可靠的测量方法是使用Epworth嗜睡量表(ESS)。在所汇集的论文中,口腔矫治器用户的ESS从11.2分改善到7.8分。

目前报道经常比较OAT与使用PAP设备这两者间的有效性。尽管是两种不同的治疗模式,但是在症状缓解、AHI或RDI正常化、血氧水平,以及对健康相关疾病(特别是心血管疾病、血压和糖尿病)的影响方面,两者结果相似。

1. OAT相对于PAP治疗的有效性

以前有交叉研究评估OAT和PAP治疗。在许多情况下,PAP总体上更有效,但口腔矫治器是首选的治疗方法[19]。此外,与PAP相比,口腔矫治器的使用表现出更好的依从性。其中一项研究发现,在41名同时使用口腔矫治器和PAP的患者中,71%的患者更倾向于使用口腔矫治器[20]。

在过去的10年中,许多研究支持使用OAT作为SRBD和OSA管理的合理选项,以及作为PAP治疗的替代方案。许多研究可总结出一个共同的结论:PAP治疗在解决AHI和OSA方面通常更胜一筹;然而,OAT更容易被接受和使用,结果也相对相似[21,22]。此外,许多研究报道了与PAP治疗相比,OAT治疗心血管疾病的结果相似。

2. OAT对心血管疾病的影响

3项研究证实了使用OAT后血压的改善[23-25]。一项研究发现,在161名使用OA 60天的患者中,血压从132.0/82.1mmHg改善到127.5/79.2mmHg。2004年的一项研究表明,血压的改善相当于使用持续正压通气(CPAP)[24]。2013年,一项研究证实OAT对血压控制有影响,其结果与PAP治疗相似[26]。

本章总结了一些既有趣又重要的研究。

- 健康结果的改善,主要是对血压的影响,以及嗜睡和生活质量的改善也有报道[27]。

结果来自对中到重度 OSA 患者的记录。

- 已发现 OAT 会影响与 OSA 相关的健康风险,并且与 PAP 治疗的结果相似[28]。
- 比较 OAT 和 PAP 治疗,发现血压的降低是相似的。一项 meta 分析发现,两种疗法对血压的影响并不相似[29]。

3. OAT 对氧化应激的影响

2007 年的一项研究评估了使用 OA 一年后的氧化应激情况[30]。AHI、ESS 和内皮功能均有改善。在这项研究中,呼吸暂停事件并未完全消除,但这些情况得到明显改善,这对今后的工作是一种极大的鼓舞。

4. OAT 和体位疗法

体位性睡眠呼吸暂停有时可能是一个问题。研究发现,与用 PAP 治疗体位性 OSA 相比,OAT 在降低 AHI 方面同样有效[31]。在本例中,体位性 OSA 患者使用 OAT 时发现其上气道较宽。减少仰卧睡眠有助于 AHI 的改善。

5. 与外科相关的 OAT

少有研究,主要是病例报告,比较手术与 OA 的效果。2007 年的综述指出,与手术相比,OA 更具优势[18]。对研究结果进行评估和回顾后发现,一年后 51% 的腭垂腭咽成形术(UPPP)患者的 AHI 低于 10,而 OAT 患者的这一比例为 78%。在 4 年的时间间隔中,3% 的 UPPP 手术患者的 AHI 值小于 10,而口腔矫治器组的 AHI 值小于 10 的比例为 63%。

另一项比较 UPPP 和 OAT 的研究表明,基于睡眠研究测试,两者分别在 6 个月和 12 个月时对 SRBD 有显著影响[32]。在 1 年内和 4 年后,与 UPPP 手术相比,使用 OA 的患者有更好更完整的治疗反应。然而,1 年后,UPPP 组的生活质量比使用 OA 的组更高。

UPPP 手术失败后使用 OA 显示 AHI 从 41.2±13.1 改善到 10.1±5.6,气道也得到改善[33]。气道成像显示,气道的横向尺寸和气道的总体面积均有改善。这有助于减少气道塌陷,也稳定了气道。

与 OAT 相比,一种预后最好的手术是双颌前徙术(MMA)[34]。结果显示,43 例 OA 患者中有 4 例患者在开始时 AHI 为 50,改善到 12,手术组 AHI 为 2。没有专门比较口腔矫治器治疗和上下颌推进手术的研究。当最初使用口腔矫治器,然后给予患者上下颌推进术时,AHI 明显改善。这导致人们认为口腔矫治器治疗实际上可能是预测上下颌推进手术成功的一种手段。

(六)预测口腔矫治器治疗的有效性

预测谁会对口腔矫治器治疗有反应并不容易。历史上,最佳效果见于较年轻、主要为女性且不超重的患者。现在是精准医学的时代,因此各种各样的因素相互作用,努力实现最优的结果。

一种可以考虑的技术是使用药物诱导睡眠内镜(drug-induced sleep endoscopy, DISE)。该技术涉及在镇静期间使用内镜来确定下颌复位对气道的影响[35]。该技术被证明能够改善气道的横截面积,最终改善 AHI。这使得大量患者的 AHI 值小于 5。

使用 DISE 评估气道的一种方法是 VOTE 分类。该分类评估了腭、咽宽度、舌根和会厌[36]。在 DISE 期间,如果下颌骨向前,口咽的宽度增加,那么 OAT 可能会成功。该方法可在临床上推广应用。通过观察舌后侧腭咽弓来评估口咽宽度,可以根据观察到的打开程度来预测 OA 能否获得成功[37]。

1. 精准医疗

精准医疗,通常被称为个性化医疗或 P4 医疗,在睡眠呼吸障碍和 OSA 的管理方面变得越来越普遍[38]。P4 概念考虑:①预测哪些人可能有患病风险;②预防疾病的发生;③个性化诊断和管理计划;④个人参与其护理。这基本上消除了"一刀切"的概念,旨在为每个患者定制治疗方案。这在 OAT 中也变得越来越重要。OA 本身不一定是唯一的解决方案,可能需要考虑其他因素。

2. 表型和内型

作为精准医学的一部分,需要考虑患者的具体特征。表型基本上是指个体的特征,可能与遗传有关,也可能与环境和外貌有关[39,40]。一个表型可能与多个内型相关。表型的关键组成部分如下:

- 上气道解剖和塌陷。
- 颅面特征及结构。
- 民族、种族及性别。
- 与 OSA 相关的快速眼动及仰卧位。

它不涉及 OSA 的机制。

内型涉及各种可能影响 OSA 的机制,并可能与各种解剖条件相互作用。

- 腹型肥胖及其对颈部和舌的影响。
- 低唤醒阈值(从睡眠中唤醒时,呼吸运动略有增加)。
- 鼻气道阻力或阻塞。
- 上端液体移位(睡眠时液体从腿部转移到上身和颈部)。
- 高环路增益(过度敏感的通气控制和反应)。

OAT 的最佳结果既有主观目标,也有客观目标。在客观上,AHI 的正常化和血氧的改善是重要的。一旦在主观基础上确定 OA 具有最佳效果,就可以进行测试来确定这一点。主观上,这是通过随访询问和患者报告,以及一些与健康相关的措施(如降低血压)来确定的。详见第 18 章。

(七)口腔矫正器的现状

此时,有许多不同的 OA 可供选择。美国食品药品管理局(FDA)目前将 OA 视为一个单一的群体,并没有像最初那样将它们与 OSA 或打鼾区分开。OA 由指定为 LRK 和 LQZ 的用户代码指定,这两个代码都用于治疗打鼾和下颌再定位的设备。2002 年,FDA 将 OA 重新分类为Ⅱ类医疗器械,表明可能需要特殊控制[41]。

FDA 网站上的 OA 审查列出了大量已被批准并已获得 510(k)的设备,以及与发明人或分销商相关的名称和联系信息。510(k)被称为上市前批准,需要 OA 能够安全有效地在口内使用,并用于睡眠呼吸障碍(主要是打鼾和 OSA 的商业营销和销售。510(k)认定并不意味着优越性或有效性,因为它涉及的是预期用途。此外,510(k)不能用于任何类型的营销或广告。FDA 批准的打鼾和 OSA 设备清单可在其网站上找到,网址如下:

- 链接到:https://www.accessdata.fda.gov/scripts/cdrh/cfdocs/cfPMN/pmn.cfm
- 在产品代码栏中,输入"LRK",然后点击搜索选项卡。
- 这将给你一个目前认可的打鼾和睡眠呼吸暂停设备的列表。

1. 试验性口腔矫治器

有一些是热塑性设计的，称为煮沸后咬合或煮沸后贴合，还有一些是在患者模型上制作的，也称为试验矫治器。在一项研究中，发现这些矫治器没有定制的矫治器那么成功[42]。此外，发现这些装置作为试用矫治器不是非常有效，其使用相关的失败率为69%，相比之下，定制矫治器的成功率为63%。失败率低主要与其难以存放有关。除了本研究的结果之外，还应该认识到，这些矫治器通常被设计为一种适合所有人的尺寸，因此可能非常笨重。

另一项研究观察了特定的煮沸后咬合矫治器的使用，发现效果更好[43]。据报道，研究中80%的人发现打鼾、呼吸暂停和白天嗜睡情况得到改善。参与研究的人中，60%的人对这个装置感到满意。对矫治器的不满在于不贴合和不舒服，以至于无法继续使用，这导致了依从性的降低，特别是与定制的口腔矫治器相比。

一项研究观察了在DISE过程中使用热塑性下颌前移矫治器，以更精确地确定下颌骨的位置和对气道的影响。该研究将下颌前推法与该装置的使用进行了比较[44]。结果是，该装置与标准方法有轻中度的一致性，但是需要进一步的研究来确定OAT最有效的𬌗位。

2. 口腔矫治器和持续PAP的联合治疗

联合治疗是指同时使用OA和PAP。但它们的适用场景稍有不同，举例如下。

- 适合经常出差的人。他们在家时使用PAP，但出差时使用OA。
- 在电力供应有限的情况下使用，如露营，考虑同时使用OA和PAP。
- 部分病例报告表明，同时佩戴OA与PAP，即双重联合治疗，可能会改善预后[45]。考虑到PAP的耐受性差，添加OA实际上可能会改善总体结果。两种治疗方法的联合使用可以充分利用两种方式的优点[46]。
- 如果在夜间同时佩戴，去除PAP后，OA仍可继续使用。
- 有一些商业设备可提供与PAP接口连接的口腔装置，通常配合使用鼻罩，称为综合联合治疗。它们通常连接在一起，使用起来可能更麻烦。有一种定制面罩（FCM）[47]，其使用起来不那么麻烦且更稳定。FCM是根据面部模型制作的定制面罩[48]。该面罩通过一个连接杆与OA连接，结构简单且稳定。定制面罩适用于更严重的OSA病例，比如患者无法耐受PAP或无法接受长时间的PAP压力[49]（图17-5）。

（a）　　　　　　　　　　　　　（b）

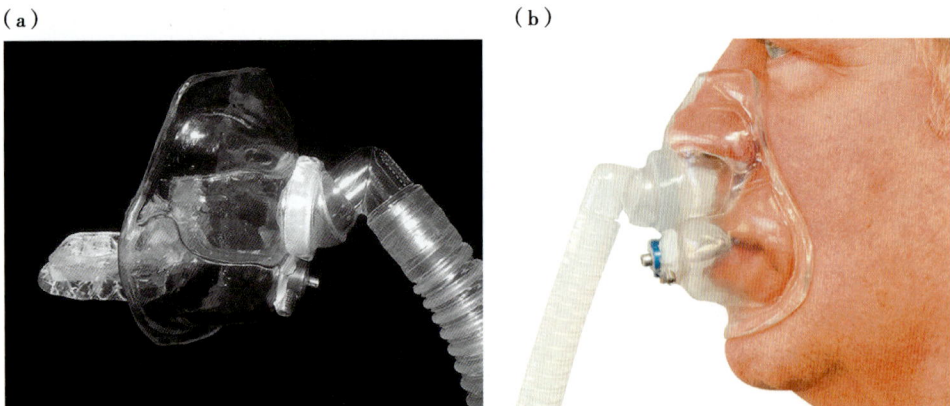

图17-5　（a）口罩口腔矫治器组件；（b）使用定制面罩

（八）口腔矫治器的制作

用于治疗 SRBD，特别是 OSA 的许多口腔矫治器不仅仅来自一家加工厂。有些 OA 是由特定的公司专门制作的，有的由有制作经验并获得制作许可证的加工厂生产。可能还有其他局限在某个片区内的加工厂，但可能不太知名。牙科医生有需要的话，可以联系自己正在合作的加工厂，询问他们是否有制作用于治疗睡眠呼吸障碍和阻塞性睡眠呼吸暂停的口腔矫治器的经验，如果有，他们制作哪些类型的矫治器。

二、结论

使用口腔矫治器治疗睡眠呼吸障碍、阻塞性睡眠呼吸暂停和打鼾现在被认为是一种可接受的，且通常是合适的治疗和管理方案。接受过牙科睡眠医学培训的牙科医生使用这些矫治器，为那些希望有除持续气道正压通气（CPAP）或手术之外的替代方案的患者提供了一个受欢迎的选择。当患者反馈他们睡眠更好、感觉更灵敏和精力更充沛时，提供这项治疗的医生会感到极大的满足感。

希望能提供这种治疗的牙医需要进行一系列的教学培训，类似于学习牙科中的任何其他专业。令人兴奋的是，从整体健康的角度来看，口腔矫治器有助于改善患者的睡眠、整体健康和生活质量。

参考文献

1 Robin, P. (1934). Glossoptosis due to atresia and hypotrophy of the mandible. *Am. J. Dis. Child.* 48: 541–547.

2 Thorpy, M., Chesson, A., Derderian, S. et al. (1995). Practice parameters for the treatment of snoring and obstructive sleep apnea with oral appliances. *Sleep* 18 (6): 511–513.

3 Kushida, C.A., Morgenthaler, T.I., Littner, M.R. et al. (2006). Practice parameters for the treatment of snoring and obstructive sleep apnea with oral appliances: an update for 2005. *Sleep* 29 (2): 240–243.

4 Ramar, K., Dort, L.C., Katz, S.G. et al. (2015). Clinical practice guideline for the treatment of obstructive sleep apnea and snoring with oral appliance therapy: an update for 2015. *J. Clin. Sleep Med.* 11 (7): 773–827.

5 Food and Drug Administration (2002). FDA clearance of OA from: Center for Devices and Radiologic Health, U.S. Department of Health and Human Services. Class II Special Controls Guidance Document: Intraoral Devices for Snoring and/or Obstructive Sleep Apnea; Guidance for Industry and FDA. Document issued 12 November 2002.

6 From Council on Dental Practice: *The Role of Dentistry in the Treatment of Sleep Related Breathing Disorders*. Adopted by the American Dental Association House of Delegates 2017. Adopted 2017 (2017:269).

7 Evidence Brief (2017). *Oral Appliances for Sleep-Related Breathing Disorders*. American Dental Association.

8 Robin, P. (1902). Demonstration pratique sur la construction et la mise enbouche d'um Nouvelle appareil de redressement. *Revue de Stomatologie (Paris)* 9: 561–590.

9 McNamara, J.A. (ed.) (1979). *Naso-Respiratory Function and Craniofacial Growth. Center for Human*

Growth and Development, The University of Michigan, Monograph Number 9, vol. 1979, 27–40. Ann Arbor, MI: Michigan University Press.

10 Cartwright, R.D. and Samelson, C.F. (1982). The tongue retaining device. *JAMA* 248 (6): 705–709.

11 Cartwright, R.D. (1985). Predicting response to the tongue retaining device for sleep apnea syndrome. *Arch. Otolaryngol.* 111: 385–388.

12 Cartwright, R.D., Stefoski, D., Caldarelli, D. et al. (1988). Toward a treatment logic for sleep apnea: the place of the tongue retaining device. *Behav. Respir. Ther.* 26: 121–126.

13 Travel, T.J. and Simons, D. (1983). *Myofascial Pain and Dysfunction: The Trigger Point Manual*, 183–281. Baltimore: Williams and Wilkins 305–320.

14 White, D., Lombard, R.M., Cadieux, R.J., and Zwillich, C.W. (1985). Pharyngeal resistance in normal humans: influence of gender, age and obesity. *J. Appl. Physiol.* 58: 365–371.

15 Schwab, R. (2001). Imaging for the snoring and sleep apnea patient. In: *Sleep Disorders: Dentistry's Role. Dental Clinics of North America* (ed. R. Attanasio and D. Bailey), 759–796. Philadelphia: WB Saunders.

16 George, P. (2001). Selecting sleep-disordered-breathing appliances: biomechanical considerations. *JADA* 132: 339–347.

17 Tsuiki, S., Almeida, F., Bhalla, F. et al. (2003). Supine dependent changes in upper airway size in awake obstructive sleep apnea patients. *Sleep Breath.* 7: 43–50.

18 Hoffstein, V. (2007). Review of oral appliances for treatment of sleep-disordered breathing. *Sleep Breath.* 11: 1–22.

19 Ferguson, K., Ono, T., Lowe, A. et al. (1996). A randomized crossover study of an oral appliance vs nasal continuous positive airway pressure in the treatment of mild–moderate obstructive sleep apnea. *Chest* 109: 1269–1275.

20 McGowen, A.D., Makker, H.K., Battagel, J.M. et al. (2001). Long-term use of mandibular advancement splints for snoring and obstructive sleep apnea: a questionnaire survey. *Eur. Respir. J.* 17: 462–466.

21 Schwartz, M., Acosta, L., Hung, Y. et al. (2017). Effects of CPAP and mandibular advancement device treatment in obstructive sleep apnea patients: a systematic review and meta-analysis. *Sleep Breath.* 151: 786–794. https://doi.org/10.1007/s11325-017-1590-6.

22 Hamoda, M.M., Kohzuka, Y., and Almeida, F.R. (2017). Oral appliances for the management of OSA – an updated review of the literature. *Chest* 153 (2): 544–553.

23 Barnes, M., McEvoy, R.D., Banks, S. et al. (2004). Efficacy of positive airway pressure and oral appliance in mild to moderate obstructive sleep apnea. *Am. J. Respir. Crit. Care Med.* 170: 656–664.

24 Gotsopoulos, H., Kelly, J.J., and Cistulli, P.A. (2004). Oral appliance therapy reduces blood pressure in obstructive sleep apnea: a randomized, controlled trial. *Sleep* 27 (5): 934–941.

25 Yoshida, K. (2006). Effect on blood pressure of oral appliance therapy for sleep apnea syndrome. *Int. J. Prosthodont.* 19: 61–66.

26 Iftikhar, I.H., Hays, E.R., Iverson, M. et al. (2013). Effect of oral appliances on blood pressure in obstructive sleep apnea: a systematic review and meta-analysis. *J. Clin. Sleep Med.* 9 (2): 165–174.

27 Phillips, C.L., Grunstein, R.R., Darendeliler, M.A. et al. (2013). Health outcomes of continuous positive airway pressure versus oral appliance treatment for obstructive sleep apnea – a randomized controlled trial. *Am. J. Respir. Crit. Care Med.* 187 (8): 879–887.

28 Chan, A. and Cistulli, P.A. (2009). Oral appliance treatment of obstructive sleep apnea: an update. *Curr. Opin. Pulmon. Med.* 15: 591–596.

29 Bratton, D.J., Gaisl, T., Wons, A.M., and Kohler, M. (2015). CPAP vs mandibular advancement devices and blood pressure in patients with obstructive sleep apnea – a systematic review and meta-analysis. *JAMA* 314 (21): 2280–2293.

30 Itzhaki, S., Dorchin, H., Clark, G. et al. (2007). The effects of 1-year treatment with a herbst mandibular advancement splint on obstructive sleep apnea, oxidative stress, and endothelial

function. *Chest* 131: 740–749.

31 Takaesu, Y., Tsuiki, S., Kobayashi, M. et al. (2016). Mandibular advancement device as a comparable treatment to nasal continuous positive airway pressure for positional obstructive sleep apnea. *J. Clin. Sleep. Med.* 12 (8): 1113–1119.

32 Wilhelmsson, B., Tegelberg, A., Walker-Engstrom, M.L. et al. (1999). A prospective randomized study of a dental appliance compared with uvulopalatopharyngoplasty in the treatment of obstructive sleep apnoea. *Acta Otolaryngol.* 119: 503–509.

33 Luo, H., Tang, X., Xiong, Y. et al. (2016). Efficacy and mechanism of mandibular advancement devices for persistent sleep apnea after surgery: a prospective study. *J. Otolaryngol. Head Neck Surg.* 45: 56.

34 Hoekema, A., de Lange, J., Stegenga, B., and de Bont, L.G. (2006). Oral appliances and maxillomandibular advancement surgery: an alternative treatment protocol for an obstructive sleep apnea-hypopnea syndrome. *J. Oral. Maxillofac. Surg.* 64: 886–891.

35 Huntley, C., Cooper, C., Stiles, M. et al. (2018). Predicting success of oral appliance therapy in treating obstructive sleep apnea using drug-induced sleep endoscopy. *J. Clin. Sleep Med.* 145 (8): 1333–1337.

36 Kezirian, E.J. and Hohenhorst, W. (2011). Drug-induced sleep endoscopy: the VOTE classification. *Eur. Arch. Otorhinolaryngol.* 268: 1233–1236. https://doi.org/10.1007/s00405-011-1633-8.

37 Tsai, W.H., Remmers, J.E., Brant, R. et al. (2003). A decision rule for diagnostic testing in obstructive sleep apnea. *Am. J. Respir. Crit. Care Med.* 167: 1427–1432. https://doi.org/10.1164/rccm.200112-110OC.

38 Lim, D.C., Sutehrland, K., Cistulli, P.A., and Pack, A.I. (2017). P4 medicine approach to obstructive sleep apnoea. *Respirology* 22 (5): 849–860.

39 Subramani, Y., Singh, M., Wong, J. et al. (2017). Understanding phenotypes of obstructive sleep apnea: applications in anesthesia, surgery, and perioperative medicine. *Anesth. Analg.* 124: 179–191.

40 Edwards, B.A., Redline, S., Sands, S.A., and Owens, R.L. (2019). More than the sum of the respiratory events: personalized medicine approaches for obstructive sleep apnea. *Am. J. Respir. Crit. Care Med.* 200 (6): 691–703.

41 Center for Devices and Radiologic Health, U. S. Food and Drug Administration (2002). Class II Special Controls Guidance Document: Intraoral Devices for Snoring and/or Obstructive Sleep Apnea: Guidance for Industry and FDA. Bulletin 12 November 2002.

42 Vanderveken, O.M., Devolder, A., Marklund, M. et al. (2008). Comparison of a custom-made and a thermoplastic oral appliance for the treatment of mild sleep apnea. *Am. J. Respir. Crit. Care Med.* 178: 197–202.

43 Tsuda, H., Almeida, F.R., Masumi, S., and Lowe, A.A. (2010). Side effects of boil and bite oral appliance therapy in sleep apnea patients. *Sleep Breath.* 14: 227–232.

44 Vonk, P.E., Uniken Venema, J.A.M., Hoekema, A. et al. (2020). Jaw thrust versus the use of a boil-and-bite mandibular advancement device as a screening tool during drug-induced sleep endoscopy. *J. Clin. Sleep Med.* 16 (7): 1021–1027.

45 Ciavarella, D., Sabato, R., Battista, G. et al. (2014). Effects of the association of the nCPAP and tongue positioner device on osas treatment: a case report. *J. Dent. Sleep Med.* 1 (1): 21–23.

46 Vanderveken, O.M. (2015). Combination therapy for obstructive sleep apnea in order to achieve complete disease alleviation: from taboo to new standard of care? *J. Dent. Sleep Med.* 2 (1): 7–8.

47 Prehn, R.S. Fusion Sleep Solutions, LLC. www.fusioncustommask.com.

48 Prehn, R.S. and Colquitt, T. (2016). Fabrication technique for a custom face mask for the treatment of obstructive sleep apnea. *J. Prosthet. Dent.* 115 (5): 551–555.

49 Prehn, R.S. and Swick, T. (2017). A descriptive report of combination therapy (custom face mask for CPAP integrated with a mandibular advancement splint) for long-term treatment of OSA with literature review. *J. Dent. Sleep Med.* 4 (2): 29–36.

第18章

口腔矫治器的制作与交付

一、概念概述

准确的口腔印模和拾位重建的咬合记录是成功制作矫治器的基础。这需要足够的操作时间、准确的印模材料和高质量的印模托盘来实现。此外，获取咬合或拾位记录需要时间和注意细节。所有这些最终会产生一个贴合良好、舒适的高质量矫治器，并且在试戴时，在贴合度和舒适度方面只需要进行极少的调整。

对患有 SRBD（睡眠呼吸暂停或打鼾）的患者的牙科治疗建议，最初是基于美国睡眠医学会（AASM）的临床实践指南。该委员会在相关共识里关于"矫治器佩戴"的部分表示[1]："口腔矫治器的佩戴应由经过培训且在口腔健康、颞下颌关节、拾，以及相关口腔结构的整体管理方面经验丰富的牙科医生进行。使用矫治器对患者进行口腔管理应由在睡眠医学/睡眠呼吸障碍方面接受过专业培训的从业者监督，重点是正确的诊断、治疗和随访方案。"最新指南文件进一步指出，提供 OAT 的医生需要完成 25h 的牙科睡眠医学教育，并且可调节的定制口腔矫治器是首选[2]。

在制作印模和获取模型之前，应该提前评估和记录口内情况，口内情况可能会因使用矫治器而受到影响产生变化。事前用表格进行详细记录是十分必要的（表 18-1）。

表 18-1　口腔矫治器制作检查表

1. 在取任何印模之前，确定患者是否计划进行任何可能影响未来矫治器适配度的口腔治疗。包括：
   - 计划制作的牙冠
   - 计划制作的贴面
   - 计划修复的缺失的牙齿
2. 在取任何印模之前，应记录患者口内情况。包括：
   - 需要修复的牙齿
   - 过大的修复体
   - 牙冠
   - 贴面
   - 种植牙
   - 固定桥
3. 评估以下内容：
   - 咬合
   - 没有紧密咬合接触的牙齿（使用咬合纸）
   - 咬合较轻或无咬合的牙齿

- 牙周情况
4. 特殊情况记录：
  - 磨耗的牙齿
  - 破损的牙齿
  - 大型修复体
  - 破损的修复体
  - 种植体牙冠

　　获取患者上、下颌牙齿及相关结构的模型是最基础的操作。印模材料应性能稳定，并能准确呈现牙齿和周围组织结构。所选的印模材料可以是高质量的藻酸盐材料，或者藻酸盐替代品之一，通常是聚醚硅橡胶材料。藻酸盐替代材料的优点是印模准确，并允许多次灌注印模。这可以提供一个记录模型，它是患者记录的重要组成部分，以便在出现咬合变化或牙齿移动等问题时提供依据。这些记录模型也可用于进行矫治器修复。

二、印模过程

　　下颌印模应提供牙齿的足够细节及所有舌侧解剖结构，如果存在舌侧隆突，应在印模中体现出来，以便模型有足够的细节供加工厂进行缓冲处理，从而避免该区域组织受压，并确保矫治器修剪得当。

　　上颌印模也应具有牙齿和腭部区域的足够细节。不必在印模中完整获取整个腭部。目前，大多数矫治器设计都主张腭部应开放而不完全覆盖。覆盖腭部有可能在功能和使用过程中干扰舌的正常空间和位置。

　　获取印模后，需要用一种相对坚硬的石膏灌注，类似于修复学中使用的那种。这些模型连同咬合记录将被送到加工厂制作矫治器。建议在门诊灌注印模，以便可以检查其准确性，以及可能存在变形的区域。

　　如果对制作矫治器的印模或模型有任何疑问，最好及时联系制作矫治器的加工厂。也可以确认一下加工厂是否会送一幅复制模型，许多加工厂会为制作矫治器制作复制品模型。

　　另一种越来越受欢迎的获取牙模的替代方法是使用口腔扫描仪，它消除了物理印模的需求，产生数字印模，进而生成三维模型。据称，这项技术可以生成高度准确的模型，并且比标准印模技术花费的时间更少。此外，它消除了标准印模的技术敏感性和潜在的患者不适。还有一个额外的优点是，捕获的图像可以在办公室的计算机辅助设计 / 计算机辅助制造（CAD/CAM）系统上生成，或者直接传输到加工厂，从而节省时间并降低运输成本。

三、𬌗间记录——治疗性咬合记录

　　𬌗间记录（interocclusal record, IR）或治疗性咬合记录理想情况下应由牙科医生进行，通常与取印模在同一就诊时进行。此记录旨在为口腔矫治器提供初始治疗起始位置，并建立旨在改善气道同时限制任何重大不良影响的上下颌关系。𬌗间记录技术及咬合规范应与加工厂、制造商或特定 OA 公司协同进行。目前并不存在一种标准化或统一的咬合记录技术。每个口腔矫治器可能有其自己的用于获取咬合记录以制作特定矫治器的标准。

　　目前对于矫治器的制作没有规范化的统一标准。在对市面上许多可用的矫治器进行回顾后，𬌗间记录的位置一般建议在下颌最大前伸范围的 50%～75%，垂直开放 2～5mm，最大可达 10mm。在美国睡眠医学会（AASM）的操作标准文件中，下颌前移矫治器（MRA）的前伸应在最大前伸的 50%～75%[3]，对于垂直开放的距离没有具体的建议。

　　表 18-2 提出了一种基于安氏分类、头影测量、正畸治疗史（特别是接受过拔牙矫正的情况），以及声学反射（咽测量法）和临床经验的组合来获取𬌗间记录的标准化方法。

表 18-2　OA 治疗的𬌗间记录建议方案

考虑垂直开口和下颌前伸量	
下颌复位矫治器（OA）的初始起始位置	
垂直开放	从 5～7mm 切牙间距开始（边缘到边缘的位置） 考虑以下几点 ● 能够保持舒适的唇部密封 ● 能够或改善鼻呼吸 ● 无法或难以打鼾 ● 感觉呼吸顺畅，气道通畅

下颌前伸（基于角度分类和上颌切牙位置）

分类	IR 开始的位置
I 类 无拔牙 上切牙位置正常	前牙切对切位置
I 类 2 分类 无拔牙 上切牙腭侧倾斜	下颌骨向前移动 2～3mm 接近边缘到边缘的位置
I 类 第一前磨牙拔除 需要评估上切牙位置	下颌骨向前移动了 1～4mm
II 类 1 分类 覆盖<5mm	下颌骨向前推进至边缘对齐，不超过 5mm
II 类 1 分类 覆盖>5mm	下颌骨向前推进 5mm，必要时可行进一步的推进
II 类 2 分类 上切牙腭侧倾斜	下颌骨从边缘到边缘向前推进 2～4mm 接近边缘到边缘的位置
III 类 下颌前突 上颌处于正常位置	最小推进，关注垂直推进，每 1mm 开放约 0.3mm[4]

续表

分类	IR 开始的位置
Ⅲ类（伪Ⅲ类）	最小推进（1~3mm），关注垂直向
上颌后缩	
下颌骨位置正常	

注意：对于Ⅲ类和更严重的Ⅱ类患者，强烈建议使用头影测量 X 线片，以评估骨骼发育，以及上颌骨和下颌骨的骨骼位置和关系。

这种方法允许根据患者的反应和结果进行骀位持续的调整（校准）。持续的下颌前伸和垂直高度的调整对矫治器的制作更有帮助。

垂直开放并未被视为实现足够结果的主要因素。垂直开放在许多情况下可能起作用，也应该被考虑，特别是在确定最佳下颌位置时[5,6]。垂直开放可能增加舌空间，减少因下颌持续前伸可能导致的咬合改变。与下颌前伸相比，垂直向的变化已被证明可以改善 AHI、睡眠效率并影响觉醒指数[4]。应该认识到，在增加垂直方向进行调整时，为了补偿下颌中出现的开口，下颌会有轻微的后移。研究表明，垂直方向每增加 1mm 就应该有 0.3mm 的补偿前进[7]。相较于＜1mm 的增量，2mm 增量的滴定是最理想的。

所描述的咬合记录或咬合配准技术（表 18-2）有以下相关目标：

（1）口腔矫治器就位后，患者将能够保持舒适的唇部封闭。这提高了睡眠时鼻腔呼吸的可能性。

（2）使用该器械对咀嚼肌组织的压力最小，从而减少可能的不良影响。

（3）关注下颌前移和垂直开放的联合方法以获得最佳效果，并降低使用口腔矫治器时咬合变化等不良影响的可能性。有报道称，垂直开放的增加对睡眠和气道有积极影响[8]。这不仅是基于临床的结果，而且通过后续测试得到了证实。

骀间记录或咬合配准可以通过多种方式完成。

不建议使用蜡进行骀间记录，因为它容易破损，在高温下容易变形，尤其是在炎热的季节，往往不够准确。

George 测量仪®（Great Lakes Dental Technologies-Tonawanda, NY）是一种牙科医生可以建立的标准技术，用以获得骀间记录或治疗性咬合配准的标准方法。这是一种更为常见和频繁使用的设备（图 18-1）。

它由一个手柄组成，手柄上连接一个骀叉。手柄部分被设计为保持骀叉和允许通过一侧的滑动刻度来确定所需的前进量。在另一侧，通过松开调节螺钉并向前或向后滑动舌侧部分，可以调节安装在下前牙表面部分的厚度。这允许牙齿大小的变异，也适应拥挤或旋转的下颌前牙。该装置还有上颌牙齿的中线标记指示器以保持中线。应保持患者的中线，如果下颌骨因咬合而偏离中线，则不应重新定位下颌骨以对齐中线。

骀叉的设计可以得出不同的垂直测量值，2mm、4mm 或 5mm。5mm 的骀叉是最常见的。如果需要额外的垂直高度，可以通过添加自固化或光固化丙烯酸树脂来修改上颌牙齿的凹口。一旦选择了合适的骀叉，就可以用测量设备（如 Boley 测量仪或其他测量设备）验证垂直量，并在咬合记录完成后在模型上进行临床验证。

偶尔，由于中切牙的解剖变异或拥挤，容纳上颌切牙的骀叉槽需要修改，以使切牙边缘完全位于凹槽中，通常在舌侧完成。

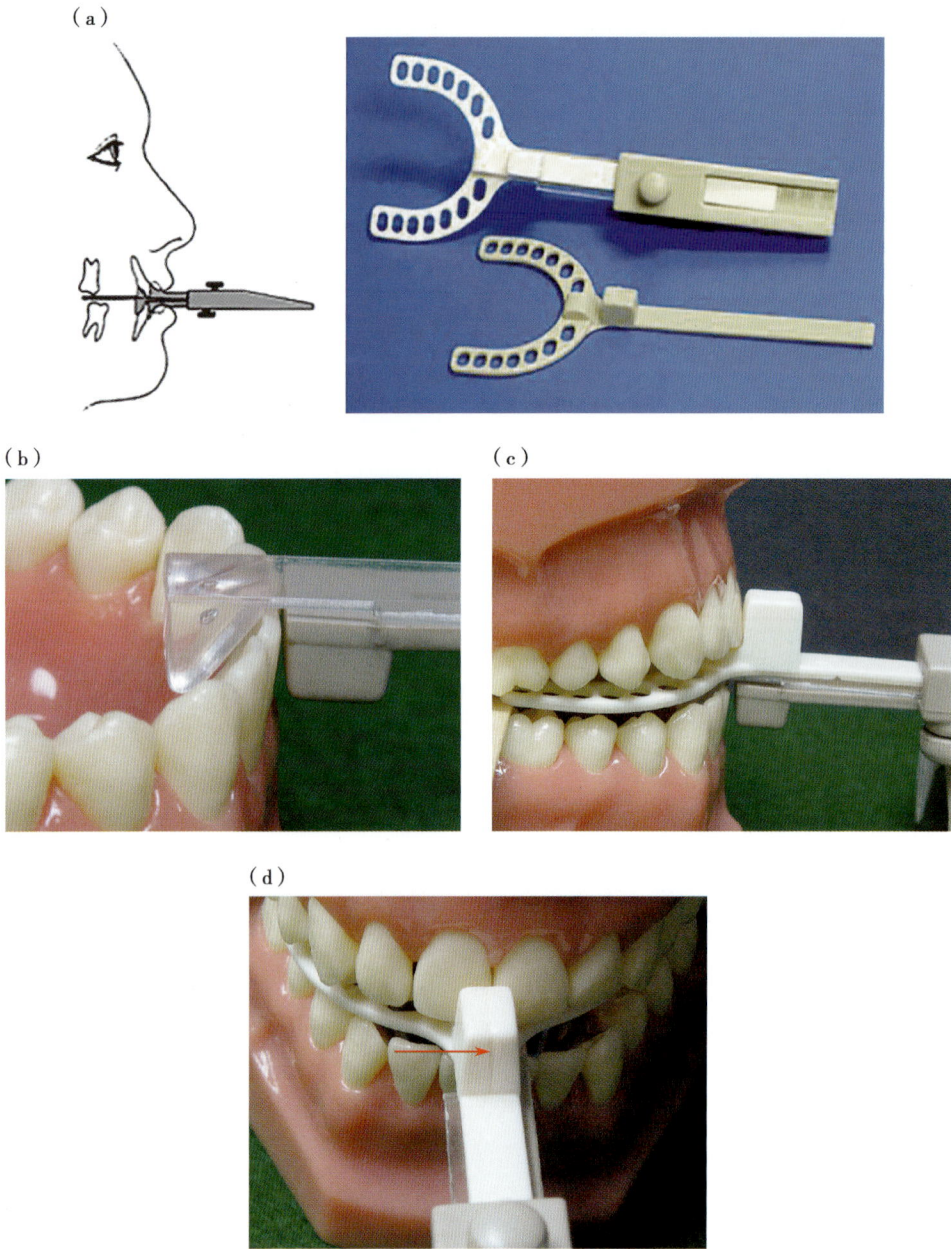

图 18-1　（a）用于咬合记录的 George 测量仪；（b）通过调整下切牙夹来确定下颌切迹的尺寸（图 18-2）；（c）准备完成咬合记录的矢状视图；（d）殆间记录测量仪的正面视图，注意中线标记（红箭）

一旦殆间记录装置被设置到所需位置，殆叉后部就会覆盖一种咬合定位材料，通常是聚乙烯硅氧烷，其放置相对较快，然后插入口腔以捕获后牙的印记。理想情况下，只捕获咬合面，因此不需要大量的材料。如果存在不足的区域，通常可以添加少量材料来解决任何空隙。一旦它被放置和移除，就会对其准确性进行审查。有时可能需要修剪印记，特别是在咬合膜区域（图 18-3）。

如果临床医生经验有限，建议在获得咬合或殆间记录时提供模型。这将使牙科医生能够确认咬合是否如最初确定的那样准确地复位下颌，下颌是否稳定，是否完全固定在牙齿

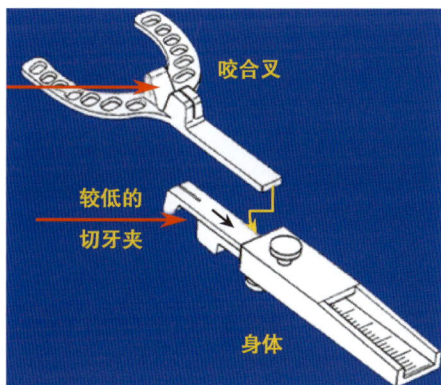

图 18-2　红箭表示可以调整以容纳牙齿的区域

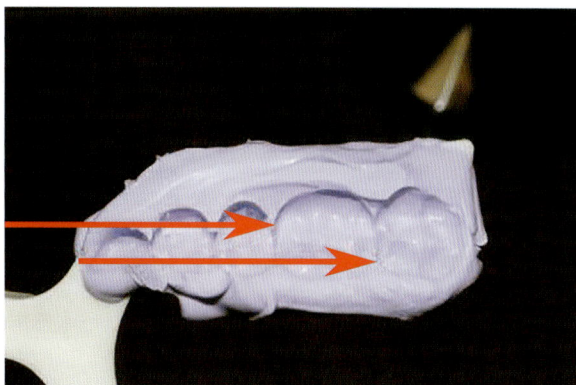

图 18-3　注意验间记录上指向需要修剪的咬合凹痕区域的箭

上，没有任何摆动。如果不准确，则可以立即重新进行咬合记录，从而减少口腔矫治器制造中任何延误的机会。

TAP® 测量仪或 Pro 测量仪（气道管理 - 得克萨斯州 Carrolton）的功能与 George 测量仪相似。气道测量仪（Kettenbach-www.Kettenbach.us）是另一个可以使用的系统。这是一系列"定位模拟器"，可以使用主观测试确定在前部和垂直位的下颌位置，以帮助为患者建立最佳的验间记录。

（一）3D 数字扫描仪

如前所述，3D 数字扫描仪也可用于获得验间记录。技术敏感性更高，但可以通过持续使用和经验积累来实现。所讨论的许多咬合引导都可以用这种技术。

（二）药物诱导睡眠内镜检查

这项技术已被证明有助于改建气道，并获得更有利的口腔矫治器治疗（OAT）结果。这是在镇静下通过鼻咽喉镜进行的，同时在下颌复位过程中评估从腭咽到口咽/下咽的气道横截面积[9]。这允许通过下颌骨的重新定位对气道进行更明确的评估，并通过使用口腔矫治器治疗改善了结果，从而提高了预测成功结果的能力。

（三）口腔矫治器的交付

口腔矫治器的交付类似于任何其他类型器具的交付。在这种情况下，交付可能是所使用的特定设备所特有的。与口腔矫治器交付相关的主要因素分步进行描述：

● 首先要做的是验证模型的贴合度，以确定矫治器是否太紧，是否有过度伸展的区域，以及最后牙的远端是否被覆盖。还要检查器械的内表面是否有任何可能对软组织产生潜在刺激的粗糙区域。

● 接下来，应断开矫治器，分别试戴和放置上颌和下颌部分。此时，应评估适合性、舒适性和稳定性。如果矫治器对患者来说太紧，需要进行必要的调整。此外，还应确定佩戴和取出的便利性。若确定器具舒适，应分别指导患者佩戴和取出每一个矫治器。

● 现在矫治器被认为是舒适且可接受的，则应同时佩戴两个矫治器，并调整和平衡两者之间的咬合接触。

- 完成上述操作后，应将器械连接成一个整体并向患者描述。此时，应指导患者将矫治器作为一个整体佩戴和取出，首先由牙科医生完成，患者在镜子中观察，然后患者按照所示进行。重要的是要多次证明矫治器相对容易佩戴和取出，让患者相信该矫治器相对舒适，且愿意开始使用矫治器。

在这一阶段，应与患者一起审查以下内容，因为它与口腔矫治器的使用有关并使其使用舒适。

（1）为了达到最佳的贴合度，矫治器应该感觉舒适，有足够的固位力，并且不应该对任何牙齿或肌肉组织造成不适。移动过程中，可能会感到紧绷，这可能会导致咀嚼肌拉伤。如果患者感觉下颌重新定位不舒服，那么可能需要降低推进程度。

（2）验证唇部是否封闭，因为唇部封闭有助于改善鼻腔呼吸。如果唇部封闭紧张，此时可能需要降低垂直度。

（3）口腔矫治器可能需要几天到一周的时间才能感到舒适并能够整夜使用。可以做一些事情来促进这一过程。在第 1 周左右，在晚上睡前短时间佩戴口腔矫治器（20～30min）以减轻异物感。这可以在几小时内重复 2～3 次。夜间醒来并感觉需要取下矫治器是很常见的。这不是一个问题，并有可能在几个晚上或 1 周内解决。

（4）确定患者是否有足够的鼻呼吸能力。鼻呼吸困难是打鼾和睡眠呼吸暂停的主要因素[10]。鼻气道阻力也可能影响口腔矫治器最佳治疗结果，从而影响治疗成功率[11]。如果这似乎是一个问题，并且唇部封闭足够，那么通常可以使用一些辅助治疗，例如，鼻扩张器、鼻腔冲洗、鼻喷雾剂和润滑剂，也可以考虑用胶带封住口腔。请参阅第 22 章。

（四）患者说明

在矫正复诊时，需要指导患者正确使用和护理矫治器，以及重新定位下颌骨矫治器使用可能产生的不良反应。一些制造商可能有预先打印的说明书，可以在器械交付时提供给患者。还应审查最常见的不良反应。请参阅第 20 章。

提供者也可以制定一份口腔矫治器护理和使用手册，该手册适用于口腔矫治器的一般使用和护理。护理和使用手册的内容应包括以下内容：

（1）口腔矫治器的目的。

（2）晚上使用前先冲洗一下以保持清爽。

（3）口腔矫治器的佩戴方法。

（4）口腔矫治器的取出方法。

（5）应用特殊的工具洗刷口腔矫治器、并且浸泡在义齿专用浸泡液中，其他特殊注意事项应避免将其浸泡在含酒精的溶液或漱口水中。

（6）安全储存，强调将其放在宠物和儿童接触不到的地方，绝对不要将其放在过热环境中，因为可能导致变形。

（7）还应关注可能出现的不良反应，并建议患者在出现任何不良反应时进行电话反馈，尤其是当他们的咬合发生变化或感觉牙齿在移动时。

在口腔矫治器交付后 1 周内和第 1 次随访前，应联系患者，了解口腔矫治器治疗的进展情况。这与许多牙科医生在进行更复杂的操作（如手术、根管治疗或任何其他长期的操作）后所做的工作相当。

（五）知情同意

知情同意书的使用是出于法律和道德目的。同意书也可以作为患者积极参与护理的一种手段。口腔矫治器治疗提供了许多这样的知情同意书，一些制造商可能针对每一个特定口腔矫治器都有独一无二的知情同意书。睡眠医学和口腔矫治器治疗的各个组织及专业组织也提供同意书。主要关注的因素是确保患者被告知需要持续的随访护理、可能发生的任何潜在不良反应，并被告知口腔矫治器的使用和护理要点（表 18-3）。

表 18-3　口腔矫治器治疗知情同意书的建议要点

知情同意书中需要记录的重要内容
- 患者自愿接受口腔矫治器治疗
- 口腔矫治器及其治疗的作用和目的（SRBD/ OSA 的管理）
- 口腔矫治器治疗可能发生的潜在不良反应已经过审查，应在此列出
- 如果出现不良反应时的应对措施
- 持续随访护理对于口腔矫治器治疗成功至关重要
- 确认口腔矫治器的护理和使用已经过审查
- 意识到有必要进行随访测试以确定结果
- 同意与医生进行持续沟通，因为这涉及疾病的管理
- 知晓停止口腔矫治器治疗可能产生的潜在后果
- 口腔矫治器治疗无法完全阻止阻塞性睡眠呼吸暂停，其他治疗（舌肌功能治疗，鼻气道评估）可能会有所帮助
- 可能存在其他睡眠障碍（如不宁腿综合征、周期性肢体运动障碍、失眠），可能需要额外考虑
- 确认患者所有的问题和关注都已得到解决，并且他们理解本文件的内容
- 知情同意书应注明日期并由患者、医生和证人签名，原件保留，副本交给患者

无论如何选择或开发，都建议您联系医疗事故保险公司或律师，了解同意书的具体内容。对任何问题或疑虑的回答也很重要，所有这些问题或疑虑都应详细记录在患者记录中。随着 OAT 的进展，任何不良反应及患者症状和睡眠质量的改善都应记录下来。

应该记住，使用口腔矫治器治疗 OSA 是牙科医生在整体医疗状况管理中的角色。因此，与患者医生的沟通应持续进行，并始终记录在案。

四、结论

口腔矫治器治疗包括许多步骤的制作和交付，以确保最佳效果。这些步骤中的每一步都应注意细节，并关注尽可能取得最佳结果。在这些步骤中花费时间有可能促成一个良好的开端，可预测的良好的结果，以及更高的患者满意度。

参考文献

1 Kushida, C.A., Morgenthaler, T.L., Littner, M.R. et al. (2006). Practice parameters for the treatment of snoring and obstructive sleep apnea with oral appliances: an update for 2005. *Sleep* 29 (2): 240–243.
2 Ramar, K., Dort, L.C., Katz, S.G. et al. (2015). Clinical practice guideline for the treatment of

obstructive sleep apnea and snoring with oral appliance therapy: an update for 2015. *J. Clin. Sleep Med.* 11 (7): 773–827.

3 Ferguson, K.A., Cartwright, R., Rogers, R., and Schmidt-Nowara, W. (2006). Oral appliances for snoring and obstructive sleep apnea: a review. *Sleep* 29 (2): 244–262.

4 Abdallah, R.M., Rashad, H.A., Kashef, N.A., and El-Sheikh, M.N. (2016). The effect of changes in the intermaxillary distance in mandibular advancement splints as a treatment of obstructive sleep apnea. *Tanta Dent. J.* 13: 193–198.

5 Hu, J.C. and Comisi, J.C. (2020). Vertical dimension in dental sleep medicine oral appliance therapy. *Gen. Dent.* 69–76.

6 Anitua, E., Durán-Cantolla, J., Almeida, G.Z., and Alkhraisat, M.H. (2017 Jun). Minimizing the mandibular advancement in an oral appliance for the treatment of obstructive sleep apnea. *Sleep Med.* 34: 226–231.

7 Mayoral, P., Lavravere, M.O., Miguez-Contreras, M., and Garcia, M. (2019). Antero-posterior mandibular position at different vertical levels for mandibular advancing device design. *BMC Oral Health* 19: 85.

8 Frantz, D. (2001). The difference between success and failure. *Sleep Rev.* 2: 20–23.

9 Huntley, C., Cooper, J., Stiles, M. et al. (2018). Predicitng success of oral appliance therapy in treating obstructive sleep apnea using drug-induced sleep endoscopy. *J. Clin. Sleep Med.* 14 (8): 1333–1337.

10 McNicholas, W.T. (2008). The nose and OSA: variable nasal obstruction may be more important in pathophysiology than fixed obstruction. *Eur. Respir. J.* 32: 3–8.

11 Zeng, B., Ng, A.T., Aian, J. et al. (2008). Influence of nasal resistance on oral appliance treatment outcome in obstructive sleep apnea. *Sleep* 31 (4): 543–547.

第19章
口腔矫治器治疗中的随访护理及滴定

一、概念概述

口腔医生提供的随访护理是实现最佳结果的一种手段,这是口腔科行业独有的。随访或持续护理在牙科诊所中是值得注意的,主要是在卫生方面,同样重要的是它适用于口腔矫治器治疗(OAT),用于长期管理 SRBD。因此,提供 OAT 的牙科医生准备根据个人患者的需要进行随访;然而,不存在特定的协议。对随访的要求可以从标准方案开始,并根据结果,可以随着治疗的进展进行修改。

术语"滴定"通常用于表示口腔矫治器(OA)的变化,主要是进展,旨在使 SRBD 正常化并改善相关症状。这通常在随访时根据患者的状态报告(主要是症状缓解)逐步进行,然后通过适当的测试进行确认。与滴定过程相关的任何变化程度都需要注意这些变化可能导致的任何不利后果。

校准一词已被用作滴定的替代词。这两个术语基本上指的是为获得最佳结果而设计的相同行动。需要注意的是,校准和滴定与调整是不一样的。对 OA 的调整终目标是达到舒适、适当的贴合和足够的保持。

(一)随访护理

随访护理访问应以监测口腔矫治器治疗结果为目的。这些访问的频率取决于患者口腔矫治器的进展情况。第一次随访就诊通常是在口腔矫治器交付后的 2 周内。在此之后,频率可以根据患者的进展来确定。过程和改善程度越顺利,则需要复诊的次数就越少。通常情况下,在口腔矫治器佩戴后,患者会在约 6 个月的时间内就诊 4~6 次。此时,患者通常会意识到自己的睡眠有所改善,以及最初症状的改善,并可能需要讨论是否要进行最终的随访测试。

(二)后续协议

在任何预定的就诊之前,建议在口腔矫治器交付后 5~7 天给患者打电话。这可能有助于了解他们在口腔矫治器方面的体验,并有助于为下一次预定访问中可能需要注意的任何可能性问题做好准备。在每次随访中,都应解决以下问题。

1. 调整口腔矫治器

在这些访问中,应审查整体贴合度,固位,后牙咬合关系和矫治器的舒适度。任何需要的调整或修改都应在此时进行,并将在未来的回访中进行反馈。

2. 评估症状

可以回顾最初的症状，以确定是否有改善，主要症状是打鼾。此外，头痛的缓解、睡眠质量的改善，以及其他任何最初症状也同样重要。每次就诊时都应检查初次就诊的症状，以确定是否有任何主观改善。

3. 不良反应的影响

在每次随访时，应评估口腔矫治器使用的不良反应。这包括咬合、牙齿运动、肌肉疼痛和颞下颌关节紊乱（TMD）相关的变化。理想情况下，应使用垫片来评估咬合关系。如果出现上述任何这些结果，就需要立即处理（图 19-1）。

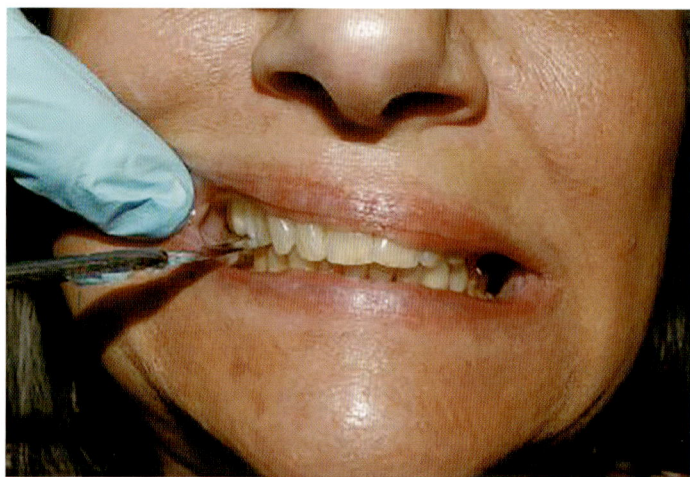

图 19-1　用于评估咬合和牙齿接触的垫片

4. 回顾治疗计划

在每次复查时讨论未来的计划是一个好的方式。由于患者睡眠不足，他们可能无法从一开始回忆起与治疗计划相关的所有信息。此外，随着口腔矫治器的使用，随访计划往往是动态的，可能会发生变化或调整（表 19-1）。

（三）口腔矫治器的滴定

滴定（校准）可以根据每次随访就诊时报告的进展情况进行。每种口腔矫治器都有一种独特的滴定方法。在几乎所有的情况下，重点是下颌前移的改善，通常是基于患者的主观报告，有时是床伴的报告。一些口腔矫治器使用旋转的螺钉，而另一些口腔矫治器使用可更换的弹性材料。每个口腔矫治器应提供推荐滴定方法的说明。通常应咨询实验室或制造商以确定应遵循的确切过程。

目前关于下颌前移滴定的研究数量有限。其中一项研究表明，可以根据个体最大限度的推出或前移下颌骨作为一种"阶梯式"滴定方案[1]。以 GeorgeGauge® 确定的测量前突的 60% 为起始位置。根据症状改善情况，在考虑可能发生的任何不良反应的基础上，以规定的间隔将下颌骨前突度提高到 75%，甚至可能提高到 90%。经 3 个月或 12 个月的治疗后，75% 的患者通常可获得最佳疗效。

在每次随访复查就诊时，应始终监测确定改善所需的具体进展量是否有任何不良反

表 19-1　口腔矫治器治疗 OAT 的建议随访方案

1. 口腔矫治器交付	
2. 在 5~7 天后电话联系患者以评估状态	转到 3
3. 交付矫治器的 2~3 周后第 1 次随访	
（1）睡眠改善：无副作用，打鼾减少或解决，无须调整或修改	转到 4
操作：无	
（2）睡眠状况没有变化，打鼾问题依然存在，一些疼痛 / 不适没有解决，咬合受到影响——感觉没有其他可能的副作用	转到 4
操作：调整 / 修改	
4. 交付矫治器的 4~8 周后第 2 次随访	
（1）像 3（1）那样，没有变化	转到 6
操作：无	
（2）一些小问题	转到 5
操作：根据需要进行调整	
5. 交付矫治器的 3~4 个月第 3 次随访	
（1）过去的症状已解决	转到 7（1）
操作：考虑后续测试（脉搏血氧测定或 HSAT）	
（2）持续出现症状	转到 7（2）
6. 交付矫治器的 4~6 个月第 3 次随访	
（1）过去的症状已解决	转到 7（1）
（2）持续有症状	转到 7（2）/（3）

注：在第 2 次随访时，向 MD 报告进展情况

7. 第 4 次随访（使用 OA 的 6~9 个月）
（1）随访测试 - 参考 MD 进行测试
（2）考虑进行随访测试或者继续调整，直到症状缓解。可以考虑转诊给睡眠专科医生或其他医生（耳鼻喉科医生、认知行为疗法医生）
（3）其他可能存在的情况包括失眠、谵妄、不宁腿综合征、睡眠呼吸暂停、周期性肢体运动障碍、胃食管反流病、快速眼动睡眠行为障碍等

注：此时进行随访测试分析有助于确定 OA 是否能改善 AHI 和氧含量等问题。如果症状持续存在，可能与其他情况有关

8. 随访现在可以以 6~12 个月为周期
每隔 6 个月：如果担心咬伤或关节不适
每隔 12 个月：如果没有咬合问题或关节不适的情况

应。最好考虑滴定以 2mm 为增量进行，而不是以百分比进行。有些人在开始时前移下颌骨的能力有限，随着时间的推移可能会有所改善，因此百分比可能是无效的。以 2mm 的增量进行滴定也可能减少不良反应，因为随着时间的推移，患者可能更容易适应变化。

（四）疗效评估

一旦口腔矫治器似乎取得了最佳结果，就必须进行随访评估。有许多方法可以实现这

一目标。此外，应该记住的是，睡眠呼吸障碍合并口腔矫治器的管理是牙科医生在一个医疗体系整体治疗中的作用。因此，对患者的总体最终责任属于医师。鉴于大量与睡眠呼吸障碍（尤其是睡眠呼吸暂停）相关的健康后果，这一点尤为重要。

每次回访就诊时的评估可以通过使用一些简单的技术来完成。有两个重要领域的改善最好能确定，即患者的神经认知和心血管状态。

（五）神经认知改善

1. Epworth 嗜睡量表

在整个治疗期间定期重复此方法。如果在开始治疗前使用，那么这将有助于确定患者白天嗜睡的倾向是否有所改善[2]。这能表明认知改善情况，因为困倦和 / 或疲倦通常与SRBD 有关。

2. 情绪和记忆

这两者的改善，尤其是在治疗前出现的改善，表明大脑功能改善与睡眠改善和可能的氧水平改善相关。但这些基于患者的报告，但也可能基于配偶、其他亲属或同事的报告，都是主观的。

（六）心血管系统改善

心血管系统的改善最好通过监测患者的血压来确定[3]。多项研究表明，口腔矫治器治疗（OAT）可以改善患者的血压。在许多情况下，这可能相当于使用持续正压通气（CPAP）设备[4]。如果患者之前有任何心血管疾病诊断，则询问自口腔矫治器治疗开始后的所有就诊情况可能有助于确定是否有任何医生认可的改善。

（七）生活质量

与 OA 使用相关的生活质量也是评估管理计划感知效果的一个重要方面[5]。在治疗开始前和治疗进展中进行的生活质量评估有助于确定与使用 OA 相关的感知改善。另一种看待这一点的方法被称为健康相关生活质量评估（HRQOL）[6]。简单地说，患有特定健康问题的个体对健康相关生活质量评估的看法可能会有所不同，比如 2 型糖尿病，与那些没有被诊断出患有这种疾病的人相比，他们仍然需要对这种疾病的管理保持警惕。每个人可能对自己的生活质量和口腔矫治器对其的影响有不同的看法（见附录 C "牙科睡眠医学生活质量调查"）。

（八）动态随访评估和测试

此时，可以使用便携式监测设备来确定口腔矫治器的疗效。在这种情况下，便携式监测设备被用来评估治疗的状态。有许多不同的设备可用，不管是使用哪一个特定的设备还是用它来评估口腔矫治器的作用都必须由医生决定。同时，应根据牙科医生的舒适度，以及他们对其使用的具体建议的理解来考虑这些设备的使用。此外，还需要考虑有关牙科医生可能会遵循的具体规则和规定。2007 年发表的一篇临床指南论文指出，使用测量 4～7通道数据的 3 级设备是评估非持续气道正压通气（CPAP）治疗（如口腔矫治器）反应的有效指征[7]。这将允许对口腔矫治器进行客观评估，以确定在对患者进行口腔矫治器相关睡眠研究之前是否需要进一步调整或修改。在任何时候，这方面的数据都应与睡眠专家和患者的医师共享。然而,有研究表明,在接受 OA 治疗的患者中,超过 50% 的患者在接受多导睡眠图(PSG)评估时,对 OSA 有足够的分辨能力[8]。

也可以将口腔矫治器滴定到最佳的位置,然后在多导睡眠图监测期间继续滴定,以进一步改善结果[9]。在本报告中,症状有所改善,并且通过在睡眠研究中进一步滴定,呼吸暂停低通气指数(AHI)得到改善,成功率达到 95.6%。如果设备在多导睡眠图监测期间可以很容易地调整,这将完美实现。这样做的一个缺点是,每次调整时,患者的睡眠可能会被打乱,因此结果可能不可靠。

在滴定和调整期间评估口腔矫治器状态的另一种方法是使用脉搏血氧仪[10]。研究表明,在进行更正式的回访测试之前,在滴定口腔矫治器以获得最佳结果时,使用该技术有助于评估患者的进展。氧饱和度下降指数(ODI)与呼吸暂停低通气指数(AHI)相当[11,12]。因此,这种相对便宜和更舒适的评估方法可以在滴定过程中多次使用。

根据美国睡眠医学会(AASM)的实践标准[13]和关于口腔矫治器的临床指南[14],目前的建议是,一旦口腔矫治器调整、滴定和修改到最佳治疗效果,患者就需要进行正式的夜间睡眠研究。因为就像 CPAP 一样,在睡眠研究中,一种令人满意的、高效的和经济有效的口腔矫治器滴定方法并不常见,一旦确认合适,带有适当位置的口腔矫治器夜间睡眠研究是测试疗效的最佳方法。

另一个可以考虑的选择是,如果确定了最佳临床结果,可以在睡眠实验室完成口腔矫治器的滴定[9]。我们发现,在多导睡眠图监测期间滴定口腔矫治器,不仅下颌症状得到了充分的改善,呼吸暂停低通气指数(AHI)也得到了改善。

口腔矫治器已被证明随着时间的推移变得更加有效[15],这是基于炎症标志物的减少,因此在交付后立即测试解决方案或在睡眠实验室滴定口腔矫治器可能不是最理想的情况。还需要考虑随着时间的推移所需要的调整和患者接受度的改变。建议口腔矫治器使用约 6 个月或直到患者主客观结果一致后,再考虑进行随访检测。

二、结论

随访护理和口腔矫治器滴定的目标是在客观上和症状改善上都达到最佳效果。这需要时间,不可能在几周内完成,在某些情况下,可能需要在口腔矫治器交付后长达 6 个月的时间。这需要从业者的持续监测和警惕。随访护理在现在和未来都将随着人们对远程医疗日益增长的兴趣而得到加强。此外,在口腔矫治器中嵌入小型监控设备,通过记录使用时间来评估依从性也将变得更加普遍,所有这些都将带来更好的结果。

参考文献

1 de Ruiter, M.H.T., Aarab, G., de Vries, N. et al. (2020). A stepwise titration protocol for oral appliance therapy in positional obstructive sleep apnea patients: proof of concept. *Sleep and Breathing* 24: 1229–1236.

2 Johns, M.W. A new method for measuring daytime sleepiness: the Epworth Sleepiness Scale. *Sleep* 14 (6): 540–545.

3 Iftikhar, I.H., Hays, E.R., Iverson, M. et al. (2013). Effect of oral appliances on blood pressure in obstructive sleep apnea: a systematic review and meta-analysis. *J. Clin. Sleep Med.* 9 (2): 165–174.

4 Gotsopoulos, H., Kelly, J.J., and Cistulli, P.A. (2004). Oral appliance therapy reduces blood pressure in obstructive sleep apnea: a randomized, controlled trial. *Sleep* 27 (5): 934–941.

5 Fernández-Julián, E., Pérez-Carbonell, T., Marco, R. et al. (2018). Impact of an oral appliance on obstructive sleep apnea severity, quality of life, and biomarkers. *Laryngoscope* 128 (7): 1720–1726.

6 Riva S and Pravettoni G. Value-based model: a new perspective in medical decision-making. *Front. Publ. Health* 4;118. doi: https://doi.org/10.3389/fpubh.2016.00118

7 Collop, N.A., Anderson, W.M., Boehlecke, B. et al. (2007). Guidelines for the use of unattended portable monitors in the diagnosis of obstructive sleep apnea in adult patients. *J. Clin. Sleep Med.* 3 (7): 737–747.

8 Krishman, V., Collop, N.A., and Scherr, S.C. (2008). An evaluation of a titration strategy for prescription of oral appliances for obstructive sleep apnea. *Chest* 133: 1135–1141.

9 Almedia, F.R., Parker, J.A., Hodges, J.S. et al. (2009). Effect of a titration polysomnogram on treatment success with a mandibular repositioning appliance. *J. Clin. Sleep Med.* 5 (3): 198–204.

10 Phren, R.S. (2015). *Using Overnight Pulse Oximetry to Manage oral Appliance Therapy (OAT) during Treatment for Obstructive Sleep Apnea (OSA). White Paper.* Plymouth, MN: Nonin Medical.

11 Chung, F., Liao, P., Elsaid, H. et al. (2012). Oxygen desaturation index from nocturnal oximetry: a sensitive and specific tool to detect sleep-disordered breathing in surgical patients. *Anesth. Analg.* 114: 993–1000.

12 Fabius, T.M., Benistant, J.R., Bekkedam, L. et al. (2019). Validation of the oxygen desaturation index in the diagnostic workup of obstructive sleep apnea. *Sleep Breath.* 23 (1): 57–63.

13 Kushida, C.A., Morgenthaler, T.L., Littner, M.R. et al. (2006). Practice parameters for the treatment of snoring and obstructive sleep apneawith oral appliances: an update for 2005. *Sleep* 29 (2): 240–243.

14 Ramar, K., Dort, L.C., Katz, S.G. et al. (2015). Clinical practice guideline for the treatment of obstructive sleep apnea and snoring with oral appliance therapy: an update for 2015. *J. Clin. Sleep Med.* 11 (7): 773–827.

15 Nizankowska-Jedrzejczyk, A., Almeida, F.R., Lowe, A.A. et al. (2014). Modulation of inflammatory and hemostatic markers in obstructive sleep apnea patients treated with mandibular advancement splints: a parallel. Controlled trial. *J. Clin. Sleep Med.* 10 (3): 255–262.

第20章
口腔矫治器治疗中的不良反应及其处理

一、概念概述

口腔矫治器治疗(OAT)会重新定位下颌骨,与之相关的不良反应(通常称为副作用)需要在它们发生时予以解决。与 OAT 相关的总体长期不良反应尚不清楚,但越来越多的研究开始报道潜在后果。如何预测可能发生的潜在不良反应是目前关注的主要问题之一。在许多情况下,如果患者使用口腔矫治器并获得了较好的效果,他们会继续使用口腔矫治器而不顾任何不良反应。人们停止使用口腔矫治器的主要原因是缺乏有效的结果或不良反应不能解决。在 2007 年的一篇关于口腔矫治器治疗的综述[1]中,患者的依从性与良好的效果有关(尽管存在副作用)。在一项为期 2 年口腔矫治器使用的研究中,患者的依从性为48%~84%[2]。

不良反应及其管理

在许多使用口腔矫治器所造成的各种不良反应相关的文章中,发现减少不良反应发生的最佳方法是预防,即在交付和使用口腔矫治器之前提前发现其具体的效果。美国睡眠医学会(AASM)网站上一篇与睡眠教育相关的文章列出了口腔矫治器治疗可能出现的不良反应[3]。在这篇文章中,轻微的不良反应包括:唾液分泌过多、口干、牙齿和下巴不适,以及暂时的咬合变化。这表明可能出现颌骨疼痛、永久性咬合变化和颞下颌关节症状,这些都被认为是潜在的并发症。

一项研究评估了可能导致患者停止使用口腔矫治器的各种因素[4]。然而,大多数患者停止使用口腔矫治器是因为它很麻烦或似乎没有效果。许多更典型的不良反应,如颞下颌紊乱(TMD),肌肉疼痛和不适或咬合的变化都不怎么影响患者继续使用口腔矫治器。

常见的不良反应和潜在的管理

这里讨论了最常见的不良反应或副作用及应对方法。在许多情况下,只需继续使用口腔矫治器即可解决这些影响。

1. 唾液分泌过多

这种症状通常在治疗开始时更为常见,随着口腔矫治器的继续使用,通常会在 1 周左右的时间内消退。患者首次开始使用口腔矫治器时,无论是为了改善睡眠,治疗颞下颌关节紊乱(TMD),还是佩戴局部义齿,使用后的前几周通常都会导致唾液流量增加。这种情况通常会随着时间的推移而自行缓解。这种症状可能在每天晚上首次使用装置时出现,但一旦装置到位,就会迅速解决或减轻。

处理：如果这种情况持续存在，则可能表明唇部密封不良或鼻气道受限或两者兼有，导致口呼吸。这通常会导致口干，但由于口腔矫治器的异物性，刚开始唾液分泌增多的情况更为常见。通常解决此类问题的第一步是解决唇部密封和鼻气道问题。在接受口腔矫治器之前，长期口腔呼吸的患者解决该问题的难度较高。如果鼻气道是开放的，那么注意形成唇部密封是最好的选择。另一种提倡的方法是唇贴，它有助于减少口呼吸并改善鼻呼吸[5]。可以轻轻闭合嘴唇时用一小块微孔胶布来完成。如果必须强制密封唇部，则不建议这样做，最好的方法可能是减少口腔矫治器的垂直开口（图 20-1）。

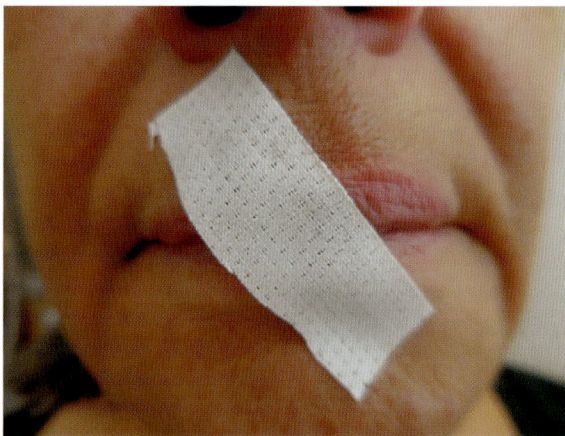

图 20-1　口胶布视图（见第 23 章）

在唇密封不充分的情况下，有助于减少口呼吸的另一种方法是舌肌功能疗法。当舌位于上颚时，它会起到屏障的作用，从而阻止气流通过口腔（见第 23 章）。

2. 面部、下颌和颞下颌关节不适

这很可能与下颌骨重新定位引起的肌肉组织的劳损有关。这通常发生在使用口腔矫治器的早期阶段，随着时间的推移和设备的持续使用而解决。必须记住的是，目前颞下颌关节紊乱也涉及颞下颌关节（TMJ）。有人担心，设计用于重新定位下颌骨的口腔矫治器可能会导致颞下颌关节问题。目前还没有发现这种情况。在一项研究中，使用口腔矫治器整整 1 年后，未出现颞下颌关节功能障碍，关节也未发生形态学变化[6]。研究发现，即使在开始治疗前出现颞下颌关节紊乱症状，也不应作为使用口腔矫治器的禁忌，不需担心症状恶化[7]。

处理：当出现颞下颌关节紊乱问题时，需要干预来解决这些问题，但通常可以通过锻炼和其他非侵入性技术进行管理，请记住，大多数情况下，颞下颌关节紊乱主要涉及颌面部和颈部区域的软组织或肌肉。在一篇关于颞下颌关节紊乱的文章中[8]，有人提出，使用常规颞下颌关节紊乱疗法可能对那些因口腔矫治器治疗睡眠呼吸暂停和打鼾而出现这些症状的患者有效。当出现这种情况时，建议触诊该区域、可疑肌肉及颞下颌关节，同时牢记肌肉触痛点及其相关肌肉牵涉痛模式的基本原理[9]（表 20-1 和图 20-2）。

另一种选择包括使用治疗性咬环。患者将它放在牙齿之间，并在移除口腔矫治器后将下颌骨前后滑动多达 10 次。这也可以解决可能偶然出现的任何咬合变化（图 20-3）。

使用湿热配合练习也很有帮助。在某些情况下，如果问题持续存在，也可以转诊给患者进行物理治疗。有时短期的药物治疗可能会有帮助。在入睡前服用肌肉松弛药物，如 Flexeril（环苯扎林）或类似的产品可能会有帮助。因为这通常涉及疼痛症状，因此当有需要时建议在睡前使用抗炎药物。

如果患者在使用口腔矫治器时出现颞下颌关节弹响，则应更详细地调查。这里涉及的关键因素是关节在静息和活动时是否伴有疼痛[11]。对于非疼痛性颞下颌关节的标准治疗是只提供保守治疗，这种治疗也是可逆的。当疼痛不是影响因素时，运动应该有助于缓解症状。随着口腔矫治器的持续使用，这些症状可能会随着时间的推移而消失。

表 20-1　牵涉到头面颈部的肌筋膜疼痛

参与的肌肉	常见牵涉部位
颞肌	前额和眼部上方
	上颌牙齿（前部为前牙，中部为双尖牙，后部为磨牙）
咬肌	耳及周围颞下颌关节区域
	眶上区
	下颌后牙区
翼外肌	颞下颌关节区
	面中部和眶下区
翼内肌	颞下颌关节及周边区域
	面下部和下颌骨
胸锁乳突肌	面部、眶上、背部、头顶、下颌骨下方
	耳后、耳前、前额（是唯一能跨越中线向另一侧前额反射的肌肉）
二腹肌	前牙
	颈部，在下颌骨后方（可能感觉像咽喉疼痛）
后颈	面部和颞下颌关节区
	前额和太阳穴
	后脑勺

改编自 Travell and Simons[9]和 Wright[10]。

3. 咬合（𬌗位）变化

最值得关注的方面之一是，在早上移除口腔矫治器后，下颌骨在较长的时间内重新定位，导致咬合发生变化。很多时候，咬合变化会在停止使用矫治器后持续长达 30～60min，然后自行消失，不会再有其他问题。如果患者没有陈述咬合发生变化，牙科医生应假设没有咬合变化。有时咬合可能发生变化，而患者自己却没有意识到。如果咬合似乎受到影响，可以使用厚度为 8μm 的垫片咬合箔进行评估（图 20-4a）。将其放置在牙齿之间，并要求患者将后牙闭合在一起，完全咬合。在牙齿咬合的情况下，轻轻拉一下垫片（图 20-4b）。如果有阻力，则可假定有充足的咬合接触。如果在开始口腔矫治器治疗之前出现或可能存在后牙接触不足，则应在评估随访时或在制作口腔矫治器的印模时进行检查。无论在进行检查时还是在开始口腔矫治器治疗之前，建议记录表明使用垫片不存在咬合问题。如果在使用口腔矫治器之前，咬合接触不足，这需要被记录下来并告知患者，同时也要将其包括在知情同意书中（图 20-4）。

此外，PAP 装置也可能对咬合产生影响，这也是潜在的担忧[12]。因为这已经被报道过，所以建议每个牙科诊所都要对正在使用的 PAP 装置提高警惕，以便在必要时识别和处理咬合的任何变化。

处理：治疗性咬合垫是有用的。之前已经讲过它的使用方法。在极少数情况下，可能需要停止使用该器械。减少下颌骨的前移量，更多地垂直向的打开可能也有帮助，然而到目前为止这一点尚未被证实。在很多情况下，简单的抬舌训练也可能是有用的。

（a）

胸锁乳突肌：胸骨头

（b）

颞肌

（c）

浅层咬肌

（d）

翼外肌

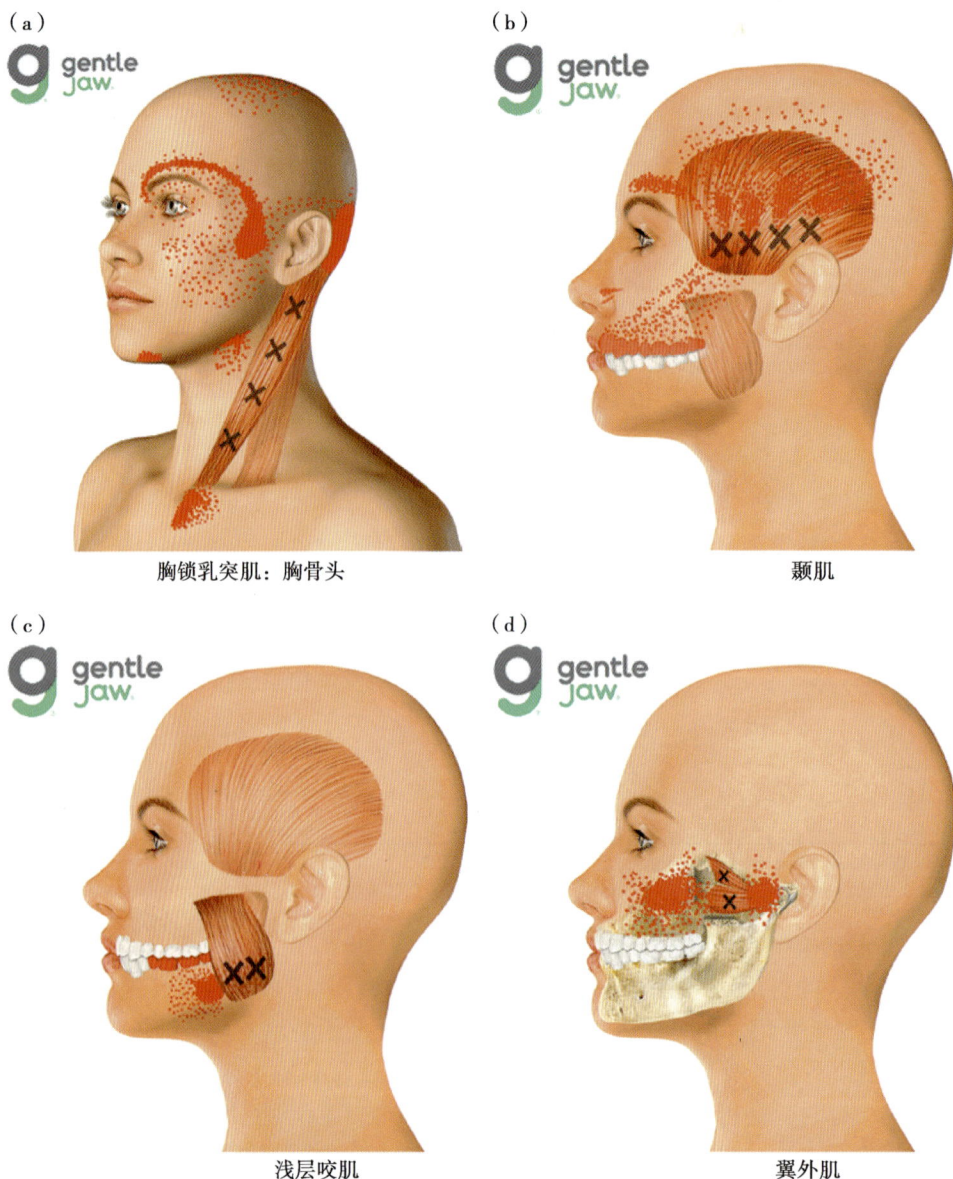

图20-2 牵涉痛用红色标识--×表示触发点

（a）胸锁乳突肌牵涉痛。（b）颞肌牵涉痛。（c）咬肌牵涉痛。（d）翼外肌牵涉痛。经 Gentle Jaw 授权的牵涉疼痛模式示例。

- 医生指导患者尽量把嘴张大。
- 张大嘴时，把舌向上放置，并尽可能向后靠近软腭。
- 当以这个姿势抬起舌时，患者闭上嘴并试图堵住后牙（图20-5）。

该练习的基础是激活使下颌骨向后收缩的肌肉，从而抵消使用口腔矫治器治疗使下颌骨向前移动的力量。

另一种可能使用的技术是使用一种叫"叶片测量仪"的设备。它由一系列厚度为 0.1mm 的"叶"或垫片构成，放在上下前牙之间。它会产生一种力量，使下颌骨向后缩，从而纠正存在的咬合差异。这片叶子被夹在前牙之间 10~15s，然后要求患者咬磨牙。如果咬下去的

（a）

（b）

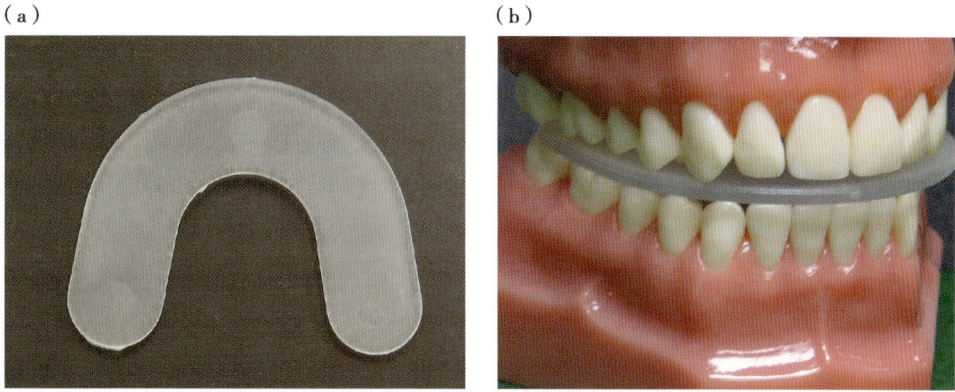

图 20-3　（a）治疗用咬合垫；（b）用咬合垫就位的治疗

（a）

（b）

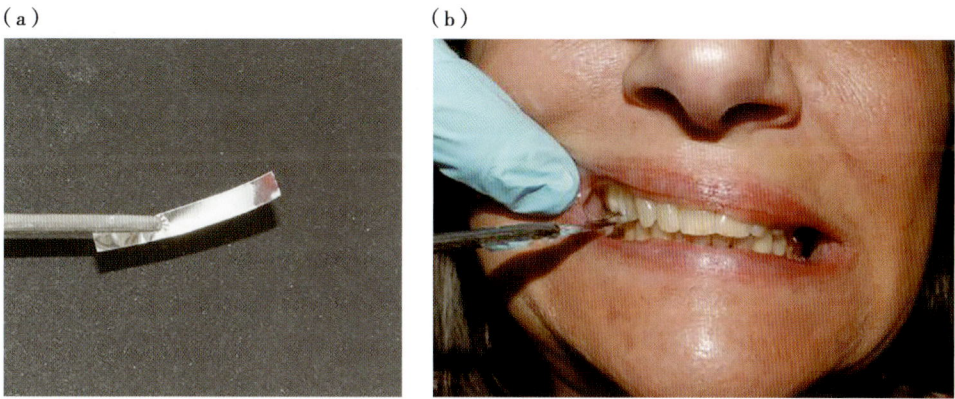

图 20-4　（a）夹持垫片；（b）使用中的垫片

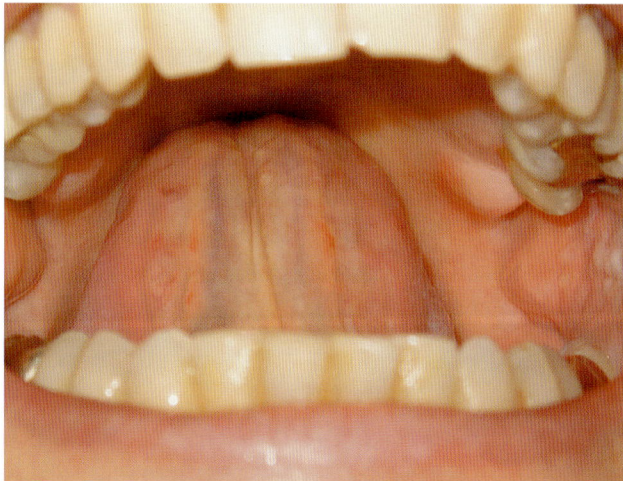

图 20-5　抬舌练习时的舌位置

感觉仍然不正常,就再加一片叶子,再等 10～15s。重复这一过程,直到患者觉得咬合不一致已经纠正,感觉后牙以更正常的方式接触。一旦咬合问题得到解决,就应该使用垫片进行咬合测试,以确认咬合问题真正已经得到解决。此时,医生会给患者叶片测量仪,以便在移除口腔矫治器后的早晨使用。如果感觉不能充分咀嚼食物,饭前也可以使用。如果不能使用叶片测量器,那么使用咬环也是一种选择(图 20-6)。

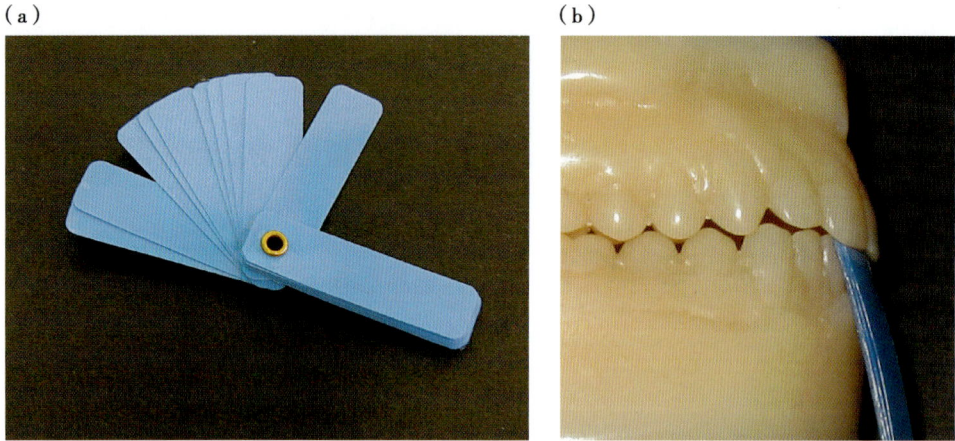

图 20-6　(a)叶片测量仪;(b)使用叶片测量仪进行咬合修正

在某些情况下,牙科医生可能会在早上或饭前使用一个单独的咬合矫正器来重建咬合。这是一种在治疗开始时与口腔矫治器一起制造的装置。这些装置被称为 AM 矫正器、早晨复位器或咬合矫正器,可以由实验室或牙科医生在交付口腔矫治器时制造。这些设备可以用热塑性材料制成,这种热塑材料可以通过让患者咬合到习惯性咬合的位置加热软化。

在某些情况下,患者会说他们宁愿忍受磨牙不能完全接触这种情况,因为口腔矫治器对他们的睡眠产生了重大的影响。在这些情况下,应该建议患者继续使用治疗性咬合环,做舌上抬运动或使用叶片测量仪,并更频繁地返回进行随访评估,这都应该记录在患者的病历中。照片也很有用,可以定期拍摄。

咬合改变需要考虑的另一个问题是可能导致食物咀嚼不足,从而造成消化不良甚至胃肠道问题。尽管在任何文献中都没有与阻塞性睡眠呼吸暂停相关的消化不良的报道,但这仍然需要考虑。还应与患者讨论并记录相关情况。

另一种选择是停止使用口腔矫治器。在某些情况下,咬合变化可能会自发消退。此时,还需要考虑其他与未来护理相关的因素。继续使用口腔矫治器,考虑使用 PAP 治疗,或者可能考虑手术。当咬合发生变化且未解决上颌下颌前移(MMA)时,手术可能是一个选择。

如果咬合改变已发生且无法解决,则可能需要考虑其他矫正措施。这可能包括使用提供后牙咬合的日间矫治器。这可能包括覆盖矫形器到覆盖局部义齿。人们也可以考虑其他修复程序的可能性,如高嵌体、全冠或正畸治疗。任何不可逆的手术,恢复性或正畸,显然会导致无法继续进行口腔矫治器治疗。这是不可取的。然而,如果患者有咬痕改变,下颌骨现在更"永久性"地重新定位,做睡眠检查以确定睡眠呼吸暂停的状态可能是明智的。如果重新定位的下颌骨是稳定的,可以充分解决呼吸暂停问题,那么不需要口腔矫治器,咬合可以稳定在这个位置(图 20-7)。

（a）

（b）

（c）

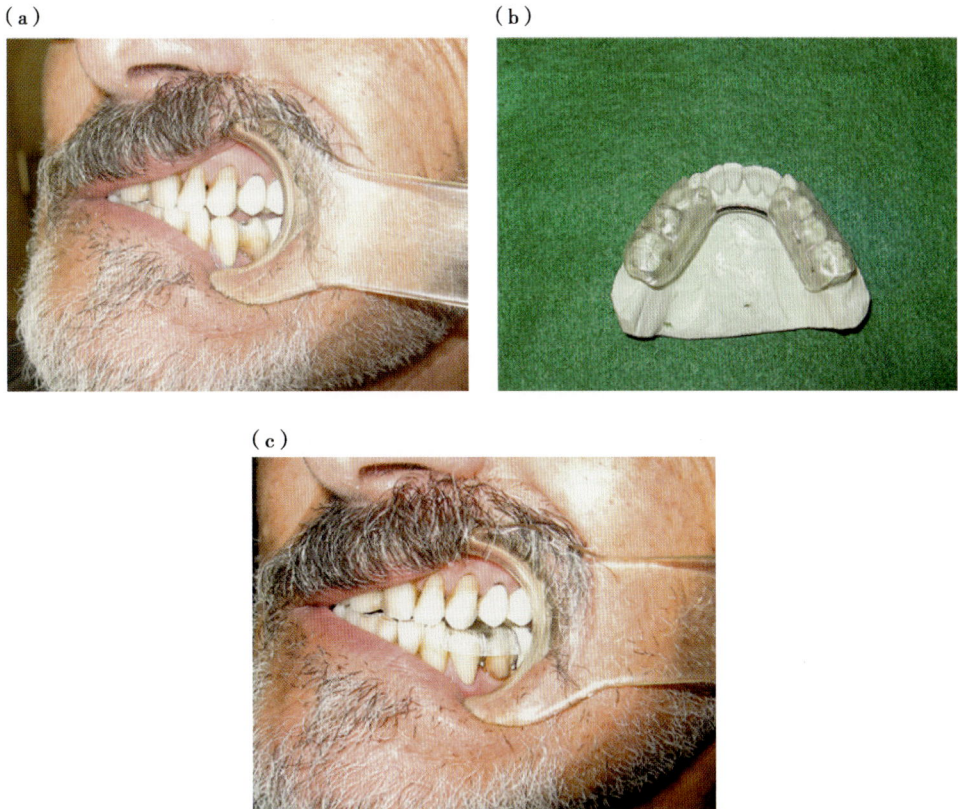

图 20-7　咬合变化和日间矫形器的使用情况

（a）矫治器使用后的咬合变化；（b）用于建立后牙咬合的可摘式矫治器；（c）矫形器佩戴到位

4. 邻面接触点的打开

临床上有使用口腔矫治器造成邻面接触开放的报道，食物在牙齿之间嵌塞。这可能是由于后牙邻面间过多的丙烯酸树脂充填，或者是由于用带球状末端邻间钩固位造成的。

处理：在制造口腔矫治器之前应首先解决这个问题。在制作口腔矫治器之前，可能需要询问患者是否有开𬌗或食物嵌塞问题，并用牙线评估接触点。防止这种情况发生的最好方法是确保覆盖并充分包裹所有牙齿，以减少移动的机会。此外，要确保进入牙槽孔的丙烯酸树脂在咬合面和邻面都不过量。这将防止可能发生的楔状效应（图 20-8）。

确保覆盖到最后一颗牙齿的远中邻面是至关重要的。如果这一要求无法实现，有一种可以使用的技术，即让实验室放置一根金属丝，在最远端表面起环形卡环的作用。其原理是通过覆盖牙弓中最后牙的最远端表面，以防止接触点开放。

关于开放接触的报道非常有限，需要提前告知患者，应该签署同意书。

5. 其他不常见的不良反应

可能还有其他不良反应，通常不太常见，需要注意。

（1）呕吐反射加重：这种情况并不常见，在开始治疗前已经出现过多次。慢慢开始，使用微型矫治器，减少口腔矫治器的体积，特别是在腭侧和舌部区域，可能会有所帮助，必要时只使用上颚或下颚，或开始使用平面咬合夹板。

（2）牙龈刺激：如果发生这种情况，可能的解决办法是减少口腔矫治器舌侧和腭侧的过

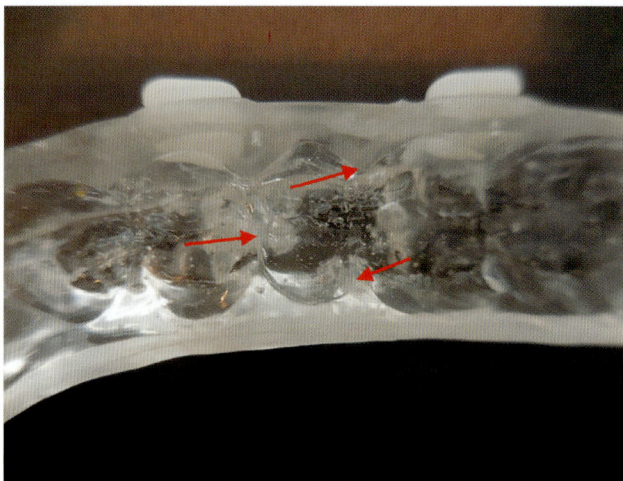

图 20-8　调整邻面和咬合处的丙烯酸树脂（红箭），以防止打开牙齿间接触点

度伸展，检查是否存在一些形变，并考虑在矫治器和受力区域之间是否有异物的夹陷。如果患者有或容易患牙周病，可能需要其他治疗，以解决任何可能引发牙龈炎症的问题。

（3）口干：这可能与嘴唇闭合不全及长期的口呼吸习惯有关。需要注意口腔矫治器的垂直开口程度，以及患者是否无法通过鼻呼吸。改善鼻气道的建议见第23章。

（4）牙齿移动：这可能是患者的主诉，但实际上与咬合变化有关，可能表现为与前牙早接触有关的主诉。当使用由更坚固的材料制成的口腔矫治器时，可以减少或消除牙齿移动的可能性。重要的是要用好的研究模型和照片来记录牙齿位置。至于活动能力，需要在口腔矫治器治疗开始前进行评估。口腔矫治器的放置路径，特别是下前牙区域，需要评估和调整。

（5）对牙齿和修复体的损害：这需要在口腔矫治器交付之前考虑，不应在任何特定区域太紧。当牙冠与种植体一起存在时，尤其需要注意。这点应在知情同意中体现。

（6）对口腔矫治器材料过敏：这一现象较为罕见。当确实发生过敏反应时，应研究替代材料。对使用的任何金属材料过敏也需要考虑。在任何治疗之前，任何类型的金属过敏知识都要调查了解。

二、结论

在大多数情况下，不良反应或副作用并不常见，事实上，在治疗过程的早期阶段可能会更多地发生，并且通常会随着口腔矫治器的持续使用而消退。尽早对任何不良反应的发生保持警惕将提高解决这些不良反应的能力。最后，在大多数情况下，总是考虑减少下颌前移的量。这种推进可能进行得过于激进，因此不允许对任何肌肉组织和颞下颌关节进行调整。

参考文献

1 Hoffstein, V. (2007). Review of oral appliances for treatment of sleep-disordered breathing. *Sleep Breath*. 11: 1–22.

2 Almeida, F.R., Lowe, A.A., Tsuiki, S. et al. (2005). Long-term complaince and side effects of oral appliances used for the treatment of snoring and obstructive sleep apnea syndrome. *J. Clin. Sleep Med.* 1: 143–152.

3 American Academy of Sleep Medicine *Oral Appliance Therapy – Benefits and Side Effects.* Darien, IL: American Academy of Sleep Medicine http://sleepeducation.org/treatment-therapy/oral-appliance-therapy/benefits-side-effects.

4 Nishigawa, K., Hayama, R., and Matsuka, Y. (2017). Complications causing patients to discontinue using oral appliances for treatment of obstructive sleep apnea. *J. Prosthodont. Res.* 61: 133–138.

5 Huang, T.-W. and Young, T.-H. (2015). Novel porous oral pataches for patients with mild obstructive sleep apnea and mouth breathing: a pilot study. *Otolaryng. Head Neck Surg.* 152 (2): 369–373.

6 de Almedia, F.R., Bittencourt, L.R., de Almeida, C.I.R. et al. (2002). Effects of mandibular posture on obstructive sleep apnea severity and tmj in patients fitted with an oral appliance. *Sleep* 25 (5): 507–513.

7 Nikolopoulou, M., Aarab, G., Ahlberg, J. et al. (2020). Oral appliance therapy versus nasal continuous positive airway pressure in obstructive sleep apnea: a randomized, placebo-controlled trial on temporomandibular side-effects. *Clin. Exp. Dent. Res.* 6: 1–7. https://doi.org/10.1002/cre2.288.

8 Wright, E.F. (2005). *Manual of Temprormandibular Disorders*, 92. Blackwell Publishing.

9 Travel, J.G. and Simons, D.G. (1983). *Myofascial Pain and Dysfunction the Trigger Point Manual.* Baltimore, MD: Williams and Wilkins.

10 Wright, E.F. (2005). *Manual of Temprormandibular Disorders*, 38–40. Blackwell Publishing.

11 de Leeuw, R. and Klasser, G.D. (ed.) (2018). *Orofacial Pain Guidelines for Assessment, Diagnosis, and Management*, 6e. Quintessence Publishing.

12 Doff, M.H.J., Finnema, K.J., Hoekema, A. et al. (2013). Long-term oral appliance therapy in obstructive sleep syndrome: a controlled study on dental side effects. *Clin. Oral. Invest.* 17: 475–482.

第五篇

睡眠呼吸障碍的其他管理策略

其他针对 SRBD 的管理方法包括正压通气设备，通常统称为持续气道正压通气（CPAP），以及外科手术治疗。本篇将从一般意义上对这两种方法进行讨论，主要作为概述。

此外，还将探讨其他可能被考虑的替代疗法，这些疗法通常被视为辅助治疗，并在特定情况下应用。

第21章

气道正压通气治疗

一、概念概述

睡眠呼吸暂停(SA)的首选治疗方法是气道正压通气(PAP)治疗,又称持续气道正压治疗(CPAP)[1-3]。CPAP 作为睡眠呼吸暂停的一线治疗方法。患者和医疗保健提供者面临的一个重大挑战是 PAP 治疗的依从性[4]。

PAP 通过一种称为"气动夹板"的机制来维持上气道的通畅。PAP 装置产生加压气流,通过面罩接口输送。这随后造成上气道扩张。主要有三种类型的 PAP 治疗:持续气道正压通气(CPAP)、双水平气道正压通气(BPAP),以及自动调节或自动压力滴定(APAP)。气道正压通气治疗的另一种形式,即自适应性伺服通气,已被开发用于对这三种类型中的任何一种都没有反应的患者,并且更具体地用于那些诊断为中枢性睡眠呼吸暂停(CSA)、混合性睡眠呼吸暂停、潮式呼吸、PAP 紧急中枢性呼吸暂停(复杂睡眠呼吸暂停)或充血性心力衰竭的患者。中枢性睡眠呼吸暂停(CSA)适应并纠正患者睡眠时的呼吸模式(图 21-1)。

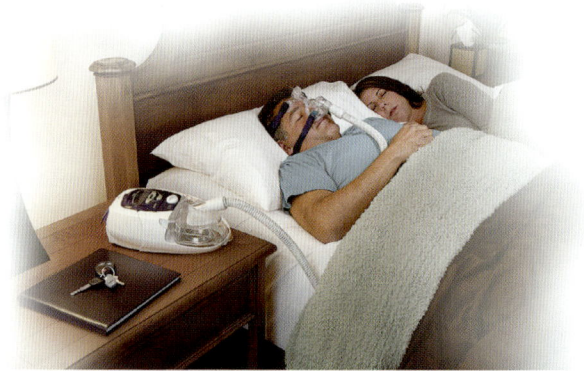

图 21-1　使用中的 PAP 治疗(经 ResMed 许可)

关于 PAP 疗法对阻塞性睡眠呼吸暂停(OSA)的作用及对健康和医疗相关的益处已被大量文献证实。本文的目的是对牙科医生可能遇到的 PAP 治疗进行基本概述。

(一)历史概述

1981 年首次报道使用 CPAP 进行 PAP 治疗[5]。Colin Sullivan 医生被认为是引入 CPAP 治疗 OSA 的人。20 世纪 70 年代,他对睡眠呼吸暂停症产生了兴趣。CPAP 最初的试验是在 1980 年 7 月进行的,试验原本打算持续 1～2h,但最终却持续了整个晚上[6]。在研究过程中,之前发现的呼吸暂停和呼吸困难得到缓解,第二天早晨患者醒来,显得清醒和积极。之前的症状似乎得到了缓解,患者自诉可以保持一整天的清醒。尽管 1981 年报道了使用 CPAP 的结果,但其他团体对使用这项技术的兴趣很低。1985 年,CPAP 首次在美国问世。直到 1990 年,CPAP 首次在市场上销售,加上睡眠中心的数量不断增加,以及人们逐渐认识到 OSA 对各种病理生理状况的影响,CPAP 才变得更加普及,并成为一种主要的治疗方法。

随着 CPAP 作为一种治疗睡眠呼吸暂停的方法而广为人知,它成为临床睡眠医学认可的一个因素。

(二) PAP 治疗的类型

随着时间的推移,技术的进步催生了 PAP 的其他通气模式,如 BPAP[7]和 APAP[8-10](图 21-2)。

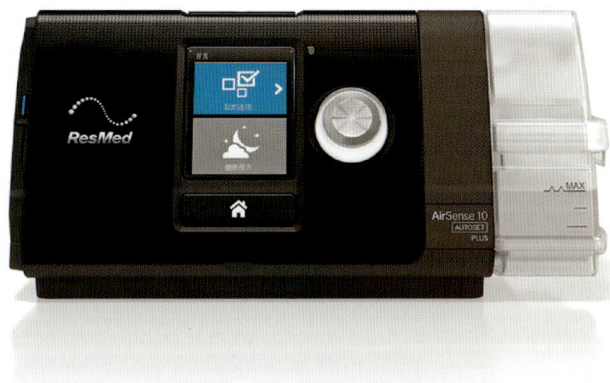

图 21-2 典型 PAP 机的样品
ResMed© 2021,经许可使用

(三) CPAP

CPAP 在吸气和呼气时保持固定或恒定的气压流量。通过合适的面罩接口和使用气道加温加湿器管理,许多人陆续发现 CPAP 设备并不总能很好地耐受。加温加湿功能有可能减少与 PAP 设备使用相关的不良反应。与其他类型的 PAP 治疗相比,CPAP 通常成本较低。

(四) BPAP

BPAP 是常用名称,也称为 BiPAP™。术语 BiPAP 的使用适用于一个特定的制造商(Philips 呼吸器),而不是通用术语或描述。BPAP 是一种允许提供气流压力的设备模式,给予较低的呼气压力,而不是较高的吸气压力。一些 CPAP 使用者发现吸气和呼气时的持续压力不舒服,特别是呼气时的压力。BPAP 装置在呼气时压力较低,可能使装置更容易耐受。BPAP 装置可能会使患有吞气症(即强行将空气吸入胃中)或通气驱动减少的患者更坚持使用[11,12](图 21-3)。

(五) 呼气减压系统

CPAP 装置的替代版本是进一步提高 PAP 治疗依从性的技术进步。这是为了解决

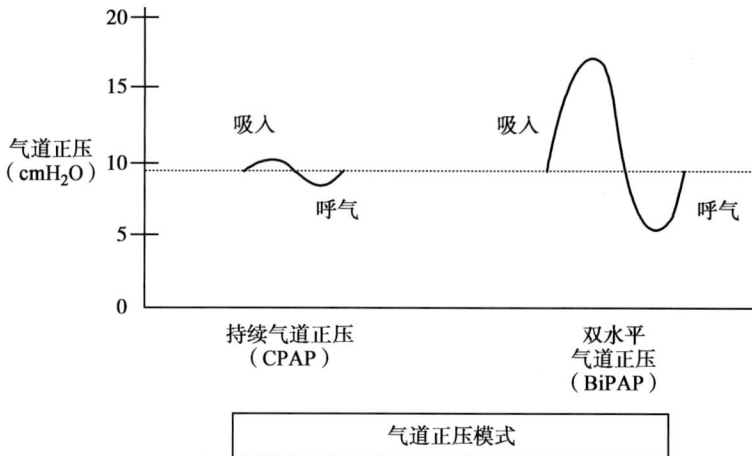

图 21-3　CPAP 与 BiPAP 在 PAP 方面的吸气和呼气比较
CPAP 在吸气和呼气时保持相对稳定的正压。BiPAP 提供较高的吸气压力和较低的呼气压力

CPAP 使用者的主要诉求，即当通气压力持续存在时出现的呼吸困难。它提供了一种允许呼气减压模式（灵活 CPAP）的 CPAP 变体。通过在呼气早期允许气流压力低于规定的治疗气流压力，然后在呼气结束时将气流压力恢复到规定的量，弹性的 CPAP 模式可以提高患者的耐受性。

C-Flex（呼吸器；Murrysville, PA）是其中一种型号，它允许在每次呼吸的基础上，在吸气和呼气之间交替的气流压力。在呼气期间，该设备的气流压力与个体的呼气气流成比例下降。在个体呼气期结束时，C-Flex 的气流压力恢复到规定的 PAP 水平。

一项研究表明，C-Flex 的依从性高于传统的 CPAP，尽管两组在主观嗜睡或功能评估方面没有显著差异[13]。另一项研究发现，在依从性方面，两组之间无显著差异，在日间过度嗜睡和功能指标[14]方面也无显著差异。

（六）APAP

APAP 模式装置采用基于传感器的机制，通过持续监测上呼吸道通畅来自动调节气压流速[8,9]。根据特定设备的不同，会评估一个或多个呼吸因素，如气流受限和阻力，这导致气流压力在呼吸周期中恒定，但在睡眠期间变化。因为在睡眠期间允许可变的平均压力变化，PAP 治疗的依从性可能会得到改善。

虽然内置算法会因制造商不同，但共同的目标是分析气流，并向设备提供反馈，以允许压力变化。为了不引起觉醒，这些气流压力的变化是循序渐进的。APAP 在睡眠期间根据不同的呼吸需求提供所需的压力，通常是维持上呼吸道通畅所需的最低有效气流压力。

（七）PAP 治疗的适应证

目前，PAP 治疗的主要适应证是中度至重度睡眠呼吸暂停[15]。也可用于伴有日间嗜睡的轻度睡眠呼吸暂停患者。美国睡眠医学会（AASM）于 2019 年发布了一份指导文件，概述了 PAP 治疗的适应证[16]。建议在大多数情况下使用 CPAP 或 APAP 进行睡眠呼吸暂停的持续管理，而不是使用 BPAP。

与大多数医疗保健领域一样，PAP 治疗报销有医疗保险指南，可作为提供 PAP 治疗适应证的参考[17]。当诊断出 AHI 为每小时睡眠 5～14 次或轻度 OSA 时，还必须有特定的症状或体征。符合条件的情况包括：白天过度嗜睡（EDS），通常根据 Epworth 嗜睡量表（ESS）记录，EDS 总分≥10 分；高血压，血压≥140/90mmHg；失眠；情绪障碍；认知受损和心血管问题。这不适用于中度至重度 OSA 或 AHI≥15 的患者。

（八）作用机制

来自 PAP 装置的加压气流通常通过鼻气道和上气道，经过软腭和舌，进入下气道到达肺部。这种加压气流通过舌根和软腭组织的前移，以及咽侧壁的扩张，在鼻咽部及口咽部形成通畅的气道。从本质上讲，气道正压起到了"气压夹板"的作用，防止睡眠期间上气道塌陷[18,19]（图 21-4）。

与大气压力相比，PAP 的腔内压力为正，导致上呼吸道扩张。计算机轴位断层扫描（CAT）和磁共振成像（MRI）已经证明了上气道横截面积和体积的增加[20-22]。PAP 装置的作用不会通过增加肌肉活动以任何方式影响上气道的肌肉组织[15]。使用 PAP 装

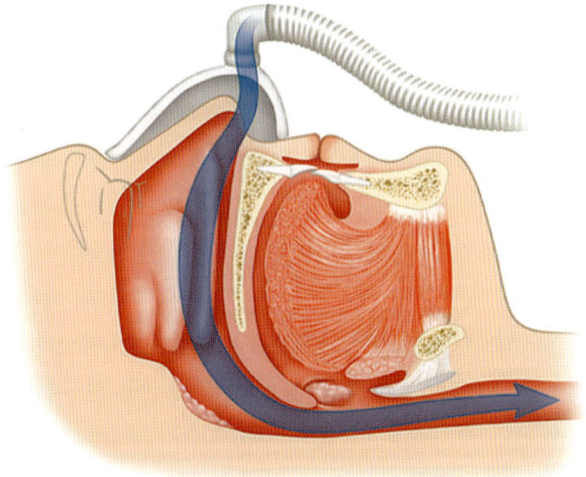

鼻面罩轻柔地将空气导入喉咙，以保持气道开放

图 21-4　PAP 预防上气道塌陷的效果，也被称为"气动夹板"（kames Medical Publishing©, 2009。经许可使用）

置并不能治愈睡眠呼吸暂停，而是管理睡眠呼吸暂停以改善症状，希望缓解任何医疗和健康相关问题，并改善人们的生活质量（图 21-5 和图 21-6）。

另一个与 PAP 系统作用相关的概念是呼气相气道正压（EPAP）。EPAP 也可以应用于 PAP 设备的工作方式。在呼气过程中，当有阻力时，呼气的力量必须增加以扩张气道。进一步扩张气道可以防止在接下来的吸气时气道塌陷。这个功能是除了与 PAP 装置的"气动夹板"效应相关的扩张外的另一种气道扩张机制。

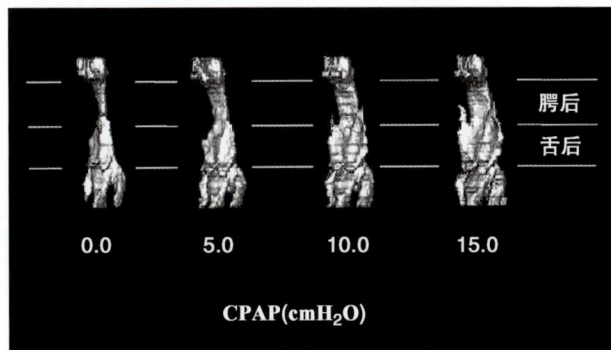

图 21-5　正常受试者上呼吸道的三维表面渲染图显示，随着 CPAP 逐渐增大（0～15cmH$_2$O），腭后和舌后区域的上呼吸道体积增加

引自 W.B. Saunders, 2001, 经 Elsevier 许可

(a)   (b)

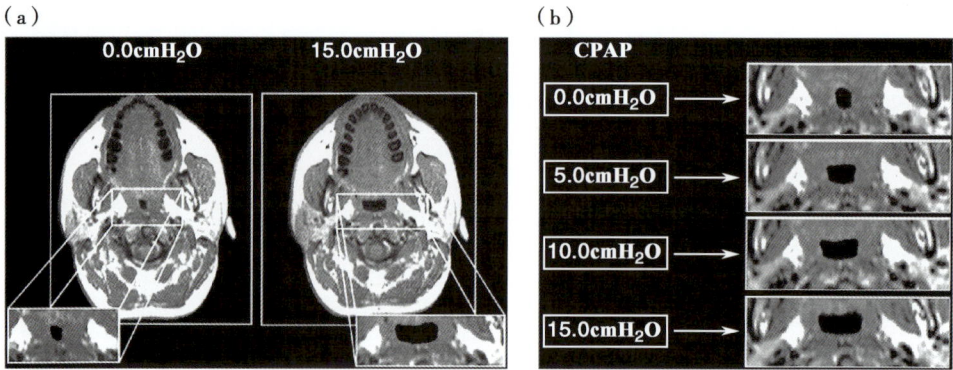

图 21-6 （a）正常受试者 CPAP 为 0cmH$_2$O 和 15cmH$_2$O 的腭后区域轴向磁共振图像；（b）轴向磁共振图像，CPAP 范围为 0～15cmH$_2$O。CPAP 的进行性增加导致气道扩大

引自 W.B. Saunders, 2001, 经 Elsevier 许可

（九）PAP 接口选项

从 PAP 装置输送空气的接口类型是与睡眠呼吸暂停管理的关键方面之一。各种制造商提供了多种设计和类型的面罩接口。适当的贴合和舒适是 PAP 装置成功使用的关键。最常见的接口选项如下：

- 鼻罩：只适合覆盖在鼻上。
- 鼻枕：可直接放入鼻腔通道。
- 全面罩：适合覆盖口鼻（图 21-7～图 21-9）。

（十）PAP 压力水平的测定

历史上最理想和最有效的正压通气压力是在所谓的分夜睡眠研究中建立的，称为 PAP 滴定法。在这种情况下，睡眠研究的第一部分确定了睡眠呼吸暂停的存在和严重程度，第

(a)   (b)

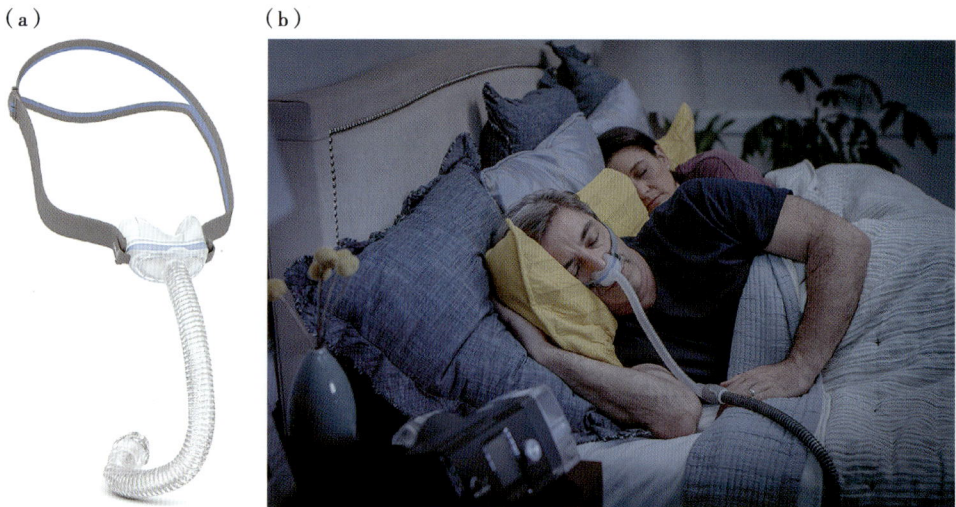

图 21-7 （a，b）鼻罩
ResMed$^©$ 2021, 经许可使用

(a)

(b)

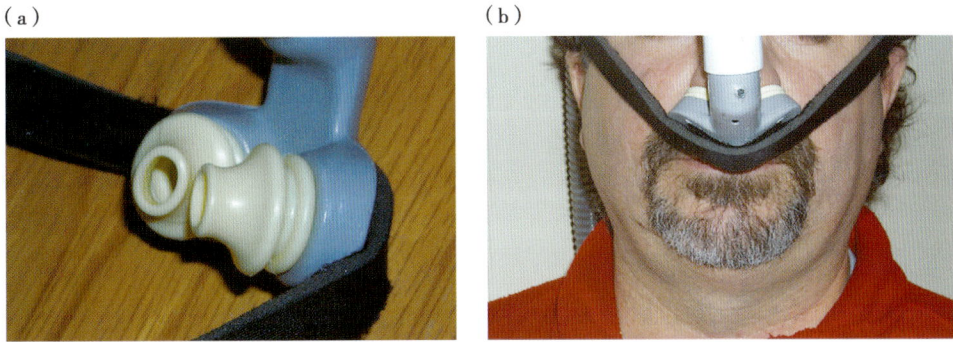

图 21-8 （a，b）鼻枕

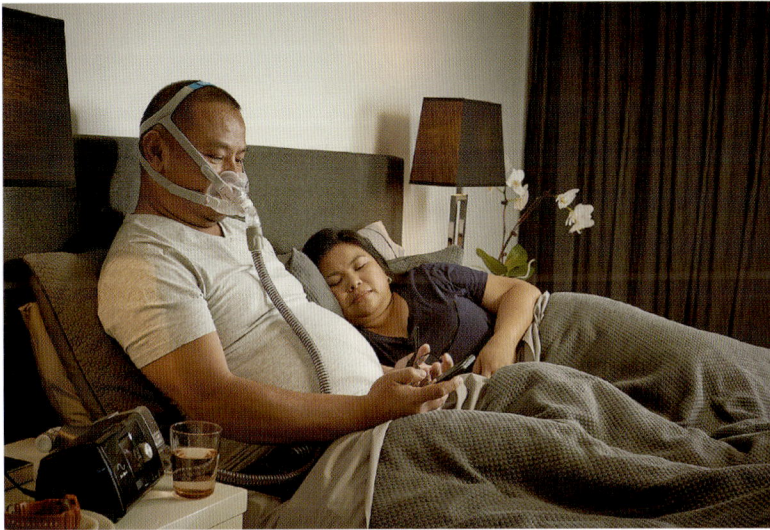

图 21-9 全面罩
ResMed© 2021，经许可使用

二部分旨在通过使用气道正压通气管理问题。在某些情况下，睡眠呼吸暂停的存在直到研究深入才变得明显，导致 PAP 试验和滴定的时间不足。这就需要对 PAP 滴定法进行第二次睡眠研究。在睡眠技术人员参加的分夜或两夜睡眠研究中，选择面罩接口类型，并确定 PAP 装置的气流压力治疗水平[1，23]。在 PAP 滴定过程中，测定解决呼吸事件的气流压力，如呼吸暂停、呼吸不足、打鼾、氧饱和度降低和呼吸努力相关觉醒（RERA）的解决方案。有效的 PAP 滴定应使平卧位和快速眼动睡眠时的睡眠呼吸障碍恢复正常。PAP 滴定的操作规程已经建立[24]。

该研究的滴定部分为睡眠技术专家提供了一个考虑患者的不适、面罩漏气、面罩移位、体位变化、睡眠阶段，以及其他技术方面的问题的机会，例如，多导睡眠监测（PSG）导线丢失[24-28]。研究证实，对于大多数确诊为睡眠呼吸障碍的个体而言，平卧位时的治疗性 PAP 压力水平明显高于侧卧位[27]。研究发现，治疗性 PAP 压力水平随着头部位置的升高而降低，并发现体重减轻也会导致 PAP 压力降低[28]。

睡眠医生随后会查看睡眠研究中 PAP 滴定部分的记录结果，并与睡眠研究中非 PAP 基线部分的结果进行比较。建立并规定 PAP 的治疗水平，并为患者提供符合该治疗水平的

PAP 装置。有效 PAP 治疗的压力水平可能因患者个体而异。它们可能在 4～20cmH$_2$O 变化,平均变化为 8～12cmH$_2$O。

随着家庭睡眠研究即 HSAT 的使用越来越多,以及 APAP 的发展,设备的滴定不再在睡眠中心进行。APAP 现在经常在 OSA 确诊后使用,通过使用 APAP,可以根据患者在给定的夜间睡眠中的呼吸来确定最佳压力。

(十一) 与 PAP 装置使用相关的其他注意事项

还需要对 PAP 装置进行额外的考虑和修改,以提高舒适度、依从性和顺应性,并促进获得最佳结果。

1. 加湿

PAP 设备可以配备冷式(环境温度)加湿器或加热式加湿器。最初的 PAP 设备只有冷式加湿器一种选择。后续几代 PAP 设备采用了加热加湿,可以比冷式加湿器提供更多的水分(图 21-10)。

通过冷(被动)加湿,PAP 设备产生气压,随后气压会通过部分装有水的容器。这样,空气在经过容器中水的表面时就会吸收水分。

加热式加湿法采用在水容器中使用加热板,而 PAP 设备通常允许用户通过温度控制来调整加热式加湿量。加压空气具有既温暖又潮湿的优点。

由于鼻腔气道黏膜会因冷空气通过而变得干燥和敏感,因此在不使用任何加湿器的情况下,鼻腔气道阻力可能会增加。研究表明,在不使用加湿器的情况下进行 PAP 治疗所造

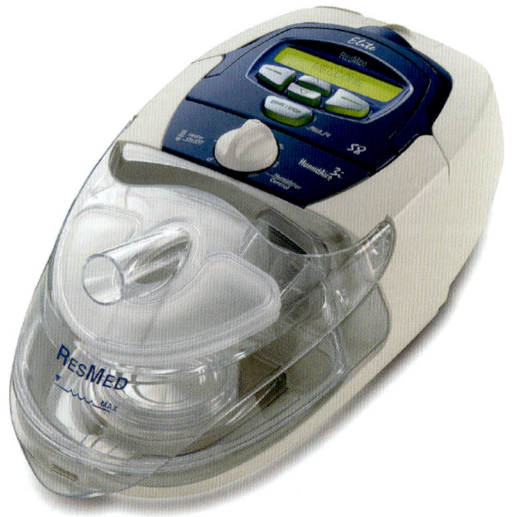

图 21-10　内置加热式加湿器的 PAP 装置
经 ResMed 许可

成的鼻腔气道阻力会导致张口时面罩接口区域出现大量的空气泄漏,从而进一步增加鼻腔气道阻力[29,30]。这可能会导致鼻腔气道阻力增加,面罩接口漏气,口呼吸,鼻腔气道阻力增加,OSA 恶化,PAP 治疗效果下降,以及患者舒适度下降的恶性循环。

PAP 使用者倾向于认为加热式加湿法比冷式(被动)加湿更能舒缓鼻腔。加湿模式的选择可提高 PAP 使用者的满意度。与冷式加湿相比,加热式加湿的不良反应较少[31,32]。

由于感染并发症的增加可能与 PAP 加湿有关[33],因此建议 PAP 用户根据制造商的说明每天清洁所有相关组件。

2. 斜坡

PAP 使用者有时会抱怨设备的气流压力水平会造成呼吸困难,这种情况通常在 CPAP 中更常见。大多数 PAP 设备都提供可选的"斜坡"功能,允许 PAP 用户设置"斜坡时间",即气流压力从较低的起始水平逐渐增加到最终达到规定治疗水平的时期。这段时间可以让患者在气流压力较低时入睡,从而增加患者的适应性和舒适度。

3. 便捷 PAP 设备

PAP 设备需要好好保护,避免在旅行期间受损,并应放在单独的随身行李中。大多数

机场安全检查人员都熟悉 PAP 设备,因此允许其作为随身物品携带。建议 PAP 使用者还需携带一份证明使用 PAP 必要性的医疗文件。

大多数 PAP 装置都具有适应可变电压的功能,尤其是对于国际旅行,并且这些设备还可能内置补偿机制,以便于在高海拔区域使用。研究表明,由于空气密度降低,高海拔区域的 PAP 设备将提供较低的气流压力[34]。在离家较难使用 PAP 设备的情况下,可以考虑替代疗法,如口腔矫治器。

4. 辅助供氧

在某些非常特殊的情况下,可能需要配合使用辅助供氧和 PAP 设备。这主要适用于患有严重肺部疾病的患者,如患有慢性阻塞性肺疾病(COPD)、肺气肿,甚至肺癌的患者。

(十二)PAP 疗法的不良反应

据报道,PAP 疗法有不良反应。如果不解决这些问题,将会降低患者对 PAP 疗法的依从性[35],如果不及时解决,患者放弃治疗的可能会变得更大。

一些最常见的不良反应包括鼻腔干燥、流鼻涕和鼻腔充血,这些症状会影响25%～65%的 PAP 使用者[36]。在开始 PAP 治疗之前对鼻气道进行评估非常重要。作为整体治疗的一部分,需要解决和管理可能由解剖或生理原因导致的鼻塞。

其他使用者的投诉包括:幽闭恐惧症、眼睛刺激、加压气流导致呼吸困难、与面罩接口接触的鼻梁或上唇皮肤疼痛,甚至是 PAP 设备产生的噪声。在某些情况下,噪声问题可能对床伴产生更大的影响,导致依从性降低。噪声投诉在较旧的 PAP 设备上更为常见。大多数现代设备明显更安静(图21-11)。

许多不良反应与面罩接口有关[37]。尽管 PAP 装置能够将面罩接口处的漏气考虑在内,但张口时可能发生的严重漏气会使 PAP 装置无法产生足够的气流压力来维持气道通畅[38]。最终结果可能是导致气道干燥及觉醒,从而抵消 PAP 治疗的有效性。

睡眠姿势可能会因枕头对面罩的压力而导致不适,也可能导致面罩因枕头移位而漏气。使用专门设计的用于容纳 PAP 面罩和相关头带的枕头有助于缓解任何不良影响,使面罩可以延伸到枕头边缘以外(图21-12)。

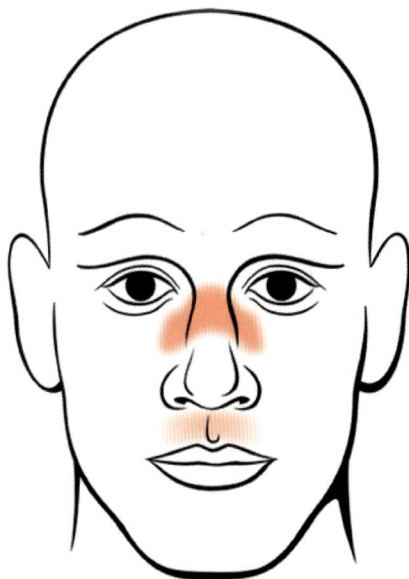

图 21-11　口罩压力可能引起皮肤刺激的常见区域 ResMed©,2008,经许可使用

有报道称,使用 PAP 面罩会对颅面和牙齿产生一些影响。颅面形态的变化可能与使用鼻部面罩超过 2 年的 PAP 装置有关[11,39]。研究发现,上颌和下颌突出的变化可能会导致牙弓之间关系改变。然而,关于 PAP 面罩对牙齿施加压力导致咬合变化的问题,有一些反驳性评论。一项比较口腔矫治器(OA)与 PAP 疗法的研究发现,长期使用后,两组均出现了类似的咬合变化,表现为"接触点"数量减少[40]。当患者已知为 PAP 使用者时,应监测牙齿变化以及持续性口干及其带来的影响。

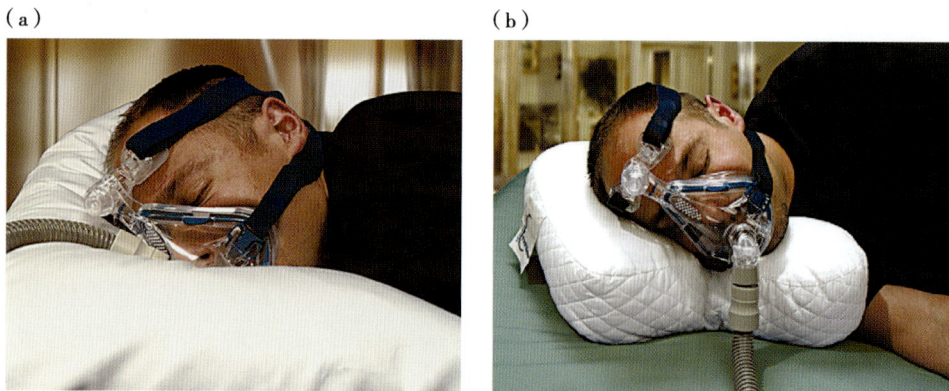

图 21-12　（a）CPAP 用户使用标准床枕；（b）CPAP 用户使用 PAPillow
经 PAPillow 许可

（十三）患者依从性

坚持使用 PAP 治疗是指患者愿意在家中连续使用 PAP 装置至少 30 天[4]。依从性或耐受 PAP 的能力是指每天的使用时间超过 4h，连续 30 个晚间内超过 70% 的天数使用 PAP[41,42]。理想情况下，PAP 使用时间应为每晚 7h，并持续进行。一项研究表明，在 20 年的时间里，不遵守治疗的比例为 34%[43]。

目前，具有监控依从性的能力是 PAP 设备的关键组成部分。最初，这是通过存储卡实现的，医生可以查看存储卡，以评估设备使用的时间和效果。这是医疗保险特别感兴趣的，因为除非 PAP 设备每天至少使用 4h，在使用的前 3 个月内连续 30 天使用 70% 的时间，否则他们不会向供应商报销 4～13 个月的租金，事实上，他们会要求退还设备。

更先进的 PAP 设备配备了可远程访问的移动网络或 WiFi 监控系统。在开始 PAP 治疗后尽早获取依从性数据是非常重要的，因为在最初的 1～3 个月内，依从性较好的 PAP 使用者更倾向于继续接受 PAP 治疗[44,45]。随着远程医疗的发展，这正成为一种越来越普遍的做法，对使用者和医生来说都同样方便。

可以下载的各种报告，显示所有要求时间段内的依从性和治疗结果以及最长连续 7 天的详细报告。

对于最初使用 PAP 治疗的患者，不接受率可能为 5%～50%，3 年后，又有 12%～25% 的患者不再继续使用 PAP 治疗[4,12,46]。当采用积极的系统性 PAP 治疗随访计划时，包括选择和安装合适的面罩接口、加热式加湿器、患者教育、依从性客观评估，以及早期干预不良反应，PAP 使用者的依从性可显著提高，为 40%～80%[31,41]。这些统计数据与口服药物治疗慢性病的依从性结果相似。

另一个可能影响坚持的问题是需要严格注意 PAP 设备的清洁和维护，尤其是管路、面罩和储水器。通常使用肥皂、水或其他推荐的清洁方法来完成。

口罩接口贴合度不佳、鼻部症状（如干燥、充血和喉咙痛），以及家庭护理人员的支持不足（如随访），这些通常是无法遵守 PAP 治疗的最常见因素[29]。治疗之前应评估鼻腔气道的状况，必要时应在开始 PAP 治疗前进行处理。

（十四）PAP 治疗的好处

过去有报道称 PAP 治疗对高血压、心血管疾病、白天过度嗜睡、情绪障碍和生活质量改善有益。

最近，人们发现这些益处不太可靠，特别是与高血压和心血管疾病相关，但有利于改善生活质量、减少白天过度嗜睡和改善 AHI[16]。

情绪障碍没有得到改善，但随着睡眠质量的提高和白天过度嗜睡的减少，抑郁和焦虑都有可能受到影响。

所有这些领域都引用了大量的研究。总结如下。

对于血压：PAP 的使用似乎对血压管理有效，尤其是当存在中度至重度 OSA 时。PAP 对难治性高血压患者也有效。PAP 对血压正常患者的血压没有影响。

对于心血管疾病：对于患有心血管疾病的患者，使用 PAP 并不能显著改善预后。此外，使用 PAP 对全因死亡率的影响尚无定论。对于患有冠状动脉疾病的患者，使用 PAP 对不良心血管疾病的预后没有长期影响[47]。在中度和重度 OSA 患者中，当患者有心血管疾病病史时，PAP 治疗和常规护理与单独的常规护理相比，并不能预防心血管事件的发生[48]。

对于 2 型糖尿病：使用 PAP 对改善糖化血红蛋白或空腹血糖无效。研究表明，使用 PAP 疗法可以改善睡眠质量。被诊断患有 OSA 且始终坚持使用 PAP 的患者的白天过度嗜睡、机动车事故、记忆丧失、注意力不集中、情绪障碍和认知功能结果均有所改善[49-51]。

（十五）联合治疗

在某些情况下，患者可能由于压力过大或其他不良反应而无法耐受 PAP 装置。他们可能尝试使用 OA 作为替代方案。但是，如果结果不可接受，需要继续 PAP 治疗。在此情况下，联合使用 OA 和 PAP 装置可能会有益[52, 53]。当下颌和舌根重新定位时，气道可能会得到充分改善，从而降低 PAP 压力，提高耐受性，进而提高整体治疗的有效性。

有些设备将 OA 和 PAP 连接在一起。一种定制的、被证明有效的装置是融合定制面罩（FCM）[54]。参见第 17 章，图 17-5。

二、结论

PAP 被认为是中重度 OSA 患者的一线治疗方法。PAP 模式主要有 3 种：CPAP、BPAP 和 APAP。PAP 可形成"气动夹板"，保持上呼吸道通畅，从而改善 OSA 患者的睡眠连续性和睡眠质量，以及整体生活质量。研究表明，PAP 治疗对 OSA 有效。

然而，成功的 PAP 治疗面临的重大挑战是坚持和依从性，因为患者可能会出现不良反应及难以耐受该设备。如果定期整夜使用 PAP 治疗，效果可能会更好。需要进行更多的长期研究来更好地验证 PAP 治疗的价值。

参考文献

1 Loube, D.I., Gay, P.C., Strohl, K.P. et al. (1999). Indications for positive airway pressure treatment of adult obstructive sleep apnea patients: a consensus statement. *Chest* 115 (3): 863–866.

2 Kushida, C.A., Littner, M.R., Hirshkowitz, M. et al. (2006). American Academy of Sleep Medicine. Practice parameters for the use of continuous and bilevel positive airway pressure devices to treat adult patients with sleep-related breathing disorders. *Sleep* 29 (3): 375–380.

3 Gay, P., Weaver, T., Loube, D. et al. (2006). Evaluation of positive airway pressure treatment for sleep related breathing disorders in adults. *Sleep* 29: 381–401.

4 Engelman, H.M. and Wild, M.R. (2003). Improving CPAP use by patients with the sleep apnea/hypopnea syndrome. *Sleep Med. Rev.* 7: 81–99.

5 Sullivan, C.E., Berthon-Jones, M., Issa, F.G., and Eves, L. (1981). Reversal of obstructive sleep apnoea by continuous positive airway pressure applied through the nares. *The Lancet* 18: 862–865.

6 Sullivan C. Nasal positive airway pressure and sleep apnea. *Am. J. Respir. Crit. Care Med.* 2018;198(5):581–587. doi:https://doi.org/10.1164/rccm.201709-1921PP

7 Sanders, M.H. and Kern, N. (1990). Obstructive sleep apnea treated by independently adjusted inspiratory and expiratory positive airway pressures via nasal mask. *Chest* 98: 317–324.

8 Littner, M., Hirshkowitz, M., Davila, D. et al. (2002). Practice parameters for the use of auto-titrating continuous positive airway pressure devices for titrating pressures and treating adult patients with obstructive sleep apnea syndrome. An American Academy of Sleep Medicine report. *Sleep* 25 (2): 143–147.

9 Berry, R.B., Parish, J.M., and Hartse, K.M. (2002). The use of auto-titrating continuous positive airway pressure for treatment of adult obstructive sleep apnea. An American Academy of Sleep Medicine review. *Sleep* 25 (2): 148–173.

10 Teschler, H. and Berthon-Jones, M. (1998). Intelligent CPAP systems: clinical experience. *Thorax* 53: S49–S54.

11 Criner, G.J., Brennan, K., Travaline, J.M. et al. (1994). Efficacy and compliance with noninvasive positive airway pressure ventilation in patients with chronic respiratory failure. *Chest* 116 (3): 667–675.

12 Dinges, D.F., Pack, F., Williams, K. et al. (1997). Cumulative sleepiness, mood disturbance, and psychomotor vigilance performance decrements during a week of sleep restricted to 4–5 hours per night. *Sleep* 20: 276–277.

13 Aloia, M.S., Stanchina, M., Arnedt, J.T. et al. (2005). Treatment adherence and outcomes in flexible vs standard continuous positive airway pressure therapy. *Chest* 172: 2085–2093.

14 Gay, P.C., Herold, D.L., and Olson, E.J. (2003). A randomized, double-blind clinical trial comparing continuous positive airway pressure with a novel bilevel pressure system for treatment of obstructive sleep apnea syndrome. *Sleep* 26 (7): 864–869.

15 Kryger, M., Roth, T., and Dement, W.C. (2017). *Principles and Practice of Sleep Medicine*, 6e. Philadelphia, PA: Elsevier.

16 Patil, S.P., Ayappa, I.A., Caples, S.M. et al. (2019). Treatment of adult obstructive sleep apnea with positive airway pressure: an american academy of sleep medicine systematic review, meta-analysis, and GRADE assessment. *J. Clin. Sleep Med.* 15 (2): 301–334.

17 Center for Medicare and Medicaid Services (2002). Medicare Coverage Issues Manual. Transmittal 151.60-71. Continuous Positive Airway Pressure (CPAP), 14 January 2002.

18 Abbey, N.C., Cooper, K.R., and Kwentus, J.A. (1989). Benefit of nasal CPAP in obstructive sleep apnea is due to positive pharyngeal pressure. *Sleep* 12 (5): 420–422.

19 Series, F., Cormier, Y., Couture, J. et al. (1990). Changes in upper airway resistance with lung inflation and positive airway pressure. *J. Appl. Physiol.* 68 (3): 1075–1079.

20 Kuna, S.T., Bedi, D.G., and Ryckman, C. (1988). Effect of nasal airway positive pressure on upper airway size and configuration. *Am. Rev. Respir. Dis.* 138: 969–975.

21 Abbey, N.C., Block, A.J., Green, D. et al. (1989). Measurement of pharyngeal volume by digitized magnetic resonance imaging. Effect of nasal continuous positive airway pressure. *Am. Rev. Respir.*

Dis. 140: 717–723.

22 Schwab, R.J., Pack, A.I., Gupta, K.B. et al. (1996). Upper airway and soft tissue structural changes influences by CPAP in normal subjects. *Am. J. Respir. Crit. Care Med.* 154: 1106–1116.

23 Young, T., Palta, M., Dempsey, J. et al. (1993). The occurrence of sleep-disordered breathing among middle-aged adults. *N. Engl. J. Med.* 328 (17): 1230–1235.

24 Kushida, C.A., Chediak, A., Berry, R.B. et al. (2008). Guidelines for the manual titration of positive airway pressure in patients with obstructive sleep apnea. *J. Clin. Sleep Med.* 4 (2): 157–171.

25 Pevernagie, D.A. and Sheard, J.W. Jr. (1992). Relations between sleep stage, posture and effective nasal CPAP levels in OSA. *Sleep* 15: 162–167.

26 Neill, A.M., Angus, S.M., Sajkov, D. et al. (1997). Effects of sleep posture on upper airway stability in patients with obstructive sleep apnea. *Am. J. Respir. Crit. Care Med.* 155: 199–204.

27 Oksenberg, A., Silverberg, D.S., Arons, E. et al. (1999). The sleep supine position has a major effect on optimal nasal continuous positive airway pressure: relationship with rapid eye movements and non-rapid eye movements sleep, body mass index, respiratory disturbance index, and age. *Chest* 116 (4): 1000–1006.

28 Schwartz, A.R., Gold, A.R., Schubert, N. et al. (1991). Effect of weight loss on upper airway collapsibility in obstructive sleep apnea. *Am. Rev. Respir. Dis.* 144: 494–498.

29 Richards, G.N., Cistulli, P.A., Ungar, R.G. et al. (1996). Mouth leak with nasal continuous positive airway pressure increases nasal airway resistance. *Am. J. Respir. Crit. Care Med.* 154 (1): 182–186.

30 Martins de Araujo, M.T., Vieira, S.B., Vasquez, E.C., and Fleury, B. (2000). Heated humidification or face mask to prevent upper airway dryness during continuous positive airway pressure therapy. *Chest* 117: 142–147.

31 Massie, C.A., Hart, R.W., Peralez, K. et al. (1999). Effects of humidification on nasal symptoms and compliance in sleep apnea patients using continuous positive airway pressure. *Chest* 116 (2): 403–408.

32 Rakotonanahary, D., Pelletier-Fleury, N., Gagnadoux, F. et al. (2001). Predictive factors for the need for additional humidification during nasal continuous positive airway pressure therapy. *Chest* 119 (2): 460–465.

33 Sanner, B.M., Fluerenbrock, N., Kleiber-Imback, A. et al. (2001). Effect of continuous positive airway pressure therapy on infectious complications in patients with obstructive sleep apnea syndrome. *Respiration* 68: 483–487.

34 Fromm, R.E. Jr., Varon, J., Lechin, A.E. et al. (1995). CPAP machine performance and altitude. *Chest* 108: 1577–1580.

35 Engleman, H.M., Marin, S.E., and Douglas, N.J. (1994). Compliance with CPAP therapy in patients with the sleep apnea-hypopnea syndrome. *Thorax* 49: 263–266.

36 Pepin, J.L., Leger, P., Veale, D. et al. (1995). Side effects of nasal continuous positive airway pressure in sleep apnea syndrome. Study of 193 patients in two French sleep centers. *Chest* 107 (2): 375–381.

37 Rolfe, I., Olson, L.G., and Sanders, N.A. (1991). Long-term acceptance of continuous positive airway pressure in obstructive sleep apnea. *Am. Rev. Respir. Dis.* 144: 1130–1133.

38 Meurice, J.C., Marc, I., Carrier, G. et al. (1996). Effects of mouth opening on upper airway collapsibility in normal sleeping subjects. *Am. J. Respir. Crit. Care Med.* 153: 255–259.

39 Tsuda, H., Almeida, F.R., Tsuda, T. et al. (2010). Craniofacial changes after 2 years of nasal continuous positive airway pressure use in patients with obstructive sleep apnea. *Chest* 138 (4): 870–874.

40 Doff, M.H.J., Finnema, K.J., Hoekema, A. et al. (2013). Long-term oral appliance therapy in obstructive sleep apnea syndrome: a controlled study on dental side effects. *Clin. Oral Invest.* 17: 475–482.

41 Pepin, J.L., Krieger, J., Rodenstein, D. et al. (1999). Effective compliance during the first three months of continuous positive airway pressure. A European prospective study of 121 patients. *Am. J. Respir. Crit. Care Med.* 160 (4): 1124–1129.

42 Kribbs, N.B., Pack, A.I., Kline, L.R. et al. (1993). Objective measurement of patterns of nasal CPAP use by patients with obstructive sleep apnea. *Am. J. Respir. Crit. Care Med.* 147: 887–895.

43 Rotenberg, B.W., Murariu, D., and Pang, K.P. (2016). Trends in CPAP adherence over twenty years of data collection: a flattened curve. *J. Otolaryngol. Head Neck Surg.* 45 (43): 1–9. https://doi.org/10.1186/s40463-016-0156-0.

44 Weaver, T.E., Kribbs, N.B., Pack, A.I. et al. (1997). Night to night variability in CPAP use over the first three months of treatment. *Sleep* 20: 278–283.

45 Weaver, T.E., Laizner, A., Evans, L. et al. (1997). An instrument to measure functional status outcomes for disorders of excessive sleepiness. *Sleep* 20 (10): 835–843.

46 Stepnowsky, C. and Moore, P. (2003). Nasal CPAP treatment for obstructive sleep apnea: developing a new perspective on dosing strategies and compliance. *J. Psychosom. Res.* 54: 599–605.

47 Peker Y, Glantz H, Eulenburg C, Wegscheider K, Herlitz J, Thunström E. Coronary artery disease patients with nonsleepy obstructive sleep apnea. *Am. J. Respir. Crit. Care Med.* 2016;194(5):613–620. doi: https://doi.org/10.1164/rccm.201601-0088OC

48 McEvoy, R.D., Antic, N.A., Heeley, E. et al. (2016). CPAP for prevention of cardiovascualr events in obstructive sleep apnea. *N. Engl. J. Med.* 375 (10): 919–931. https://doi.org/10.1056/NEJMoa1606599.

49 Montserrat, J.M., Ferrer, M., Hernandez, L. et al. (2001). Effectiveness of CPAP treatment in daytime function in sleep apnea syndrome: a randomized controlled study with an optimized placebo. *Am. J. Respir. Crit. Care Med.* 164 (4): 608–613.

50 Schwartz, D., Kohler, W., and Karatinos, G. (2005). Symptoms of depression in individuals with obstructive sleep apnea may be amenable to treatment with continuous positive airway pressure. *Chest* 128: 1304–1309.

51 Findley, I., Smith, C., Hooper, J. et al. (2000). Treatment with nasal CPAP decreases automobile accidents in patients with sleep apnea. *Am. J. Respir. Crit. Care Med.* 161: 857–859.

52 Vanderveken, O.M. (2015). Combination therapy for obstructive sleep apnea in order to achieve complete disease alleviation: from taboo to new standard of care. *J. Dent. Sleep Med.* 2 (1): 7–8.

53 Ciavarella, D., Sabato, R., Battista, G. et al. (2014). Effects of the association of nCPAP and tongue positioner device in OSAS treatment: a case report. *J. Dent. Sleep Med.* 1 (1): 21–23.

54 Prehn, R.S. and Swick, T. (2017). A descriptive report of combination therapy (custom face mask for CPAP integrated with a mandibular advancement splint) for long-term treatment of OSA with literature review. *J. Dent. Sleep Med.* 4 (2): 29–36.

第22章

睡眠呼吸障碍的外科治疗

一、概念概述

睡眠呼吸障碍（SRBD）包括单纯的打鼾，通常被称为良性打鼾，以及阻塞性睡眠呼吸暂停（OSA）。这两种主要的睡眠障碍可能需要外科干预。当气道正压通气（PAP）治疗或口腔矫治器治疗（OAT）无效或不能耐受，或者用于辅助气道正压通气（PAP）治疗或口腔矫治器治疗（OAT）治疗而进行时，上气道手术可作为单一治疗。

尽管外科手术已经进行了几十年，并且是PAP治疗引入前的主要治疗方法，但手术的实际益处仍然存在争议。这主要与缺乏充分的研究和适当的证据，以及对成功的不同定义有关[1]。

上气道可被视为由三个解剖区组成[2]。

- 鼻咽部：从鼻气道到硬腭。
- 口咽部：包括腭后区（硬腭到软腭）、舌后区（软腭到会厌）。
- 下咽部：舌根到喉（图22-1）。

虽然上气道阻塞可能涉及多个解剖部位，但上气道损伤最常发生在腭后区和舌后区[2]（图22-2）。

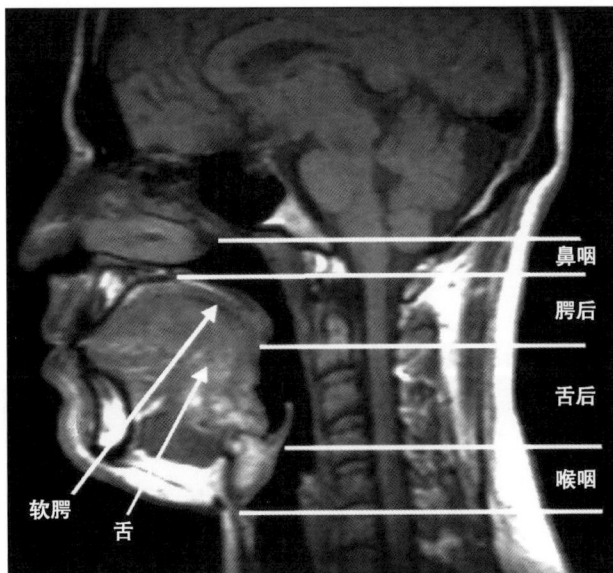

图 22-1　上气道的三个区域

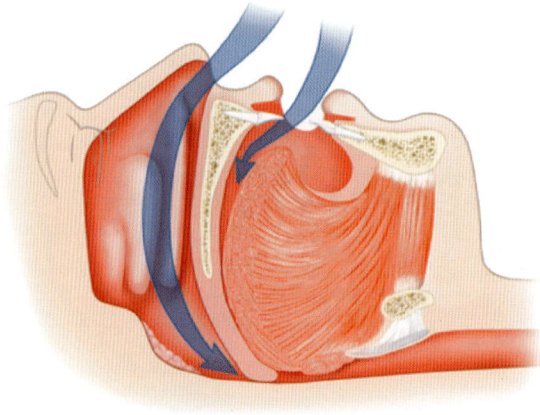

图22-2　阻塞气道

与咽部软组织相关的气流的振动可导致打鼾,上气道狭窄或塌陷可导致睡眠期间的阻塞性呼吸障碍,导致低通气或呼吸暂停。

(一)外科干预的适应证和禁忌证

外科干预的目标是通过扩大上气道和纠正任何不成比例的解剖结构来改善睡眠期间的气道以保持通畅。可能需要手术治疗的情况有:不成功的非手术保守性治疗(如PAP)、行为方法(如减肥、体位疗法或睡眠卫生措施)和OA,或者当软组织结构异常且被确定为OSA的诱因时[3]。

需要手术的实际情况的定义尚未明确。以下手术干预指南被认为是适用的[4]。

- 呼吸暂停低通气指数(AHI)≥20。
- 氧饱合度小于90%。
- 存在心血管疾病(高血压、心律失常)。
- 神经行为表现,尤其是白天过度嗜睡(EDS)。
- 其他治疗方案失败(PAP疗法、口腔矫治器治疗和体位疗法)。
- 确定的特定部位(鼻气道、腭区和舌根)。

可能需要考虑的手术的禁忌证如下。

- 存在肺部疾病(COPD、严重哮喘)。
- 重度肥胖。
- 对药物、毒品或酒精有成瘾表现。
- 未解决的情绪障碍。
- 预期不切实际。

研究表明,只有非常小比例的OSA患者具有易于识别的狭窄或塌陷解剖区域,从而导致上呼吸道阻力增加或塌陷[5]。大多数OSA患者可能表现为弥漫性软组织阻塞或上呼吸道不成比例的解剖成分,这并不总是容易观察到,因此需要更全面的评估。

(二)术前评估

在考虑对SRBD进行上气道手术之前,患者应完成睡眠研究,并确定是否存在OSA[6]。

是否有打鼾是决定手术类型的一个因素。如果诊断为 OSA 并进行了手术,则需要随访睡眠研究以确定 OSA 是否已得到充分解决。

有必要对上气道进行临床检查,以确定手术干预可能获益最大的区域。这种临床评估通常将涉及不同的技术,以实现更完整的可视化。

- 鼻气道和口咽气道的物理评估,包括 Mallampati 舌位分类或 Friedman 舌位评分和扁桃体大小的评估(见第 13 章)。
- 影像学检查通常采用 CT 扫描(图 22-3)。
- 内镜检查通常用于评估临床无法显示的区域(图 22-4)。

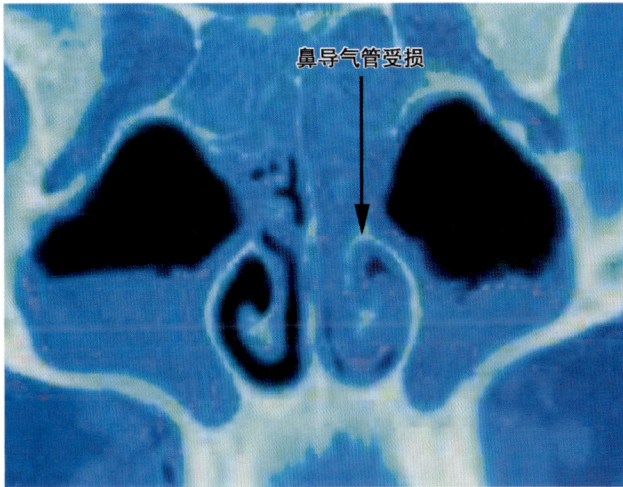

图 22-3 鼻气道受损 CT 表现
引自 W.B. Saunders, 2001, 经 Elsevier 许可

(a)

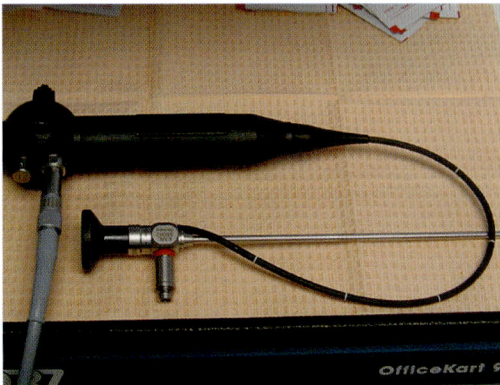

(b)

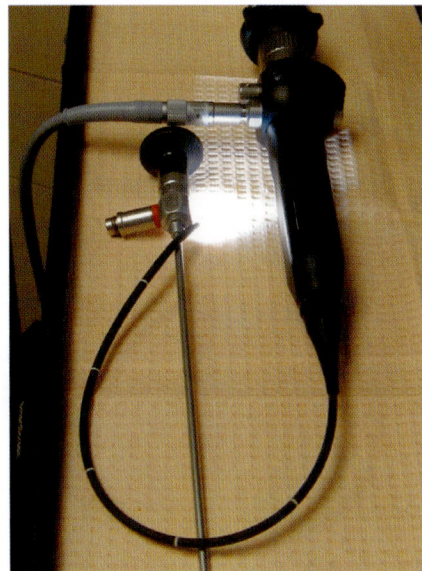

图 22-4 (a)内镜;(b)显示照明

有一些主观测试可以用来确定塌陷的部位。"Mueller 手法"就是这样一种手术。在用力呼气后，夹闭鼻子和嘴巴，并尝试在适当的位置上使用光纤镜，通过尝试强制吸气，可以确定最有可能坍塌的区域。这是在清醒状态下进行的，所以可能无法识别睡眠中真正坍塌的区域。

另一种评估上呼吸道的常用方法被称为药物诱导睡眠内镜（DISE）[7]。浅睡眠是通过镇静（通常使用丙泊酚）诱导，直至可以通过触觉刺激（而不是声音刺激）唤醒患者。此时，使用内镜在腭后和舌后区评估动态塌陷，以便进行更具体的识别。已经发现 DISE 在识别舌后区塌陷方面优于 Mueller 手法。

（三）手术类型

根据术前评估的结果，手术治疗通常是针对特定部位的。从微创手术到侵入性手术，有多种手术方式可供选择。微创手术的目的是在改善气道的同时获得相对较小的结构变化，而侵入性手术通常涉及大量组织的切除，可能涉及解剖结构的重新定位，如下颌骨和/或上颌骨的前移。本文的重点是回顾更可能遇到的手术方式，认识到随着更多研究证据的出现，对每一种手术的疗效和适用性的进一步审查是一个持续的过程[1]。

1. 气管造口术

该手术是 SRBD 和 OSA 的原始治疗方法之一，最初是在 OSA 被认为是一种疾病之前进行的[8]。该方法绕过了上气道阻塞，目的是使 AHI 恢复正常。该手术不是 OSA 的主要治疗方法。这更多的是一种抢救程序，适用于更严重的 OSA 患者，或其他形式的治疗无效或不能耐受的患者，特别是高危人群。

2. 腭垂腭咽成形术（UPPP）和激光辅助腭垂腭咽成形术（LAUP）

UPPP 于 1979 年引入，作为气管切开术的替代方法，主要针对 OSA 及严重的打鼾问题[8]。在持续 PAP 治疗或 OAT 出现之前，UPPP 已经被执行。该手术旨在增加口咽部的侧向空间，减少软腭的体积，从而增大鼻咽部的面积，并在保留软腭封闭鼻咽部能力的同时缩短软腭包括悬雍垂。关于 UPPP 的有效性有不同的报道。有研究表明，在 10 年的时间里，约有 50% 的患者获得成功[9]（图 22-5）。

LAUP 作为一种侵入性较小的腭咽成形术，减少了术后并发症，但它不能替代 UPPP，也不适用于 OSA 的治疗[10]。它在治疗打鼾方面与 UPPP 同样有效。它旨在利用 CO_2 激光改变包括悬雍垂在内的腭侧结构，但不涉及扁桃体。可能需要进行多次手术。目前，它并不经常进行，也没有发现它在改善 AHI 方面是可靠的，甚至可能使 AHI 恶化[11]。

3. 鼻腔手术（重点是缩小鼻甲、鼻中隔成形术和鼻息肉去除）

鉴于鼻呼吸的重要性，涉及鼻腔通气的手术在许多情况下都很有价值，在某些情况下，鼻腔手术可能被指示为改善鼻腔通气的首要选择。在对上气道进行评估后，可以确定适当的手术方式，在许多情况下将大大改善鼻子呼吸的能力。有许多鼻腔手术可以用来改善呼吸。

- 鼻中隔成形术：修复鼻中隔偏曲。
- 鼻甲缩小术：主要针对下鼻甲。
- 鼻息肉摘除术。
- 鼻翼缘稳定术，目的是在吸气过程中防止外鼻瓣（鼻翼缘）塌陷。

鼻腔手术可能有助于改善 PAP 治疗和 OAT 的效果，有时可能有助于减少或消除打鼾。

（a）

修整小舌
和软腭

扁桃体
切除

UPPP 会修整小舌，并去除口腔后部
的其他组织

（b）

（c）

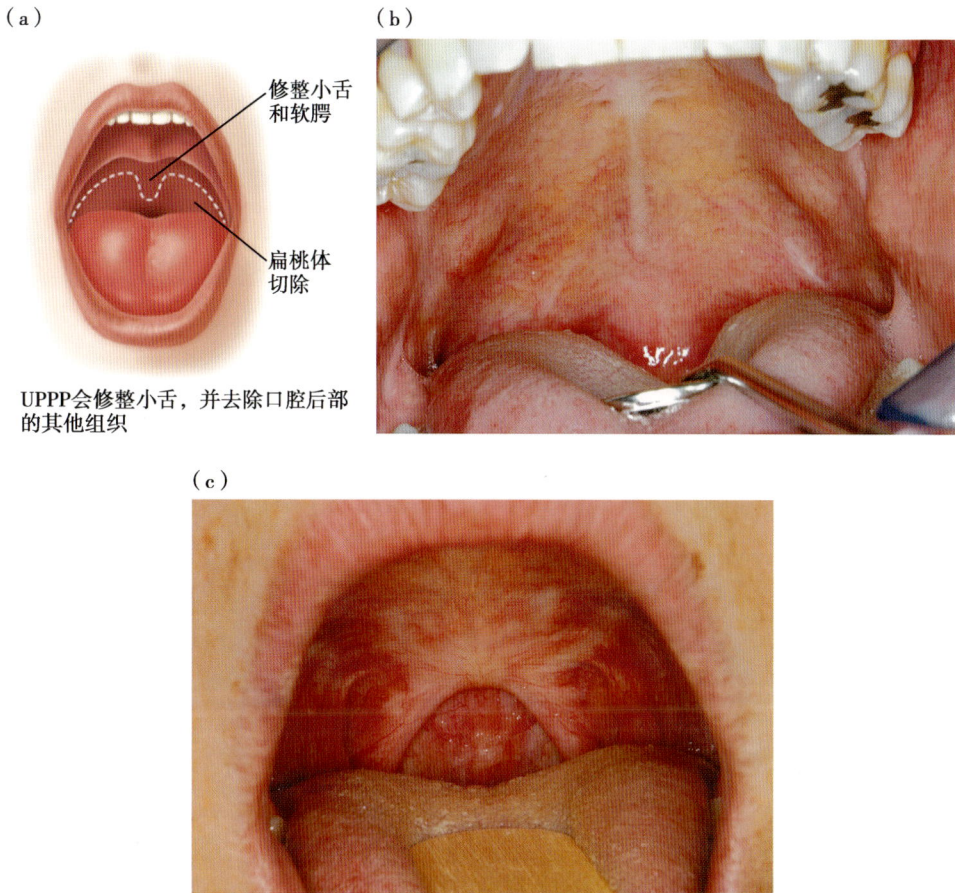

图 22-5 （a）典型 UPPP 示意图；（b）软腭区域术前视图；（c）软腭及口咽部的术后视图

4. 软腭植入物（支柱手术）

这种手术与 UPPP 相比是微创性的，通常涉及将聚酯植入物置入软腭，用以加固。这种手术的基础是提供软腭的稳定。它被提倡用于治疗打鼾和轻度 OSA，但没有足够的长期证据支持它作为一种可靠的治疗方法[12]。

5. 舌手术

有关舌的手术证据有限。目前，最常见的手术是使用射频消融术以减小舌根。这也被用于软腭和悬雍垂，在某些情况下可能被用于减少鼻甲。这种手术通常是用来辅助其他手术，并已被证明通过降低 AHI 对阻塞性睡眠呼吸暂停产生影响[13]。

如果舌移动的能力，特别是将舌放入腭部的能力受到限制，也可以考虑进行系带切除术。如果舌被压低，舌根可能会占据更多的口咽气道空间。通常如果做了这种手术，可能需要进行舌部肌功能训练以辅助治疗。

6. 多级管理

随着越来越多的研究提供有关疗效的证据，SRBD 特别是 OSA 的外科手术也在不断发展。毫无疑问，将会有更多的信息讨论采用多种疗法的必要性，以最佳方式解决 SRBD，尤其是使 AHI 恢复正常，并改善与 OSA 相关的血氧水平。

与内科治疗相比，涉及上颌和舌的多节段手术，影响了呼吸暂停和低通气事件（AHI），并在 6 个月后改善了嗜睡[14]。联合手术包括改良的 UPPP 手术和舌体积缩小术，目的是减少口咽和舌后区域的阻塞，同时保持功能正常。这些改善与典型的 PAP 治疗结果，以及那些涉及使用 OA 和舌下神经刺激的手术的结果相当。与医疗管理组相比，Epworth 评分有所提高，与使用 PAP 治疗组相比，生活质量得到提高。

7. 双颌前徙术

双颌前徙术是一种正颌手术，旨在通过骨骼的推进和上颌骨和下颌骨的扩张来改善鼻咽、腭后和舌下气道的体积。它的目的是增加上气道的前后向及侧面的体积[15]。此外，对咽部软组织的张力也会增加，这可能会降低塌陷的风险（图 22-6）。

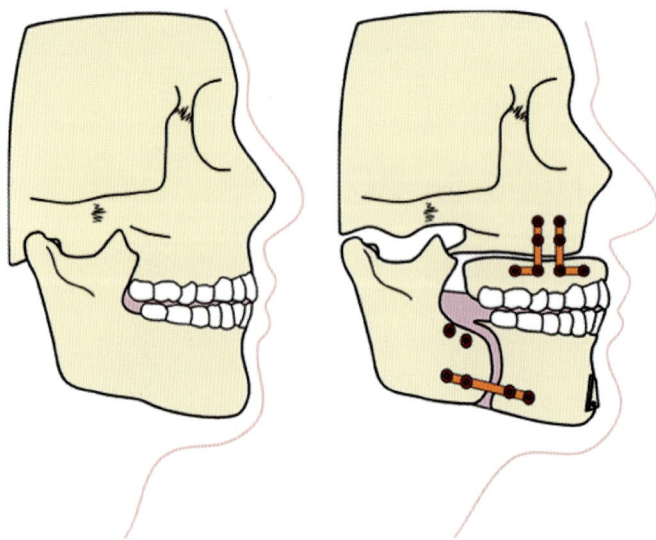

图 22-6　双颌前徙术

该手术本身通常被称为Ⅱ期手术，这表明它不仅适用于那些对 PAP 治疗或 OAT 不耐受的患者，也适用于那些可能没有从其他外科手术（如 UPPP、舌骨前移或舌骨悬吊）中获益的患者。这个手术的计划非常密集，可能还需要正畸的介入，无论是术前还是术后。

基于 meta 分析的结果显示，AHI、血氧饱和度和 Epworth 嗜睡量表的评分均有所改善[16]。值得注意的是，成功率（定义为 AHI 降低 50% 且低于每小时 20 次）与公认的治愈率不同，即 AHI 小于等于 5。此外，手术后患者的生活质量也有所提高。这一点经常被忽视，但与患者满意度有关。有一项研究表明，主观生活质量在 12 年后仍然有所改善[17]（表 22-1）。

表 22-1　双颌前徙术手术的成功率与治愈率[16]

	成功率	治愈率
睡眠低通气指数	85.5%	38.5%
呼吸紊乱指数	64.7%	19.1%

睡眠低通气指数<60 则手术治愈率最高。

8. 舌下神经刺激

这种手术旨在刺激舌下神经（脑神经Ⅻ），在睡眠期间使舌向前移动，这样舌根就不会阻塞口咽部。这与其他外科手术的适应证类似,即患者未坚持 CPAP 治疗,并且不接受或不耐受 PAP 治疗。然而,这种手术之前没有提到 OAT 的试用。具体的适应证包括:$BMI < 32 kg/m^2$,$AHI < 50$,DISE 检查结果为阳性[18]。

DISE 是评估舌下神经刺激(HNS)预后的基础。其中一项发现是识别腭后部完全同心塌陷,也称为完全圆形塌陷[19]。当这种情况存在时,腭后区会以更圆形的方式塌陷,类似于括约肌,而不是前后方向。完全同心塌陷的存在表明 HNS 的预后较差,患者可能不适合接受治疗,而完全同心塌陷的缺失则预示着治疗成功,预后良好。

作为 DISE 的一部分,提出了一种评估主要阻塞区域的系统,称为 VOTE 分类。VOTE 评估 4 个区域:软腭、口咽侧壁、舌根和会厌。口咽宽度对手术成功的影响最为显著[20],占成功率的 50%。腭扩张可能会影响口咽宽度,通常通过外科手术完成。一种使用微植入物进行腭扩张的新兴技术已被证明可以改善鼻气道,也可以扩大口咽,从而解决成年人的 SRBD[21]。

HNS 实现所需效果的 3 个组成部分如下
- 一条通向肋间区域以感知呼吸的导线;
- 一个可植入的脉冲发生器或神经刺激器(类似于心脏起搏器);
- 一个刺激 CN XII(袖套电极)的单侧导线(图 22-7)。

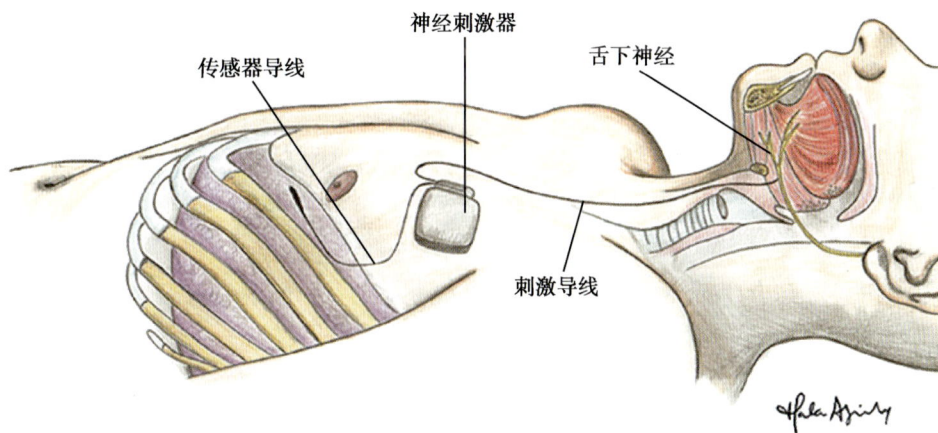

图 22-7 HNS 组件图像

经 Springer Nature 许可重新发布,引自 Sleep Medicine,David Hillman、Olivier Vanderveken、Atul Malhotra、Peter Eastwood,pp 2241-2265,通过版权许可中心授权

一项大型研究涉及刺激治疗呼吸暂停减少疗法(STAR)试验组[22]。除了前面提到的适应证外,该试验组还有特定的排除标准。在这项多中心研究中,HNS 在 12 个月内使 AHI 从 29.3 降低到 9.0,降低了 68%,并且氧饱和下降指数(ODI)从 25.4 改善到 7.4,改善了 70%。此外,研究还报道了其他方面的改善,如白天嗜睡减少,生活质量提高,以及血氧饱和度达到 90% 或以上(表 22-2)。

(四)其他术后并发症

1. 扁桃体及腺样体切除术(T&A)

扁桃体和腺样体切除术主要影响儿童和青少年的 SRBD 和 OSA。这被认为是这一年龄段的首选治疗方法,但结果并不总是能够治愈[25]。

表22-2 STAR试验的排除标准

MBI＞32kg/m²	近6个月有心肌梗死或严重的心律失常
神经肌肉疾病	存在精神疾病
严重阻塞性肺疾病（COPD）	未受控制的高血压（尽管已服药）
中重度肺动脉高压	可能影响结果的其他睡眠障碍
严重的瓣膜性心脏病	

对于成年人来说，如果扁桃体非常肥大并且似乎是气道阻塞的促成因素，也可能会考虑进行扁桃体切除术。

2. 减肥手术

减肥手术适用于那些肥胖并且难以通过减肥技术减肥的人。手术类型有胃束带或腹腔镜带、套袖胃切除术或胃旁路手术。由于失败率高，胃束带手术并不常见。套袖胃切除术将胃的大小缩小到初始大小的15%左右。胃旁路手术在胃内创建一个小囊，然后直接连接到小肠。减肥手术和传统减肥对AHI和生活质量的影响相同[23]。手术组的体重减轻程度更为显著。在这两种情况下，患者通常需要继续使用CPAP。

3. 其他较少为人知的手术

对一些不太常见的软组织手术的简短总结，这些手术通常与其他手术一起进行，最常见的是UPPP[4]。

- 舌骨肌切开术（悬吊术）：也称为舌骨前移。这是为了推进舌骨，从而提高下咽的直径。当与改良的、侵袭性小的UPPP结合使用，保留了5mm的悬雍垂，并改善了气道的外侧尺寸，这已被证明可将AHI降低69%，并且77%的患者被认为是成功的[16]。
- 舌骨-下颌悬吊和扩张术：在这个手术中，舌骨被分成两半，然后固定[24]。目的是横向扩大气道。
- 颏舌肌前伸：这个手术的目的是对颏舌肌施加张力，以防它向后塌陷回口咽。
- 经腭前移式咽成形术：这种手术切除硬腭后部的一小部分，从而实现软腭的前移。目的是改善腭后区气道口径，类似于双颌前徙术（MMA）。

二、结论

手术作为SRBD和OSA的一线治疗方法通常不被推荐。过去，有许多其他手术可以考虑，并在有限的基础上进行。此外，支持其使用的证据有限。许多外科手术是在其他治疗被认为不成功或无法忍受后才被推荐的。对许多外科手术的meta分析表明，双颌前徙术（MMA）目前显示出最可靠的结果[1]。对SRBD和OSA的外科手术的认识一直是并且仍然是一个不断发展的领域，需要可靠的证据来确保对长期效果有信心。

参考文献

1 Caples, S.M., Rowley, J.A., Prinsell, J.R. et al. (2010). Surgical modifications of the upper airway for obstructive sleep apnea in adults: a systematic review and meta-analysis. *Sleep* 33 (10): 1396–1407.

2 Aurora, R.N., Casey, K.R., David Kristo, D. et al. (2010). Practice parameters for the surgical modifications of the upper airway for obstructive sleep apnea in adults. *Sleep* 33 (10): 1408–1413.

3 Standards of Practice Committee of the American Sleep Disorders Association: Report of the American Sleep Disorders Association (1996). Practice parameters for the treatment of obstructive sleep apnea in adults: the efficacy of surgical modifications of the upper airway. *Sleep* 19 (2): 152–155.

4 Freidman, M. (2009). *Sleep Apnea and Snoring Surgical and Non-Surgical Therapy*. Saunders Elsevier.

5 Sher, A. (1990). Obstructive sleep apnea syndrome: a complex disorder of the upper airway. *Otolaryngol. Clin. North Am.* 23: 593–608.

6 Aurora, R.N., Casey, K.R., Kristo, D. et al. (2010). Practice parameters for the surgical modifications of the upper airway for obstructive sleep apnea in adults. *Sleep* 33 (10): 1408–1413.

7 Soares, D., Folbe, A.J., Yoo, G. et al. (2013). Drug-induced sleep endoscopy vs awake Müller's maneuver in the diagnosis of severe upper airway obstruction. *Otolaryngol. Head Neck Surg.* 148 (1): 151–156. https://doi.org/10.1177/0194599812460505.

8 Fairbanks, D.N.F., Mickelson, S.A., and Woodson, B.T. (2003). *Snoring and Obstructive Sleep Apnea*, 3e. Philadelphia: Lippincott Williams & Wilkins.

9 Maurer, J.T. (2010). Surgical treatment of obstructive sleep apnea: standard and emerging techniques. *Curr. Opin. Pulmon. Med.* 16 (6): 552–558. https://doi.org/10.1097/MCP.0b013e32833ef7ea.

10 Littener, M., Kushida, C.A., Hartse, K. et al. (2001). Practice parameters for the use of laser-assisted uvulopalatoplasty: an update for 2000. *Sleep* 24 (5): 603–619.

11 Terris, D.J., Clerk, A.A., Norbash, A.M., and Troell, R.J. (1996). Characterization of postoperative edema following laser-assisted uvulopalatoplasty using MRI and polysomnography: implications for the outpatient treatment of obstructive sleep apnea syndrome. *Laryngoscope* 106: 124–128.

12 Walter, T.J. (2010). The pillar implant procedure: does it work? *Sleep Rev.* 7.

13 Riley RW, Powell NB, Li KK, Weaver EM, Guilleminault C. An adjunctive method of radiofrequency volumetric tissue reduction of the tongue for OSAS. *Otolaryngol. Head Neck Surg.* 2003;129(1):37–42. https://doi.org/10.1016/s0194-5998(03)00482-0.

14 MacKay S, Carney AS, Catcheside PG, Chai-Coetzer CL, et al. Effect of multilevel upper airway surgery vs medical management on the apnea–hypopnea index and patient-reported daytime sleepiness among patients with moderate or severe obstructive sleep apnea. The SAMS Radomized Clincila Trial. *JAMA* 2020;324(12):1168–1179. https://doi.org/10.1001/jama.2020.14265.

15 Gokce, S.M., Gorgulu, S., Gokce, H.S. et al. (2014). Evaluation of pharyngeal airway space changes after bimaxillary orthognathic surgery with a 3-dimensional simulation and modeling program. *Am. J. Orthod. Dentofac. Orthop.* 146 (4): 477–492.

16 Zaghi, S., Holty, J., Certal, V. et al. (2016). Maxillomandibular advancement for treatment of obstructive sleep apnea a meta-analysis. *JAMA Otolryngol. Head Neck Surg.* 142 (1): 58–66.

17 Cillo, J.E., Robertson, N., and Dattilo, D.J. (2020). Maxillomandibular advancement for obstructive sleep apnea is associated with very long-term overall sleep-related quality-of-life improvement. *J. Oral Maxillofac. Surg.* 78: 109–117.

18 Wray, C.M. and Thaler, E.R. (2016). Hypoglossal nerve stimulation for obstructive sleep apnea: a review of the literature. *World J. Otorhinolaryngol. Head Neck Surg.* 2 (4): 230–233.

19 Vanderveken, O.M., Maurer, J.T., Hohenhorst, W. et al. (2013). Evaluation of drug-induced sleep endoscopy as a patient selection tool for implanted upper airway stimulation for obstructive sleep apnea. *J. Clin. Sleep Med.* 9 (5): 433–438.

20 Green, K.K., Kent, D.T., D'Agostino, M.A. et al. (2019). Drug-induced sleep ebdoscopy and surgical outcomes: a multicenter cohort study. *Laryngoscope* 129: 761–770. https://doi.org/10.1002/

lary.27655.

21 Brunetto, D.P., Sant'Anna, E.F., Machado, A.W., and Moon, W. (2017). Non-surgical treatment of transverse deficiency in adults using microimplant-assisted rapid palatal expansion (MARPE). *Dent. Press J. Orthod.* 22 (1): 110–125. https://doi.org/10.1590/2176-9451.22.1.110-125.sar.

22 Strollo, P.J., Soose, R.J., Maurer, J.T. et al. (2014). Upper-airway stimulation for obstructive sleep apnea. *N. Engl. J. Med.* 370: 139–149.

23 Dixon, J.B., Schachter, L.M., O'Brien, P.E. et al. (2012). Surgical vs conventional therapy for weight loss treatment of obstructive sleep apnea a randomized controlled trial. *JAMA* 308 (11): 1142–1149.

24 Tassel, J.V., Chio, E., Silverman, D. et al. (2021). Hyoid suspension with UPPP for the treatment of obstructive apnea. *Ear Nose Throat J. Sage J. Case Rep.* 1–8. https://doi.org/10.1177/01455613211001132.

25 Bhattacharjee, R., Kheirandish-Gozal, L., Spruyt, K. et al. (2010). Adenotonsillectomy outcomes in treatment of obstructive sleep apnea in children. A multicenter retrospective study. *Am. J. Resp. Crit. Care Med.* 182: 676–683.

第23章

睡眠障碍管理的替代和辅助选择

一、概念概述

很多时候,睡眠障碍的标准管理方案并不能完全解决患者的症状。这包括睡眠呼吸暂停、口腔矫治器治疗(OAT)或气道正压通气(PAP)治疗等常规治疗方案的影响,以及失眠、不宁腿综合征(RLS)和周期性肢体运动(PLM)的影响。当涉及牙科医生时,这主要适用于睡眠呼吸障碍(SRBD),特别是阻塞性睡眠呼吸暂停(OSA),在某些有限的情况下也适用于失眠。当它适用于失眠时,很可能与其他疾病有关,如疼痛。在牙科领域,这可能是颞下颌关节紊乱(TMD)或颌面部疼痛(OFP),以及与情绪障碍(如焦虑)相关的潜在问题。

有许多不同的替代方法可以用来管理睡眠障碍,特别是SRBD。这些方法最好被视为附加疗法,因为它们通常不被视为首选治疗方案。为了取得成功,这些类型的治疗需要患者遵守所提出的建议。

替代疗法的一个关键方面是其有效性和支持推荐疗法的证据。为了明确起见,用于区分推荐有效性的方法是基于美国睡眠医学会(AASM)使用的标准,作为区分标准、指南和选项的手段(表23-1)。

表23-1 推荐等级——患者护理策略

标准	高临床准确性
	强有力的证据支持
	患者管理的既定策略
指南	中等程度的临床准确性
	证据水平较低
选项	临床不确定性
	证据和专家意见相冲突

来源:基于美国睡眠医学会的推荐。

有许多不同的方法可能被视为替代疗法或附加疗法。单独评估这些通常很困难,并且不适用于每个患者。选择最适合特定患者情况的替代疗法是医生的责任。没有一种疗法适用于所有人。许多替代疗法可能适用于SRBD和失眠。这是因为许多睡眠呼吸暂停得到充分管理的人仍然可能有失眠,尽管治疗的结果令人满意[1]。这是因为SRBD可能导致睡眠中断,也称为睡眠维持性失眠。当 OSA 似乎得到充分管理时,患者会继续表现出失眠症状,这可能被视为 OSA 未完全解决的一个例子。这是可以考虑使用替代方法的例子。

二、替代疗法

回顾了许多替代疗法。首先要考虑最重要的是哪些,然后是讨论已报道的其他辅助疗法。许多替代疗法并不是基于证据的,更多的是基于病例报告。尽管如此,向患者推荐这些疗法需要对每个病例采取个体化的方法。很多时候,一次实施一种治疗将有助于提高依从性,从而改善结果。

(一)控制体重

体重增加和减少都会影响 SRBD。在 4 年的时间里,体重增加 10% 有可能使 AHI 指数增加 32%。相应地,如果体重减少 10%,AHI 可降低 26%[2]。体重增加,特别是肥胖,是与 SRBD 和 OSA 相关的重要因素。减重是改善 SRBD 的重要手段,特别是对 OSA 及其严重程度效果更明显[3]。这主要适用于 AHI,也可能适用于氧最低点,更重要的是适用于氧饱和下降指数(ODI),也被视为间歇性低氧(指南)[4]。此外,建议减重与已证明的治疗方式结合使用(选项)。身体质量指数(BMI)一直是判断个体是否超重或肥胖的标准(表 23-2)。

表 23-2　身体质量指数(BMI)参数及基于体重和身高的 BMI 举例

体重	BMI	体重	BMI
体重过轻	<18.5	肥胖	>30
正常	18.5~25	极度肥胖	>40
超重	25~30		

计算 BMI=体重(千克)/身高(米)的平方。

与体重增加(尤其是肥胖)相关的另一个问题是对维生素 D 吸收的影响。维生素 D 有许多功能,如控制炎症、促进免疫功能和参与骨骼生长。研究发现,由于皮下脂肪沉积,即便有充足的阳光照射,维生素 D 也会维持在较低水平[5]。因此,需要口服补充更多的维生素 D 来纠正这一情况。

近年来,人们认识到,与体重增加相关的舌脂肪增加是导致 OSA 的一个主要促成因素[6]。舌脂肪的增加会造成舌根在口咽气道中占据更大的比例。这反过来又会增加患 OSA 的风险。相反,当体重减轻时会出现相反的效果。这导致舌脂肪减少,从而改善 OSA 并降低 AHI[7]。

解决体重问题的方法有很多种。这些方法包括饮食控制、运动到医学监督和减肥手术等。首先涉及饮食和运动的选择可能实际上更有价值,因为患者变得更警觉,感觉更需要休息,随着睡眠呼吸暂停的主要疗法起效,可以做更多的事情。OSA 与体重是双向关系。OSA 会导致运动动机降低,新陈代谢和内分泌功能可能受到影响。具体来说,这可能与两种激素(Gherlin 和 Leptin[8])平衡的改善有关。这两种激素调节饱腹感和食欲。睡眠紊乱会导致这两种激素的失衡,通常在睡眠障碍得到充分管理后得到纠正,从而逆转失衡的影响。此外,通过感觉更加警觉,拥有更多的精力,因此更有动力,锻炼变得更容易。

　　腰围大小和周长已经成为人们关注的问题，尤其是对于那些超重但根据 BMI 并不算肥胖的人。研究发现，腰围是腹型肥胖（也被称为内脏型肥胖或向心性肥胖）的指标。腰围和颈围已被证明比 BMI 更能预测 OSA 的风险[9]。美国国家心肺血液研究所报道称，当男性腰围＞40 英寸（约 101.6cm），女性腰围＞35 英寸（约 88.9cm）时需要额外关注[10]。

　　一种选择是推荐一种为控制高血压而提倡的饮食方法。这就是美国国立卫生研究院（NIH）提出的通过饮食途径来防止高血压（dietary approaches to stop hypertension, DASH）的饮食方法[11]。这是一种简单且常识性的饮食和健康方法，重点关注血压、糖尿病和心血管健康。《美国新闻与世界报道》每年都会对各种饮食进行排名。DASH 饮食与慧俪轻体饮食和地中海饮食一样排名靠前。最终，主要目标不仅仅是减重，还要保持不复胖。Kajaste 在一项为期 24 个月的研究中发现，体重有增加的趋势，导致 ODI 水平的改善减少[12]。

　　减重手术主要被提倡用于病态肥胖的睡眠呼吸暂停患者。AASM 工作组成员及临床实践标准委员会一致认为，这种手术可能在这个患者群体中发挥作用。然而，由于睡眠呼吸暂停的严重程度，以及许多共病（多病）健康状况和医学相关发现的患病率增加，牙科医生通常不会涉及病态肥胖患者。此外，据观察，即使体重没有增加，OSA 也可能在若干年后复发[13]。

（二）解决鼻腔气道和鼻呼吸问题

　　睡眠期间保持鼻气道通畅非常重要。研究发现，当鼻阻力增加时，吸气驱动也相应增加，气道塌陷的可能性也会增大[14]。因此，需要采取措施干预。如果鼻腔气道受损，改善鼻气道是必须的。第一步是确定鼻腔气道受损的性质，然后制订最有效的管理方案。

　　口呼吸常与鼻腔气道受损有关。仅仅改善鼻气道并不能保证患者会停止口呼吸。专注于清醒时闭唇鼻呼吸的锻炼方案随着时间的推移可能有助于实现这一目标。其理论是，在清醒时做这些练习将有助于在睡眠时也保持这种呼吸方式。

　　如果鼻气道由于结构或解剖条件而受限，那么需要由耳鼻喉科医生来解决。患者可能需要进行鼻腔或鼻窦手术，以改善通过鼻呼吸的能力。在任何鼻部手术之前，使用各种产品可能有助于改善鼻呼吸。

　　● 鼻腔/鼻窦冲洗：市场上有很多使用生理盐水的产品，还包括用于鼻腔冲洗的碳酸氢钠。这些产品旨在清除鼻中堆积的物质，这些物质可能会导致鼻腔呼吸受限和鼻塞。当过敏时也是有用的。鼻窦冲洗是有效的，推荐每天使用（图 23-1）。

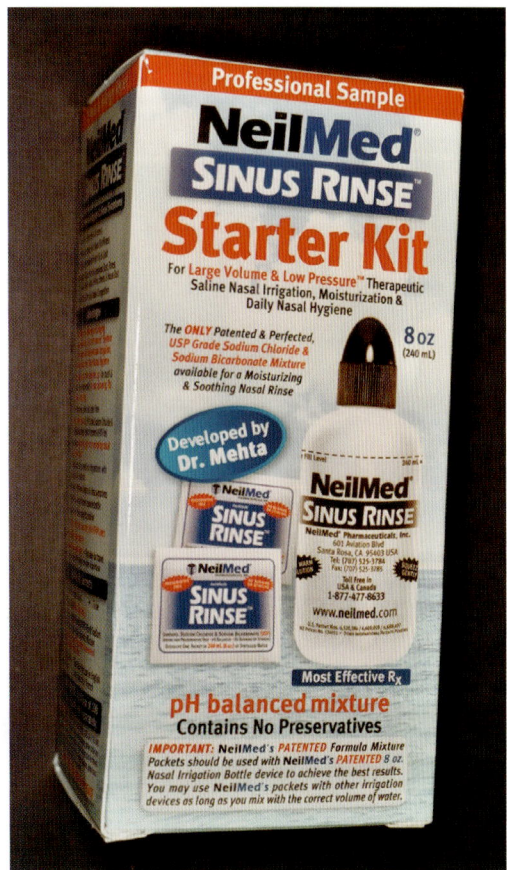

图 23-1　鼻窦冲洗液

资料来源：NeilMed Pharmaceuticals Inc.

- 鼻腔扩张术：鼻腔气道的改善通常可以通过鼻腔扩张器来完成。这是一种改善或打开鼻瓣区和/或防止鼻翼边缘塌陷的装置。例如，被 RhinoMed 称为 Mute 的呼吸仪式带和各种鼻锥。后两种装置的设计是为了适应鼻腔。改进的鼻阀的基础是气流会增加，因此阻力会减小。所有这些都是基于 Poiseuille（Pwah-Zwez）定律。该定律表明，开口每增加一个增量，流量就会受到四次方的影响。因此，必须进行的鼻扩张量是最小的；然而，结果可能是显著的。

- 唇贴：有人提倡使用微孔胶带来帮助嘴唇保持密封，从而促进鼻呼吸改善。关于这一点的确切证据有限。作为 Buteyko 呼吸技术的一部分被提倡。最好在白天练习这个技巧，然后在晚上再尝试，否则患者可能会感到窒息。通过在觉醒时这样做，患者也可以进行鼻呼吸训练。也有许多商业产品可供选择（图 20-1）。

- 鼻喷雾：鼻喷雾的范围从生理盐水喷雾剂到减充血剂再到鼻用皮质类固醇。这些都不能作为 OSA 的主要治疗方法，但可作为有用的辅助治疗方法。鼻减充血剂不用于治疗 OSA，鼻用皮质类固醇可改善 AHI，主要用于正在接受 OSA 治疗并患有鼻炎的患者。因此，当与主要治疗方式联合使用时，它们作为辅助治疗手段是有效的[15]（表 23-3）。

表 23-3 常见鼻喷雾剂

类别	产品名称
抗组胺药	氮䓬斯汀
	氮䓬斯汀鼻喷雾剂
类固醇	氟替卡松
	内舒拿
	雷诺考特
	纳索科特
	氟替卡松糠
联合固醇	安定和抗组胺药
白三烯抑制剂	孟鲁司钠特
肥大细胞稳定药	色甘酸钠

- 鼻腔润滑：一种不太为人所知的可能有助于鼻腔呼吸的疗法，是使用特级初榨橄榄油来润滑鼻腔气道。有证据显示，在鼻子内部涂上 1 英寸（约 2.54cm）厚的特级初榨橄榄油是有效的。橄榄油可以起到润滑作用，但更重要的是，橄榄油中有一种称为橄榄油烷的化学物质，它类似于 COX-2 抑制剂，具有抗炎作用[16]。第二种可能有用的产品是 Ponaris，这是一种鼻腔润肤剂，美国国家航空航天局（NASA）用它来缓解鼻塞、鼻子干燥甚至过敏反应。它是由植物油制成的，有润滑和滋润的作用[17]。应避免使用石油类产品，因为吸入有可能导致类脂性肺炎的风险[18]（图 23-2）。

（三）口腔颌面部肌功能训练/口咽部运动

这些练习涉及舌的位置调整，主要目标是防止舌后坠进入气道[19]。研究表明，独立进行练习可以减少打鼾，改善 AHI，提高主观睡眠质量，降低 Epworth 嗜睡量表评分，甚至可能缩小颈围[20]。因此,将这些练习与口腔矫治器(OA)的使用结合起来可能会改善治疗效果。这些练习对于管理颞下颌关节紊乱同样有效[21]。

这些练习的基础与舌作为肌肉的稳定器这一概念有关[22]。基本上,这指的是舌作为一个充满液体的结构,保持恒定的大小和体积。因此,通过改变舌的姿势,舌的位置和形态可以改变。因此,平放的舌也可能倾向于占据更多的口咽气道,但如果它的位置更靠近上腭,那么舌根也会自然地向前移动,脱离气道。

在考虑这些练习时,还应评估舌系带的位置。如果患者不能在张大口腔的情况下将舌尖抬高到上颚并接触到上腭皱襞,那么可以考虑进行舌系带切除术。

(四)体位疗法

体位疗法主要是用来防止患者在睡眠时仰卧的方法,通常仰卧会使睡眠呼吸障碍变得更严重。

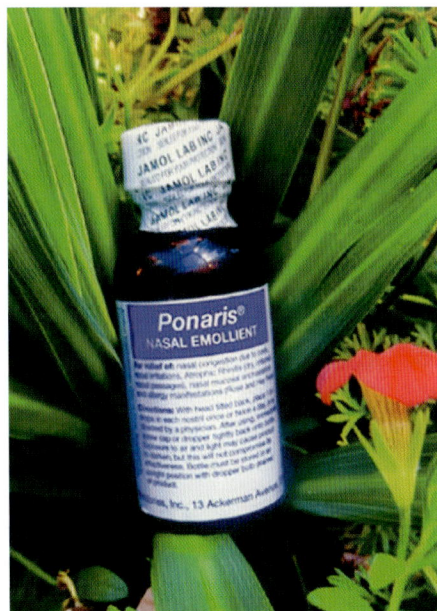

图 23-2 Ponaris 鼻润滑剂
资料来源:Jamol Laboratories Inc.

这些患者在转为非仰卧位时,其睡眠呼吸暂停通常得到改善,因此称为体位依赖性睡眠呼吸暂停。此外,患者在非仰卧位时打鼾也可能有所改善。这被视为二次治疗或在采用主要治疗时作为补充治疗(指南)[23]。这些患者可能患有轻至中度的睡眠呼吸暂停,通常不超重或肥胖,且往往较年轻。

避免睡眠仰卧的方法有很多,经典的方法是把网球之类的东西缝在睡衣或 T 恤的后面。现在有很多商用设备,它们的用途和功能都类似。当使用这种方法时,建议通过适当的随访测试来验证体位疗法对 OSA 的影响。

(五)需要考虑的替代疗法

在治疗 SRBD 时,可以考虑其他辅助疗法。这些疗法可能曾被尝试作为首选疗法,但效果甚微。

1. 锻炼

人们建议通过各种活动改善气道,可能是通过改善肌张力。建议的各种活动尚未得到很好的验证,但值得审查。尽管它们声称有改善呼吸暂停和打鼾的潜力,但它们不应被视为治疗 OSA 综合征的主要手段。

(1)演奏迪吉里杜管(didgeridoo):有一份关于澳大利亚管乐器迪吉里杜管的使用报告。这份报告表明,打鼾、睡眠呼吸暂停和许多症状(嗜睡、精力不足和感觉疲倦)都得到了改善[24]。这项研究尚未得到重复验证。然而,有报道称,定期演奏该乐器时症状有改善。

(2)唱歌:有报道称唱歌可以改善气道的张力。有一个网站(singingforsnorers.com)提出了这个建议。一项利用这些练习的研究表明,打鼾可以减少,但那些 BMI 较低、会用鼻呼吸、中年时开始打鼾的人最有效[25]。

2. 药物治疗

OSA 药物治疗的实践参数研究了许多已被考虑用于 OSA 的药物[26]。这种方法超出了牙科医生参与 SRBD 治疗的范围,但一些值得注意。

(1)雌激素治疗未显示对 OSA 有影响。然而,它可能会改善一些与更年期相关的影响睡眠的症状,如盗汗和失眠。

(2)莫达非尼(Provigil)被推荐用于治疗那些在初级治疗后仍有残余嗜睡症状的患者。当白天过度嗜睡的其他原因无法确定时,情况尤其如此。建议在使用药物之前,排除所有其他可能导致嗜睡的原因。这些原因包括:对主要治疗的依从性差、睡眠不足、睡眠卫生不良。尤其是其他相关的睡眠障碍,包括发作性睡病、不宁腿综合征、周期性肢体运动障碍、抑郁症,甚至夜磨牙症。

最近,已经提出了一种药物组合治疗 SRBD,更具体地说是 OSA。研究表明,联合使用托莫西汀(Strattera)和奥昔布宁(Ditropan),被称为 ato-oxy,可使 AHI 降低 63%,并使血氧饱和度最低点提高了 8%[27]。这些药物的靶点是颏舌肌的神经肌肉活动。这些改善是初步的,随着时间的推移和更多长期研究的完成,可能会产生更有希望的结果。

据报道,还有其他药物可能有益。一种也显示出一定前景的药物是乙酰唑胺(Diamox)。它已被证明对阻塞性和中枢性睡眠呼吸暂停均有效。像 ato-oxy 组合一样,还需要更多的长期研究[28]。药物的使用是有意义的,但不是牙科医生管理 SRBD 和 OSA 的范围。

3. 辅助供氧

这并不意味着作为主要的独立治疗(选项),而是在非常具体的情况下用于补充。这显示了对氧合的有利影响,但在呼吸暂停、低通气或主观嗜睡方面则不一致[29]。当 ODI 仍然是一个问题时,可以考虑对睡眠呼吸暂停患者补充氧气。

夜间补氧与 OSA 相关的高血压的关系已进行回顾。这已被证明会影响 ODI,应在退出 CPAP 的患者中进行调查[30]。有人建议,口腔矫治器和氧气的联合治疗 OSA 是有益的。

4. 枕头

另一种解决 SRBD 的方法是使用特殊的枕头。枕头的使用是一个非常主观的话题。有些人选择完全不用枕头,而另一些人则认为枕头是必需品。另外,枕头的设计和功能都是非常主观的。一个关键因素是它应该允许足够的颈部支撑[31],这将有助于保持头部位置,也将有助于支持气道。侧睡和仰卧都能使用枕头也是有好处的。

5. 体育锻炼

已经证明像散步这样的运动可能有帮助[32]。这种活动并不一定是剧烈的,也有可能减少 OSA 的发作。运动有双重好处,因为它也可以帮助减肥,从而减少睡眠呼吸暂停。

三、失眠认知行为治疗

很多时候,经过充分治疗的睡眠呼吸暂停患者可能会残留失眠,继续导致睡眠中断、疲劳甚至白天嗜睡[33]。当这种情况发生时,在使用任何药物之前,特别是在常规的基础上,可能需要进行失眠认知行为治疗(cognitive behavioral therapy for insomnia, CBTI)。这种睡眠中断可能导致睡眠不足,从而使白天的过度困倦持续存在。

目前最合适和有效的失眠治疗方法是使用 CBTI。这是一系列旨在提高睡眠驱动力的课程。管理主要有 3 种方法:限制睡眠、控制刺激和解决睡眠卫生问题[34]。通常的建议是由患者亲自参加 8 次治疗，但已发现 4 次治疗可能同样有效。事实证明，CBTI 的长期疗效更好，并有助于避免依赖或长期使用药物。

CBTI 是一种经过验证的方法，通过患者进行锻炼，使他们能够改善睡眠，减少在睡眠受到干扰时醒着的时间。抱怨睡眠中断的人抱怨他们的脑子里充满了阻止他们重新入睡的想法。认知行为疗法对这一点及其他与失眠相关的抱怨都有帮助。

理想情况下，CBTI 治疗应该由受过必要技术培训的治疗师提供，通常是心理学家。该疗法由 6 个模块组成，以彼此为基础。这种疗法不仅仅局限于睡眠卫生。它由许多组件组成，这些组件以渐进方式引入，并针对个体患者[35]（表 23-4）。

表 23-4　失眠认知行为治疗

部分	建议的行动
睡眠习惯宣教	睡前避免使用兴奋剂及酒精
	有规律地锻炼——在下午早些时候或晚上
	不要看表
	睡前 1h 放松一下
	保持卧室黑暗、安静、凉爽、舒适
刺激控制疗法	困了就睡觉——如果 20min 没睡着就起床
	每天早上在固定的时间醒来
	避免白天打盹
	减少在床上吃东西、看电视或玩电脑等活动
睡眠限制疗法	轻度睡眠剥夺，增强睡眠动力
	限制在床上的时间——更稳固的睡眠
	一旦睡眠效率提高，睡眠限制就会减少——每周增加 15～20min 的睡眠时间
认知疗法	目标是停止担心睡眠和不切实际的期望和信念
	专注于减少对失眠后果的恐惧和对失眠原因的误解
理论培训	目的是通过肌肉放松、想象训练、冥想来减少与睡眠竞争的区域
	放松的呼吸
	注意：这一步需要经常练习，患者一开始可能会感到焦虑

改编自：Pagel[32] 和 Morin[33]。

随着人们对远程医疗的兴趣日益浓厚，人们对可以远程或线上完成的 CBTI 也越来越感兴趣。目前有许多可用的程序，未来可能会有更多可用的程序[36]。

四、结论

替代疗法可以作为口腔矫正器、持续气道正压通气甚至手术治疗 SRBD 的辅助手段。这些不同的活动或锻炼应根据个人情况酌情纳入。几乎所有这些辅助选择的实施都需要个人方面的合作。重要的是要意识到这些，以改善管理结果。

参考文献

1 Krakow, B., Ulibarri, V.A., Romero, E.A., and McIver, N.D. (2013). A two-year prospective study on the frequency and co-occurrence of insomnia and sleep-disordered breathing symptoms in a primary care population. *Sleep Med.* 14: 814–823.

2 Peppard, P.E., Young, T., Palta, M. et al. (2000). Longitudinal study of moderate weight change and sleep-disordered breathing. *JAMA* 284: 3015–3021.

3 Mitchell, L.J., Davidson, Z.E., Bonham, M. et al. (2014). Weight loss from lifestyle interventions and severity of sleep apnoea: a systematic review and meta-analysis. *Sleep Med.* 15: 1173–1183.

4 Kansanen, M., Vanninen, E., Tuunainen, A. et al. (1998). The effect of a very low-calorie diet-induced weight loss on the severity of obstructive sleep apnoea and autonomic nervous function in obese patients with obstructive sleep apnoea syndrome. *Clin. Physiol.* 4: 377–385.

5 Wortsman, J., Matsuoka, L.Y., Chen, T.C. et al. (2000). Decreased bioavailability of vitamin D in obesity. *Am. J. Clin. Nutr.* 72: 690–693.

6 Kim, A.M., Keenan, B.T., Jackson, N. et al. (2014). Tongue fat and its relationship to obstructive sleep apnea. *Sleep* 37 (10): 1639–1648.

7 Wang, S.H., Keenan, B.T., Wiemken, A. et al. (2020). Effect of weight loss on upper airway anatomy and the apnea–hypopnea index – the importance of tongue fat. *Am. J. Respir. Crit. Care Med.* 201 (6): 718–727.

8 Watson, C.J., Baghdoyan, H.A., and Lydic, R. (2012). Neuropharmacology of sleep and wakefullness: 2012 update. *Sleep Med. Clin.* 7 (3): 469–486.

9 Tom, C., Roy, B., Vig, R. et al. (2018). Correlations between waist and neck circumference and obstructive sleep apnea characteristics. *Sleep Vigil.* 2 (2): 111–118.

10 National Heart, Lung, and Blood Institute. Assessing your weight and health risk: waist circumference. https://www.nhlbi.nih.gov/health/educational/lose_wt/risk.htm.

11 National Institute of Health National Heart, Lung, and Blood Institute *Your Guide to Lowering Your Blood Pressure with DASH*, 2006 NIH Publication No. 06-4082. U.S. Department of Health and Human Services.

12 Kajaste, S., Brander, P.E., Telakivi, T. et al. (2004). A cognitive-behavioral weight reduction program in the treatment of obstructive sleep apnea syndrome with or without initial nasal CPAP: a randomized study. *Sleep Med.* 5: 125–131.

13 Veasey, S.C., Guilleinault, C., Strohl, K.P. et al. (2006). Medical therapy for obstructive sleep apnea: a review by the Medical Therapy for Obstructive Sleep Apnea Task Force of the Standards of Practice Committee of the American Academy of Sleep Medicine. *Sleep* 29 (8): 1036–1044. (section 1.1).

14 Pevernagie, D.A., De Meyer, M.M., and Claeys, S. (2005). Sleep, breathing and the nose. *Sleep Med. Rev.* 9: 437–451.

15 Veasey, S.C., Guilleinault, C., Strohl, K.P. et al. (2006). Medical therapy for obstructive sleep apnea: a review by the Medical Therapy for Obstructive Sleep Apnea Task Force of the Standards of Practice Committee of the American Academy of Sleep Medicine. *Sleep* 29 (8): 1036–1044. (section 3.4).

16 Luca, L., Russell, A., and Keast, R. (2011). Molecular mechanisms of inflammation. Anti-inflammatory benefits of virgin olive oil and the phenolic compound oleocanthal. *Curr. Pharm. Des.* 17 (8): 754–768.

17 Jamol Laboratories Inc., Emerson, NJ. www.ponaris.net.

18 Brown, A.C., Slocum, P.C., Putthoff, S.L. et al. (1994). Exogenous lipoid pneumonia due to nasal application of petroleum jelly. *Chest* 105 (3): 968–969.

19 Guimaraes, K.C., Drager, L.F., Genta, P.R. et al. (2009). Effects of oropharyngeal exercises on patients with moderate obstructive sleep apnea syndrome. *Am. J. Respir. Crit. Care Med.* 179: 962–966.

20 Camacho, M., Certal, V., Abdullatif, J. et al. (2015). Myofucntional therapy to treat obstructive sleep apnea: a systematic review and meta-analysis. *Sleep* 38 (5): 669–675.

21 Melis, M., Di Giosia, M., and Zawawi, K.H. Oral myofucntional therapy for the treatment of temporomandibular disorders: a systematic review. *Cranio* (published online 17 Sep 2019).

22 Sanders, I. and Mu, L. (2013). A 3-dimensional atlas of human tongue muscles. *Anat. Rec. (Hoboken)* 296 (7): 1102–1114.

23 Veasey, S.C., Guilleinault, C., Strohl, K.P. et al. (2006). Medical therapy for obstructive sleep apnea: a review by the Medical Therapy for Obstructive Sleep Apnea Task Force of the Standards of Practice Committee of the American Academy of Sleep Medicine. *Sleep* 29 (8): 1036–1044. (section 3.5).

24 Puhan, M.A., Suarez, A., Lo Cascio, C. et al. (2006). Didgeridoo playing as alternative treatment for obstructive sleep apnea syndrome: randomized controlled trial. *BMJ* 332: 266.

25 Ojay, A. and Ernst, E. (2000). Can singing exercises reduce snoring? A pilot study. *Complement. Ther. Med.* 8 (3): 151–156.

26 Veasey, S.C., Guilleinault, C., Strohl, K.P. et al. (2006). Medical therapy for obstructive sleep apnea: a review by the Medical Therapy for Obstructive Sleep Apnea Task Force of the Standards of Practice Committee of the American Academy of Sleep Medicine. *Sleep* 29 (8): 1036–1044. (section 3.2).

27 Taranto-Montemurro, L., Messineo, L., Sands, S.A. et al. (1999). The combination of atomoxetine and oxybutynin greatly reduces obstructive sleep apnea severity. A randomized, placebo-controlled, double-blind crossover trial. *Am. J. Respir. Crit. Care Med.* 199 (10): 1267–1276.

28 Schmicki, C.N., Landry, S.A., Orr, J.E. et al. (2020). Acetazolamide for OSA and central sleep apnea. *Chest* 158 (6): 2632–2645.

29 Veasey, S.C., Guilleinault, C., Strohl, K.P. et al. (2006). Medical therapy for obstructive sleep apnea: a review by the Medical Therapy for Obstructive Sleep Apnea Task Force of the Standards of Practice Committee of the American Academy of Sleep Medicine. *SLEEP* 29 (8): 1036–1044. (section 3.3).

30 Turnbull, C.D., Sen, D., Kohler, M. et al. (2019). Effect of supplemental oxygen on blood pressure in obstructive sleep apnea (SOX). A randomized continuous positive airway pressure withdrawal trial. *Am. J. Respir. Crit. Care Med.* 199 (2): 211–219.

31 Persson, L. and Moritz, U. (1998). Neck support pillows: a comparative study. *J. Manip. Physiol. Ther.* 21 (4): 237–240.

32 Hall, K.A., Singh, M., Mukherjee, S., and Palmer, L.J. (2020). Physical activity is associated with reduced prevalence of self-reported obstructive sleep apnea in a large, general population cohort study. *J. Clin. Sleep Med.* 16 (7): 1179–1187.

33 Benetó, A., Gomez-Siurana, E., and Rubio-Sanchez, P. (2009). Comorbidity between sleep apnea and insomnia. *Sleep Med. Rev.* 13: 287–293.

34 Pagel, J.F. and Pandi-Perumal, S.R. (2014). *Primary Care Sleep Medicine: A Practical Guide*, 2e. New York: Springer.

35 Morin, C.M. (2006). Cognitive-behavioral therapy of insomnia. *Sleep Med. Clin.* 1: 375–386.

36 Cliffe, B., Croker, A., Denne, M. et al. (2020). Digital cognitive behavioral therapy for insomnia (CBT-I). Program listing in sleep review. *JMIR Ment. Health* 21 (9): 46–47.

附录 A
睡眠医学缩略语

一、概述

在书籍文章中，使用缩写是相当普遍的现象。因此，以下按字母顺序列出了最常见的缩写，以供参考。请注意，有些缩写可以互换使用，为了便于理解，我们在文中进行了交叉引用。

二、缩略词表

AHI	apnea hypopnea index	呼吸暂停低通气指数
AI	apnea index	呼吸暂停指数
APAP	auto-titrating positive airway pressure	自动调节正压通气
ASPD	advanced sleep phase disorder	睡眠时相提前障碍
BMI	body mass index	身体质量指数
BPAP	bi-level positive airway pressure （BiPAP）	双水平气道正压通气
CBT	cognitive behavioral therapy	认知行为疗法
COPD	chronic obstructive pulmonary disease	慢性阻塞性肺疾病
CPAP	continuous positive airway pressure	持续气道正压通气
CRP	c-reactive protein	C 反应蛋白
CSA	central sleep apnea	中枢性睡眠呼吸暂停
CSR	Cheyene-Stokes respiration	潮式呼吸
CVD	cardiovascular disease	心血管疾病
DM	diabetes mellitus	糖尿病
DSPS	delayed sleep phase syndrome	睡眠时相延迟综合征
EDS	excessive daytime sleepiness	白天过度嗜睡
EPAP	expiratory positive airway pressure	呼气相气道正压
ESS	Epworth sleepiness scale Epworth	嗜睡量表
GABA	gamma-aminobutyric acid	γ-氨基丁酸
GERD	gastroesophageal reflux disease （或 GER）	胃食管反流病

HSAT	home sleep apnea test	家庭睡眠呼吸暂停测试
HST	home sleep test	家庭睡眠测试
LAUP	laser-assisted uvulopalatoplasty	激光辅助腭垂腭咽成形术
MAS	mandibular anterior splint（见 OA）	下颌前夹板
MMA	Maxillomandibular advancement	双颌前徙术
MRA	mandibular repositioning appliance（OA 或 MRD）	下颌复位矫治器
MRD	mandibular repositioning device（OA 或 MRA）	下颌复位器
MSLT	multiple sleep latency test	多次睡眠潜伏时间试验
MWT	maintenance of wakefulness test	清醒维持测验
NREM	non-rapid eye movement	非快速眼动睡眠
OA	oral appliance（MRA 或 MRD）	下颌复位器 / 口腔矫治器
OAT	oral appliance therapy	口腔矫治器治疗
OSA	obstructive sleep apnea	阻塞性睡眠呼吸暂停
OSAHS	obstructive sleep apnea-hypopnea syndrome	阻塞性睡眠呼吸暂停低通气综合征
OSAS	obstructive sleep apnea syndrome	阻塞性睡眠呼吸暂停综合征
PAP	positive airway pressure	气道正压通气
PLMD（PLM）	periodic limb movements disorder	周期性肢体运动障碍
PSG	polysomnogram（sleep study）	多导睡眠图（睡眠研究）
PTSD	post-traumatic stress disorde	创伤后应激障碍
QOL	quality of life	生活质量
QW	quiet wakefulness	安静的清醒状态
RBD	REM sleep behavior disorder	快速眼动期睡眠行为障碍
RDI	respiratory disturbance index	呼吸紊乱指数
REM	rapid eye movement sleep	快速眼动睡眠
RERA	respiratory effort related arousal	呼吸努力相关觉醒
RFA	radiofrequency ablation	射频消融
RLS	restless legs syndrome	不宁腿综合征
RMMA	rhythmic masticatory muscle activity	节律性咀嚼肌活动
SaO$_2$	The amount of oxygen bound to hemoglobin-blood gas analysis	血氧饱和度
SB	sleep bruxism	夜磨牙症
SCN	suprachiasmatic nucleus	视交叉上核
SDB	sleep disordered breathing（或 SBD for sleep breathing disorder）	睡眠呼吸障碍
SE	sleep efficiency	睡眠效率
SOL	sleep onset latency	睡眠开始潜伏期
SOREMP	sleep onset REM period	睡眠启动 REM 期

SpO$_2$	oxygen saturation（SaO$_2$）as measured in plasma by an oximeter（pulse oximetry）	血氧仪测定血氧饱和度
SRBD	sleep-related breathing disorder（SBD）	睡眠呼吸障碍
SWSD	shift work sleep disorder	轮班工作睡眠障碍
TIB	time in bed	睡觉时间
TNF	tumor necrosis factor	肿瘤坏死因子
TST	total sleep time	总睡眠时间
UA	upper airway	上气道
UARS	upper airway resistance syndrome	上气道阻力综合征
UPPP	uvulopalatopharyngoplasty	腭垂腭咽成形术
WASO	wake after sleep onset	入睡后清醒的时间

附录 B
睡眠医学术语表

牙科医生可能会遇到的睡眠医学术语列表。

睡眠时相前移综合征（advanced sleep phase syndrome）：睡眠 - 觉醒时间比公认的时间早，导致早睡早醒。

α波入侵（alpha intrusion）：α波在睡眠阶段出现，这一阶段通常看不到α波。

抗胆碱药（anticholinergic）：指阻断乙酰胆碱（Ach）作用的物质。阻断副交感神经系统的活动，常与唾液分泌减少有关，并可能引起镇静。

呼吸暂停（apnea）：历史上定义为呼吸完全停止 10s 或更长时间。在睡眠医学中，是气流减少或停止 70% 或更多，持续 10s 或更长时间。

呼吸暂停低通气指数（AHI）：每小时睡眠中呼吸暂停和低通气的平均次数。

觉醒（apnea）：从深度睡眠阶段到浅睡眠阶段或从快速眼动睡眠到清醒的突然变化。

肌张力丧失（atonia）：肌肉张力丧失。通常与快速眼动睡眠有关。

猝倒（cataplexy）：常见于发作性睡眠疾病。与大笑、惊讶、兴奋甚至愤怒等情绪事件相关的肌肉张力突然丧失。

昼夜节律（circadian rhythm）：通常指的是一个人的生物钟。与光暗周期相关，约持续 24h。

深度睡眠/δ睡眠（deep sleep/delta sleep）：通常被称为恢复性睡眠。这与脑电图上的 δ 波有关。在一项睡眠研究中，深度睡眠被称为 N_3 阶段（以前被称为非快速眼动睡眠 3 阶段和 4 阶段）。在某些情况下，深度睡眠与快速眼动睡眠有关，或者被认为是快速眼动睡眠，因为被唤醒的能力更困难。

睡眠时相延迟综合征（delayed sleep phase syndrome）：睡眠 - 觉醒时间被延迟，使人在正常时间难以入睡，醒来的时间也更晚。

困倦（drowsiness）：在入睡前出现或经历的一种平静的清醒状态。

诱导（entrainment）：这是环境变量（参见授时因子）影响内在起搏器（昼夜节律）的一种方式。它是睡眠 - 觉醒周期在光线作用下的最佳同步。

时间（epoch）：指在睡眠研究中记录的睡眠时间，通常为 30s。

白天过度嗜睡（EDS）：难以保持清醒。

疲劳（fatigue）：感觉精力不足，无精打采，缺乏活动的动力，无法入睡。

睡眠片段化（sleep fragmentation）：由于出现或呈现不同的睡眠阶段，或由于开始觉醒而中断任何阶段的睡眠。

自由运行节律（free running rhythm）：失去对睡眠 - 觉醒（昼夜节律）周期的控制和同步。睡眠 - 觉醒周期仍然是有规律的，但现在超过了 24h。

γ-氨基丁酸（GABA）：与睡眠有关的脑神经递质。

高碳酸血（hypercapnia）：血液中二氧化碳含量的升高。

嗜睡症（hypersomnia）：当一个人不应该困的时候却感到困倦。也可能与长时间的睡眠有关。

睡前幻觉（hypnagogic hallucinations）：在睡眠开始时出现的视觉、听觉或触觉的感观异常，可能与快速眼动的开始有关。

催眠幻觉（hypnopomic hallucinations）：发生在从睡眠到清醒的过渡时期的事件。

下丘脑分泌素（又称食欲素）（hypocretin, orexin）：一种与控制睡眠有关的神经化学物质。通常与嗜睡症有关，在出现猝倒时更常见。

低通气（hypopnea）：气流减少 30% 或更多，胸腹运动减少相似，血氧仪测血氧水平下降 4% 或更多。

超昼夜节律（infradian）：内源性节律，长于昼夜节律，如月经周期。

失眠（insomnia）：无法开始或维持睡眠并伴有睡眠缺失。

间歇性低氧（IH）：短暂的缺氧或血氧水平下降。

K 复合波（K-complex）：与非快速眼动阶段 2（N_2 阶段）睡眠相关的明显的尖锐脑电图波形。

浅睡眠（light sleep）：通常与非快速眼动阶段 1（N_1 阶段）睡眠有关，有时与阶段非快速眼动阶段 2（N_2）睡眠有关。

清醒维持测验（MWT）：一种白天的测试，评估一个人躺在黑暗的房间保持清醒的能力。这个测试通常被用来评估睡眠呼吸暂停治疗的有效性，以及通过个体保持清醒的能力来判断白天的嗜睡症状的缓解。

微唤醒（micro-arousal）：睡眠中的部分唤醒。

蒙太奇（montage）：这是指在睡眠研究中脑电图导线在头部的排列。

多次睡眠潜伏时间试验（MSLT）：一种日间测试形式，由一系列 4～5 次（小睡）组成，以确定入睡的倾向。这是一个测试，用于测试发作性睡病的风险和 15min 内快速眼动（R 阶段）的开始。

最低点（nadir）：指最低值或最低点。

噩梦（nightmare）：在快速眼动睡眠中发生的不愉快/可怕的梦，可能会被回忆起来。

夜间恐惧（night terror）：与深度睡眠（N_3 或 NREM 阶段 3 和 4）有关的不愉快/可怕的梦，通常不会被回忆起来。

非快速眼动睡眠（NREM）：由三个阶段（N_1、N_2 和 N_3）组成的非快速眼动睡眠。这些阶段在正常的夜间睡眠中会发生 4～6 次。

非恢复性睡眠（non-restorative sleep）：睡眠质量差，导致早上不清醒。

去甲肾上腺素能（noradrenergic）：产生或受去甲肾上腺素（NE）影响的区域，也称为去甲肾上腺素。

睡眠异常（parasomnia）：一种与觉醒或不同睡眠阶段之间的过渡有关的睡眠紊乱。干扰睡眠的事件（如梦游、梦呓）

周期性呼吸（periodic breathing）：又称潮式呼吸（Cheyne-Stokes respiration），是一种渐强-渐弱的呼吸模式。

周期性肢体运动（PLM）：在睡眠研究中也被称为周期性肢体运动障碍（PLMD）。睡姿在睡眠中发生的不自主的运动，通常是腿的运动也可能包括足部屈曲或大脚趾伸直。

皮克威克综合征(Pickwickian syndrome)：Charles Dickens 笔下的肥胖、打鼾、困倦、呼吸困难的人物。适用于许多不同的疾病，尤其是严重的睡眠呼吸暂停。

多导睡眠图(PSG，也称为睡眠研究)：在睡眠期间(夜间)进行，记录多种生理事件。

快速眼动(REM)睡眠：睡眠期间，眼球通常会快速运动，身体处于瘫痪状态的一种睡眠状态。也称为"反常睡眠"。

快速眼动潜伏期(REM latency)：从睡眠开始到第一个快速眼动期之间的一段时间。

快速眼动反弹(REM rebound)：与快速眼动睡眠增加或持续时间增加有关。通常在抑制快速眼动睡眠的影响被消除时出现，如治疗睡眠呼吸暂停或停止使用抗抑郁药。

呼吸紊乱指数(RDI)：包括与呼吸努力相关的觉醒(RERA)在内的睡眠呼吸暂停低通气指数(AHI)。

与呼吸努力相关的觉醒(RERA)：一种与觉醒(睡眠状态的变化)相关的呼吸事件，但在睡眠研究中无法被归类为呼吸暂停或低通气。

季节性情感障碍(SAD)：一种与黑暗时间增加(冬季)有关的疾病，症状为白天疲劳、情绪波动、抑郁、食欲增加(尤其是对碳水化合物的食欲增加)和体重增加。

灵敏度(sensitivity)：一种识别某种状况或疾病存在的能力和可靠性的检测方法。

睡眠呼吸障碍(SRBD)：睡眠期间呼吸障碍的一般描述，通常指 OSA 和打鼾。

睡眠债(sleep debt)：与反复的睡眠剥夺有关，导致睡眠后感到困倦和未得到充分休息。

睡眠效率(sleep efficiency)：通常用百分数来衡量，是记录的睡眠时间与在床上的时间之比。正常值是 85%。

睡眠卫生(sleep hygiene)：有助于良好睡眠的习惯和生活方式，如室温、噪声和光照量。

睡眠潜伏期(sleep latency)：从关灯到进入睡眠状态或进入特定睡眠阶段(如快速眼动睡眠潜伏期)之间的时间。

睡眠开始(sleep onset)：在睡眠研究中观察到的从清醒状态进入 NREM 阶段 1(N_1)睡眠所需的时间。

睡眠麻痹(sleep paralysis)：睡眠和清醒之间的一个阶段，伴有不能移动(肌张力消失)或说话。被认为与快速眼动睡眠有关，尤其当呼吸也受到影响时，可能会令人恐惧。

睡眠纺锤波(sleep spindles)：脑电图发现与 N_2 阶段睡眠有关。

睡眠 - 觉醒周期(sleep-wake cycle)：睡眠和觉醒周期(昼夜节律)的内部时钟控制。

慢波睡眠(SWS)：也被称为 δ 睡眠，NREM 阶段 3 和 4(N_3 阶段)或恢复性睡眠：从睡眠研究中可以看出，这与较慢的脑电图有关。

打鼾(snoring)：吸气时，由上呼吸道(包括软腭、悬雍垂及咽部组织等)未受支撑的软组织振动所引发的呼吸杂音。这种现象通常与不完全阻塞相关，但也可能是睡眠呼吸暂停症状的一部分。

梦游(somnambulism)：处于睡眠状态下的行走现象。

特异性(specificity)：通过测试确定某人处于某种状况或患有某种疾病的可能性。

床上时间(TIB)：一个人在睡眠研究中被记录在床上的实际时间

总睡眠时间(TST)：实际花费在睡眠状态中的总时间(快速眼动睡眠和非快速眼动睡

眠的总和)。

　　超日节律(ultradian)：比 24h 更短的内源性节律，可能在该时间范围内重复出现，例如心率、鼻孔扩张、食欲、体温和激素释放等。

　　上气道阻力综合征(UARS)：看似不符合呼吸暂停和呼吸不足标准的事件，但在睡眠研究中显示为 RERA。与睡眠呼吸暂停类似，但通常血氧水平不会下降。

　　授时因子(zeitgeber)：德语意为 "时间给予者"，在环境（阳光、社会交往、噪声或闹钟）中发现的一种提示，使个体能够进入昼夜节律（24 小时制）。

附录 C

患者筛查问卷样本

一些更常见的成年人患者问卷及参考资料可以在本节中找到，并附有参考文献。

Epworth 嗜睡量表

情况	打瞌睡的概率（0～3）
坐着读书	0　1　2　3
看电视	0　1　2　3
静坐不动（开会、看电影、做礼拜）	0　1　2　3
作为车里的乘客 -1h- 没有中断	0　1　2　3
下午躺下来休息	0　1　2　3
坐着和别人聊天	0　1　2　3
午饭后安静地坐着（未喝酒）	0　1　2　3
等信号灯或交通中停车	0　1　2　3
	总得分：_____
0=不会打瞌睡	2=打盹的可能性适中
1=打瞌睡的可能性很小	3=很容易打瞌睡
一般认为，如果总分≥9，则 OSA 的风险较高	

改编自 Johns[1]。

柏林问卷

因为这种方法不太为人所知，也不经常使用，所以这里没有显示实际的方法，不同版本的柏林问卷可以很容易地在网上访问和查看。www.usa.philips.com/···/1040664_BerlinQNCRForms.pdf.

STOP-Bang 问卷		
以"是"或"否"作答，每回答"是"得1分		
Snoring（打鼾）：你打鼾的声音大吗	是	否
Tired（疲倦）：白天通常感觉很累	是	否

续表

以"是"或"否"作答，每回答"是"得1分

Observed（观察）：在睡眠中停止呼吸	是	否
Pressure（血压）：患有高血压或正在接受治疗	是	否
BMI：超重（接近肥胖）或肥胖	是	否
Age（年龄）：50 岁以上	是	否
Neck（颈围）：男性≥17″（43.18cm），女性≥16″（40.64cm）	是	否
Gender（性别）：你是男性吗	是	否
	总得分	

如果得分在 3 分或以上，患睡眠呼吸暂停的风险会增加。
改编自 Chung 等[2]。

鼻量表（鼻塞症状评估）

鼻气道/呼吸评估

最近有多少情况是你担心的或遇到的问题（在最能描述你的情况的线上做标记）

	轻微　一般　中度　重度
鼻塞	[--------------------------]
睡觉时鼻子呼吸困难	[--------------------------]
运动或用力时鼻子呼吸困难	[--------------------------]
一般情况下很难用鼻子呼吸	[--------------------------]
嗅觉迟钝或缺失	[--------------------------]

资料来源：鼻气管/呼吸评估。
改编自：Stewart 等[3]。

Pittsburgh 睡眠质量指数（PSQI）

访问 Pittsburgh 睡眠质量指数（PSQI）网站：
http：//www.sleep.pitt.edu/ content.asp？ id=1484& subid=2316.

失眠风险问卷

失眠基本评估：在最能描述你所担心的问题的线上做标记

失眠问题	无关注　　轻微关注　　中等关注　　非常关注
难以入睡	[----------------------------------]
难以保持睡眠状态	[----------------------------------]
醒得太早	[----------------------------------]

其他关注的问题：

	非常满意　　满意　　一般　　不满意
你对自己的睡眠满意吗	[----------------------------------]

续表

	不关注	轻微关注	中等关注	非常关注
你有多关注自己的睡眠	[--]			

	一点也不	偶尔	经常	大多数时候
你担心自己的睡眠吗	[--]			

	基本没有	有一点	时常	大多数时候
你的睡眠问题对日常生活的影响有多大	[--]			

	没有	有时	经常	大多数时候
存在其他情况会影响你的睡眠吗(如打鼾、腿部活动、孩子、同床者睡眠不好、宠物)	[--]			

部分改编自:Morin 等[4]。

牙科睡眠医学生活质量调查

该调查旨在评估睡眠障碍(打鼾/睡眠呼吸暂停)对当前的影响,以及评估口腔矫治器治疗对患者生活质量的影响。

在最能描述你对每个项目的看法的线上做标记。

如果该项目不适用,请在横线上填 N/A

	优秀	良好	一般	差
你觉得你的健康状况如何	[--]			

你有以下问题的困扰吗	从来没有	有时候	经常有	大多数时候
集中注意力	[--]			
关于记忆力	[--]			
感到焦虑	[--]			
感到沮丧	[--]			
日常活动	[--]			
能量水平	[--]			
进行愉快的活动	[--]			
社交或谈话	[--]			
完成相关工作	[--]			
抱怨疼痛	[--]			
驾驶时保持清醒	[--]			
长距离行走	[--]			
爬楼梯	[--]			
看电影或电视节目	[--]			

参考文献

1 Johns, M.W. (1991). Epworth Sleepiness Scale—modified and adapted from original version. *Sleep* 14: 540–545.

2 Chung, F., Yegneswaran, B., Liao, P. et al. (2008). STOP Questionnaire. *Anesthesiology* 108: 812–821.

3 Stewart, M.G., Witsell, D.L., Smith, T.L. et al. (2004). Development and validation of the Nasal Obstruction Symptom Evaluation (NOSE) scale. *Otolaryngol. Head Neck Surg.* 130: 157–163.

4 Morin, C.M., Bellevill, G., Bélanger, L. et al. (2011). The Insomnia Severity Index: psychometric indictors to detect insomnia cases and evaluate treatment response. *Sleep* 34 (5): 601–608.

附录 D
SRBD 和气道临床评估的格式样本

概述

这里列出的是睡眠呼吸障碍（SRBD）患者特定检查区域类别的样本。每个项目都使用一个简单的系统来记录结果，使用简单、方便，便于详细记录和保持数据一致。

颞下颌关节紊乱（TMD）系统评价

颞下颌关节（TMJ）评估 [勾选-右侧（R）或左侧（L）]

既往或正在接受夹板治疗	○是	○否
关节压痛	○无 ○关节囊	○椎间盘后
关节声音	没有声音 R L，咔嗒声 R L，捻发音 R L，爆破音 R L	
运动范围	开口__mm 前伸__mm ○偏移	○偏向 R L
横向活动范围	向右__mm 向左__mm	

头颈部肌筋膜（肌肉）评估

输入：0=无反应；1=轻度疼痛；2=中度疼痛；3=重度疼痛；
部位：+.触发点；*.触诊疼痛

肌肉触痛:（头部/颈部）				不存在	
咬肌	R____	L____	颞肌	R____	L____
胸锁乳突肌	R____	L____	临时肌腱	R____	L____
后颈椎	R____	L____	枕下区	R____	L____
翼内肌	R____	L____	翼状韧带	R____	L____
斜方肌	R____	L____	二腹肌后腹	R____	L____
斜角肌	R____	L____			

口腔评估

咬合分类 ○ I 类 ○ II 类 ○ III 类 亚类：○ 1 分类 ○ 2 分类

○上前牙深覆殆 ○舌倾 ○正常位置

牙齿磨耗 ○轻微 ○中等程度 ○严重

○用垫片测试咬合接触-关注区域：_____

牙周状况 ○没有问题 ○牙龈炎区域_____

○口臭 ○折射的区域____ ○松动的牙齿_____

上腭 ○狭窄 ○高 ○与反殆相关

唇部闭合性 ○颏唇肌紧张 ○开唇露齿 ○嘴唇干燥/皲裂

舌评估

○看起来很大 ○覆盖牙面 ○边缘锯齿状 ○舌中间有裂缝

○中线凹槽

○舌系带（韧带限制活动）

Malampati 评分：○ I ○ II ○ III ○ IV

气道评估

悬雍垂 ○正常 ○增大/肿胀 ○拉长 ○手术切除

软腭 ○正常 ○表现为增大或肿胀 ○向下倾斜至口咽部

呕吐反射 ○正常 ○减弱 ○消失 ○夸张

扁桃体等级 ○ 0 级 ○ I 级 ○ II 级 ○ III 级 ○ IV 级

口咽/腭咽弓宽度 ○足够的宽度 ○窄了 50% 以上

鼻腔气道评估

鼻气道 ○开放 ○阻塞 ○闷胀 ○鼻中隔偏离

下鼻甲 ○正常 ○变大__RT__LT

鼻小柱 ○正常宽度 ○变宽 ○压迫可改善呼吸

鼻阀 ○打开/正常 ○狭窄__RT__LT ○阻塞__RT__LT

鼻扩张的影响（Cottle 试验）：○改善呼吸 ○没有影响

鼻翼边缘塌陷： ○有 ○无

如果存在：鼻瓣膜稳定的结果： ○改善呼吸 ○没有变化

气道测试以评估起始位置

随着下颌骨打开_____mm, 推进到:_____

○切对切　　○切对切前移____mm

结果:○患者感觉气道及呼吸改善

打鼾:○减弱　　○消除

管理计划-未来的选择

日程安排:○与医生进行协商　　○进行更详细的评估

○建议患者进行睡眠研究或咨询医生

○患者进行了睡眠研究-获取一份副本以供回顾

患者:○试过 CPAP　　○做过手术, 结果_____○考虑口腔矫正器

○口腔矫治器治疗时间表(印模 & 咬合记录)

○需要补充记录:○全景 X 线片　　○头颅 X 线片　　○锥形束成像(CBCT)

○颞下颌关节断层扫描或 CT 扫描

参考:○物理治疗　　○肌功能治疗　　○耳鼻喉科评估

○手术评价　　○失眠认知行为治疗(CBTI)　　○其他_____

推荐:○鼻腔扩张剂　　○ NeilMed Sinus Rinse 洗鼻器　　○鼻腔润滑液